Dr. A. Felix – Das Schlankheitskonzept

Das Schlankheits konzept

von Dr. A. Felix

bringt Ihnen durch Mobilisierung der
regulierenden Kräfte Ihres eigenen Körpers
den langersehnten Erfolg!

Optima-Verlag
D-5 Köln 51

Deutschsprachige Ausgabe

1. und 2. Auflage	Nov. 1975	10. Tausend
3. Auflage	Mai 1976	30. Tausend
4. erweit. Auflage	Febr. 1977	70. Tausend
5. Auflage	Sept. 1977	120. Tausend

Copyright © 1975 und Vertrieb für die Bundesrepublik Deutschland
Optima-Verlagsgesellschaft mbH, D-5 Köln 51, Pferdmengesstr. 40

Gesamtherstellung: Mairs Graphische Betriebe, D-7302 Ostfildern 4

Printed in Germany
ISBN 3-921407-11-7

Das Schlankheitskonzept

von Dr. A. Felix

ist den unzähligen Lesern gewidmet, die sich trotz aller immer wieder vergeblich unternommenen Versuche, ihr *Übergewichts- und Figurproblem* erfolgreich und dauerhaft zu lösen, nicht damit abfinden wollen, ihr Leben höchstwahrscheinlich vorzeitig und – wie viele Beispiele zeigen – auch gar nicht angenehm beschließen zu müssen.

Die große Zahl der so angesprochenen Leser wird mit dem *Schlankheitskonzept* den *zuverlässigen Weg zur mühelosen Normalisierung ihres Körpergewichtes und ihrer Figur* kennenlernen, der beim Stoffwechselgesunden

> *ohne Hungern*
> *ohne lästiges Kalorienrechnen*
> *ohne Appetitzügler, Quellmittel, Breidiät, Tee*
> *ohne Abbau wertvoller Muskulatur*
> *bei gesteigertem Wohlbefinden und erhöhter Leistungskraft*

zu einem *schnellen* und vor allem auch *dauerhaften Erfolg* führt.

Auch die nur mit einem partiellen Figurproblem an Hüften, Bauch oder Beinen belasteten Leser werden feststellen können, daß ihnen das *Schlankheitskonzept* helfen wird.

Der Leser wird alsbald verstehen, warum bei einer Gewichtsreduktion nach dem *Schlankheitskonzept* nicht auch seine wertvolle Muskulatur abgebaut wird, wie dies bei fast allen kalorienreduzierten Diäten und Fastenkuren zwangsläufig der Fall ist, und warum seine Fettpolster überall dort verschwinden, wo sie lästig sind.

Das *Schlankheitskonzept* vermittelt dem Leser daher auch *weder* eine *Diät* im hergebrachten Sinne, *noch* ist es ein *Rezeptbuch.*

Beides ist zum Schlankwerden und Schlankbleiben nicht nur *überflüssig,* sondern für einen lebenslangen Erfolg wohl auch eher hinderlich. Wer möchte und könnte schon sein Leben lang Diät leben!

Statt dessen liefert das *Schlankheitskonzept* das *Knowhow für eine hochwertige Ernährung,* die auch preiswert sein kann und die *im Einklang mit den modernsten ernährungswissenschaftlichen Erkenntnissen* steht.

Neben der Eröffnung des sicheren Weges zum dauerhaften und schnellen Abbau von Übergewicht ist eine der weiteren Zielsetzungen des *Schlankheitskonzeptes,* dieses Wissen auch einer breiten Bevölkerungsschicht nahezubringen und verständlich zu machen.

So ruft das *Schlankheitskonzept* all denen, die schlank werden und bleiben und sich darüber hinaus optimal ernähren wollen, nicht etwa »FdH« zu, sondern es wünscht ihnen

einen guten, aber den »richtigen« Appetit!

Ogni dolore è dolore
Ma quello della tavola
　　　　è il maggiore!

Jeder Schmerz ist ein Schmerz,
aber der vom Tische (der Hunger)
　　　　ist der größte!

Sprichwort aus der Toscana

Inhaltsverzeichnis

Verzeichnis der Tabellen

Verzeichnis der Abbildungen

1. Einleitende Gedanken

Glaubt man der Statistik – und es gibt überhaupt keinen Grund dafür, es nicht zu tun – so bringen ca. 40 % der männlichen und 35 % der weiblichen Erwachsenen der modernen Industrienationen wenigstens 10 % Übergewicht auf die Waage, ein großer Teil von ihnen sogar wesentlich mehr!

Der Grundstein zu dieser unheilvollen Entwicklung wird häufig bereits im frühesten Säuglings- und Kindesalter von den zwar wohlmeinenden, leider jedoch im allgemeinen unwissenden oder auch gedankenlosen Eltern der Übergewichtsaspiranten gelegt:

Wie Professor *Charlotte M. Anderson* vom *Institute for Child Health* der Universität von *Birmingham* über eine Untersuchung in Dudley/Worcestershire im British Medical Journal 1972 berichtete, leiden rund 17 % (!) der Säuglinge in Großbritannien regelrecht unter Fettsucht und 28 % haben ein Übergewicht von mehr als 10 %.

Ähnliche Zahlen liegen auch aus der Bundesrepublik Deutschland vor:

Nach einer Studie des Forschungsinstitutes für Kinderernährung in Dortmund sind von 1000 untersuchten Grundschulkindern im Alter bis zu 14 Jahren 140 bereits übergewichtig.

Untersuchungen des Unterhaut-Fettgewebes dieser Kinder ließen erkennen, daß sogar 27 % der Mädchen und 23 % der Jungen eindeutige Zeichen von Überernährung aufwiesen!

Und diese Entwicklung hat zunehmende Tendenz! Angesichts des mittlerweile zum Allgemeingut breiter Bevölkerungsschichten gewordenen Zusammenhanges zwischen Übergewicht und verminderter Lebenserwartung müssen diese Zahlen außerordentlich nachdenklich stimmen.

Sollte es z. B. in der Bundesrepublik Deutschland tatsächlich rund 20 Millionen erwachsene Menschen geben, die gegenüber einer verringerten Lebenserwartung von 10 bis 40 % gleichgültig bleiben?

13

Die Verkaufszahlen der einschlägigen Industrien beweisen, daß dies wohl eigentlich nicht der Fall ist. Um so erstaunlicher ist es, daß sich trotz des ermahnenden Einwirkens der Ärzte auf ihre Patienten, trotz der öffentlichen Aufklärungsarbeit und trotz des immensen Angebotes an Appetitzüglern, Schlankheitsmitteln aller Art, kalorienarmer Fertiggerichte, in oft ganzseitigen Anzeigen angepriesener Massagegeräte und der umfangreichen Kochbuchliteratur über kalorienbewußtes Essen an den geschilderten Verhältnissen bisher kaum etwas geändert hat.

So muß sich dem unvoreingenommenen Beobachter der Verdacht aufzwingen, daß die klassische Methodik von Beratung und Behandlung des Übergewichtigen, die sich bekanntlich im wesentlichen im Kaloriendenken erschöpft, revisionsbedürftig zu sein scheint.

Sollte nicht die hohe Mißerfolgsquote der kalorienreduzierten Diäten nach dem Motto »FdH – Friß die Hälfte« über »EVG – Ein Viertel genügt« bis hin zur »Null-Diät« in der Sinnlosigkeit begründet sein, sich über zwei Elementarregungen der menschlichen Natur, nämlich über Hunger und Appetit, hinwegsetzen zu wollen?

Überfordert man nicht den Menschen mit dem Ansinnen, zur Erlangung und Bewahrung seines Normalgewichtes auf die Dauer gegen seine natürlichen, wenn auch offensichtlich fehlgesteuerten Regungen zu leben?!

Diese Gedanken sind gewiß nicht neu, wie die zahlreichen von der pharmazeutischen Industrie angebotenen Appetitzügler unter Beweis stellen, Appetitzügler, von denen bereits mehrere wegen ihrer erst nach einiger Zeit erkannten gefährlichen Nebenwirkungen wie Lungenhochdruck und Suchtgefahr wieder aus dem Verkehr gezogen werden mußten.

Dabei stellt sich doch vor allem auch die Frage, ob es sinnvoll ist,

sich mit Nahrungsmitteln zu ernähren, welche, wie wir sehen werden, statt zu sättigen, den Appetit bei den meisten Menschen erst so richtig anheizen, und
– nachdem sich das Teufelsrad des sich mit dem Essen stetig entwickelnden Appetites zu drehen begonnen hat –

mit Appetitzüglern das durch ungeeignete Ernährung widernatürlich gesteigerte Eßbedürfnis medikamentös unterdrücken zu müssen!

Wäre es vielmehr nicht richtiger und auch natürlicher, sich von vornherein so zu ernähren, daß sich der bei ca. 95 % aller Übergewichtigen durchaus wieder aktivierbare natürliche Sättigungsmechanismus frei entfalten kann, so daß sich das Sättigungsgefühl rechtzeitig und mit fortschreitender Nahrungsaufnahme zunehmend einstellt?!

Sollte uns nicht das Sprichwort »Der Appetit kommt beim Essen!« veranlassen, über das »Wieso« einmal nachzudenken?!

Der neugierig gewordene Leser wird bei der Lektüre des *Schlankheitskonzeptes* erkennen, wie einfach die Reaktivierung des natürlichen Sättigungsmechanismus erreicht werden kann, sofern er nur lernt und versteht, die Bestandteile seiner täglichen Nahrung qualitativ zu unterscheiden und einzuordnen und das ihm vermittelte Wissen bei seiner täglichen Ernährung anzuwenden. Die kalorisch/quantitative, die physiologischen Gegebenheiten des menschlichen Organismus viel zu wenig berücksichtigende Bewertung der Nahrungsstoffe kann dann dorthin gerückt werden, wohin sie gehört, nämlich in den Hintergrund des Ernährungsbewußtseins.

Das *Schlankheitskonzept* hat sich zum Ziele gesetzt, dem Übergewichtigen den Weg zur Erlangung und Bewahrung seiner Normalfigur ohne Hungern und Kalorienzählen *bei gesenktem gesundheitlichen Risiko* zu weisen und zu erklären. In der gegenüber dem Hergebrachten geänderten Betrachtungsweise und Behandlung der Thematik liegt die Chance, dieses Problem für zahllose Menschen der Lösung zugeführt zu haben.

Im Unterschied zu den von führenden Herz- und Kreislaufspezialisten in aller Welt als atherogen bezeichneten und wegen dieser Eigenschaft abzulehnenden Diäten (lt. Bundesgesundheitsamt, Berlin, z. B. die »Punkte-Diät« und die »Diät-Revolution« des Dr. Atkins) ist mit der vom Schlankheitskonzept empfohlenen, den modernsten medizinisch/wissenschaftlichen Erkenntnissen Rechnung tragenden Ernährung eine Erhöhung des Infarktrisikos nicht verbunden!

2. Ideal-, Normal- und Übergewicht

Der menschliche Körper setzt sich aus den verschieden-artigsten Organen und Geweben zusammen. Unter den Geweben interessiert den Übergewichtigen das Fettgewebe am meisten, das nach neuesten Erkenntnissen (s. Kapitel 13) als ein autonomes Organ wie z. B. Herz, Nieren u. a., angesehen werden muß.

Je nach Übergewicht kann der Fettanteil des Körpers bis zu 50 % des Gesamtgewichtes ausmachen! Im Normalfall besteht jedoch der Körper eines gesunden, normalgebauten Mannes von ca. 30 Jahren zu rund 16 % seines Gesamtgewichtes aus Fett.

Als *Normalgewicht* soll daher das Körpergewicht eines gesunden Mannes definiert werden, dessen Körperfett ca. 16 % des von ihm auf die Waage gebrachten Gewichtes wiegt. Bei normalgewichtigen Frauen ist der Fettanteil am Körpergewicht etwas höher.

Das so definierte Normalgewicht hängt natürlich auch von der Größe des Menschen, seinem Alter und auch von seiner Statur ab: Ein Mensch mit einem breiten muskulösen Brustkorb wiegt bei gleicher Größe selbstverständlich mehr als ein Mensch mit einer feingliedrigen, schmalbrüstigen Figur, ohne daß er übergewichtig ist. Daher gibt die *Formel nach Broca,* nach welcher sich das Normalgewicht N in Kilogramm aus lediglich der Körpergröße in Zentimetern am schnellsten errechnen läßt, auch nur entsprechend grobe Richtwerte an:

Normalgewicht N [kg] nach Broca:

für Männer: N_M = (Körperlänge in cm – 100) in kg
für Frauen: N_F = (Körperlänge in cm – 105) in kg

Bornhardt hat in seiner Formel neben der Körperlänge auch den mittleren Brustumfang zwischen Ein- und Ausatmen für die Berechnung des individuellen Normalgewichtes und damit die unterschiedliche Statur der Menschen berücksichtigt und ist zu folgender Formel gekommen:

Normalgewicht N [kg] nach Bornhardt:

für Männer:

$$N_M = \left(\frac{\text{Körperlänge in cm} \times \text{mittl. Brustumfang in cm}}{240}\right) \text{ in kg}$$

für Frauen:

$$N_F = \left(\frac{\text{Körperlänge in cm} \times \genfrac{}{}{0pt}{}{\text{mittl. Brustumfang unter-}}{\text{halb des Busens in cm}}}{255}\right) \text{ in kg}$$

Sowohl für die *Broca-*, als auch für die *Bornhardt-For-mel* gilt, daß die *Körperlänge* unmittelbar auf dem Boden stehend, also *ohne Schuhe* gemessen wird.

Das sich auf diese Weise mittels Zollstock und Zentime-termaß schnell zu bestimmende Normalgewicht ist das Ge-wicht für den unbekleideten Körper.

Übergewicht ist jedes über das Normalgewicht hinaus-gehende Gewicht.

Tab. 1 soll es dem Leser erleichtern, mit einem Blick sein Übergewicht in Prozent des Normalgewichtes zu ermitteln.

Errechnetes Normal-gewicht in kg	Übergewicht (gewogen) in kg		
	+ 10 %	+ 20 %	+ 30 %
50	55	60	65
55	60,5	66	71,5
60	66	72	78
65	71,5	78	84,5
70	77	84	91
75	82,5	90	97,5
80	88	96	104
85	93,5	102	110,5
90	99	108	117
95	104,5	114	123.5

Tabelle 1: Übergewicht in Prozenten des Normalgewichtes.

Das Idealgewicht eines Menschen sollte nach allgemeinen Erkenntnissen etwa 10 % niedriger als das Normalgewicht sein. Ein Mensch mit Idealgewicht besitzt die höchste Le-benserwartung.

Nach amerikanischen Untersuchungen, die im *Statist. Bull. Metrop. Life Insur. Co. 40,* Nov.-Dez. (1959) ver-öffentlicht wurden, ergibt sich das Idealgewicht in kg eines mit leichten Hauskleidern und Schuhen (zusammen ca. 2,5 kg) bekleideten Menschen in Abhängigkeit von Geschlecht, Körpergröße und Körperbau folgendermaßen:

Größe in cm (in Schuhen)	Idealgewicht in kg (in Hauskleidern) 25 Jahre und älter		
	Frauen		
	Körperbau		
	leicht	mittelschwer	schwer
148	42,0–44,8	43,8–48,9	47,4–54,3
149	42,3–45,4	44,1–49,4	47,8–54,9
150	42,7–45,9	44,5–50,0	48,2–55,4
151	43,0–46,4	45,1–50,5	48,7–55,9
152	43,4–47,0	45,6–51,0	49,2–56,5
153	43,9–47,5	46,1–51,6	49,8–57,0
154	44,4–48,0	46,7–52,1	50,3–57,6
155	44,9–48,6	47,2–52,6	50,8–58,1
156	45,4–49,1	47,7–53,2	51,3–58,6
157	46,0–49,6	48,2–53,7	51,9–59,1
158	46,5–50,2	48,8–54,3	52,4–59,7
159	47,1–50,7	49,3–54,8	53,0–60,2
160	47,6–51,2	49,9–55,3	53,5–60,8
161	48,2–51,8	50,4–56,0	54,0–61,5
162	48,7–52,3	51,0–56,8	54,6–62,2
163	49,2–52,9	51,5–57,5	55,2–62,9
164	49,8–53,4	52,0–58,2	55,9–63,7
165	50,3–53,9	52,6–58,9	56,7–64,4
166	50,8–54,6	53,3–59,8	57,3–65,1
167	51,4–55,3	54,0–60,7	58,1–65,8
168	52,0–56,0	54,7–61,5	58,8–66,5
169	52,7–56,8	55,4–62,2	59,5–67,2
170	53,4–57,5	56,1–62,9	60,2–67,9
171	54,1–58,2	56,8–63,6	60,9–68,6
172	54,8–58,9	57,5–64,3	61,6–69,3
173	55,5–59,6	58,3–65,1	62,3–70,1
174	56,3–60,3	59,0–65,8	63,1–70,8
175	57,0–61,0	59,7–66,5	63,8–71,5
176	57,7–61,9	60,4–67,2	64,5–72,3
177	58,4–62,8	61,1–67,8	65,2–73,2
178	59,1–63,6	61,8–68,6	65,9–74,1
179	59,8–64,4	62,5–69,3	66,6–75,0
180	60,5–65,1	63,3–70,1	67,3–75,9
181	61,3–65,8	64,0–70,8	68,1–76,8
182	62,0–66,5	64,7–71,5	68,8–77,7
183	62,7–67,2	65,4–72,2	69,5–78,6
184	63,4–67,9	66,1–72,9	70,2–79,5
185	64,1–68,6	66,8–73,6	70,9–80,4

Größe in cm (in Schuhen)	Idealgewicht in kg (in Hauskleidern) 25 Jahre und älter		
	Männer		
	Körperbau		
	leicht	mittelschwer	schwer
157	50,5–54,2	53,3–58,2	56,9–63,7
158	51,1–54,7	53,8–58,9	57,4–64,2
159	51,6–55,2	54,3–59,6	58,0–64,8
160	52,2–55,8	54,9–60,3	58,5–65,3
161	52,7–56,3	55,4–60,9	59,0–66,0
162	53,2–56,9	55,9–61,4	59,6–66,7
163	53,8–57,4	56,5–61,9	60,1–67,5
164	54,3–57,9	57,0–62,5	60,7–68,2
165	54,9–58,5	57,6–63,0	61,2–68,9
166	55,4–59,2	58,1–63,7	61,7–69,6
167	55,9–59,9	58,6–64,4	62,3–70,3
168	56,5–60,6	59,2–65,1	62,9–71,1
169	57,2–61,3	59,9–65,8	63,6–72,0
170	57,9–62,0	60,7–66,6	64,3–72,9
171	58,6–62,7	61,4–67,4	65,1–73,8
172	59,4–63,4	62,1–68,3	66,0–74,7
173	60,1–64,2	62,8–69,1	66,9–75,5
174	60,8–64,9	63,5–69,9	67,6–76,2
175	61,5–65,6	64,2–70,6	68,3–76,9
176	62,2–66,4	64,9–71,3	69,0–77,6
177	62,9–67,3	65,7–72,0	69,7–78,4
178	63,6–68,2	66,4–72,8	70,4–79,1
179	64,4–68,9	67,1–73,6	71,2–80,0
180	65,1–69,6	67,8–74,5	71,9–80,9
181	65,8–70,3	68,5–75,4	72,7–81,8
182	66,5–71,0	69,2–76,3	73,6–82,7
183	67,2–71,8	69,9–77,2	74,5–83,6
184	67,9–72,5	70,7–78,1	75,2–84,5
185	68,6–73,2	71,4–79,0	75,9–85,4
186	69,4–74,0	72,1–79,9	76,7–86,2
187	70,1–74,9	72,8–80,8	77,6–87,1
188	70,8–75,8	73,5–81,7	78,5–88,0
189	71,5–76,5	74,4–82,6	79,4–88,9
190	72,2–77,2	75,3–83,5	80,3–89,8
191	72,9–77,9	76,2–84,4	81,1–90,7
192	73,6–78,6	77,1–85,3	81,8–91,6
193	74,4–79,3	78,0–86,1	82,5–92,5
194	75,1–80,1	78,9–87,0	83,2–93,4
195	75,8–80,8	79,8–87,9	84,0–94,3

Tabelle 2: Idealgewicht von Frauen und Männern in Abhängigkeit von Größe und Körperbau. (Für den unbekleideten Körper sind von den Tabellenwerten 2,5 kg abzuziehen!)

Die für eine wissenschaftlich möglichst präzise Beantwortung der Frage »Übergewicht oder nicht« am geeignetesten erscheinende Methode ist wohl diejenige der Ermittlung des *body mass index* nach folgendem Nomogramm:

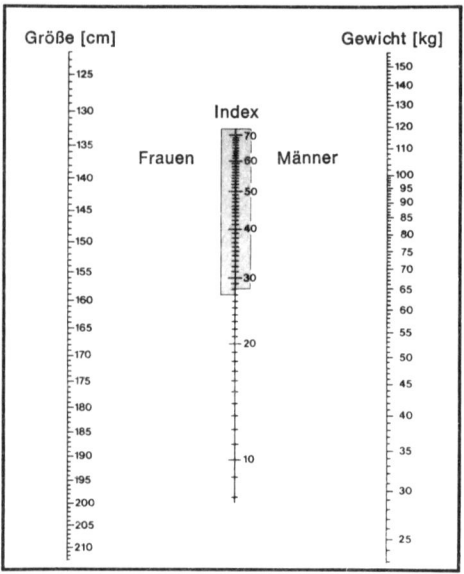

Verbindet man das Gewicht [kg] des unbekleidet gewogenen Körpers mit seiner Länge [cm], so liegt bei etwa Dreißigjährigen eindeutig Übergewicht vor, wenn die mittlere Skala bei Frauen bei Werten von mehr als 27, bei Männern bei Werten von mehr als 28, also jeweils innerhalb des grauen Bereiches, geschnitten wird.

Und die sogenannten »schweren Knochen«? Es gibt sie nicht! Bei allen Gesunden ist nämlich das spezifische Gewicht der Knochenmasse praktisch gleich. Wohl aber unterscheiden sich die Skelette der einzelnen Menschen durch die je nach Typ unterschiedliche Breite ihrer Knochen: Ein feingliedriger Mensch besitzt im allgemeinen auch ein zierlicheres Skelett als ein breitschultriger Athlet mit einem entsprechenden Skelettbau. Diesen Gegebenheiten wurde von *Bornhardt* bei seiner Formel zur Berechnung des Normalgewichtes und beim *body mass index* Rechnung getragen.

3. Lebenserwartung und Übergewicht

Wie wir wissen, nimmt nach gesicherten Erfahrungen die Lebenserwartung des Menschen mit der Höhe seines Übergewichtes ab. Aber um wieviel? Lohnt es sich überhaupt, darüber nachzudenken?

Nach statistischen Untersuchungen der *Metropolitan Life Insurance Company* vermindert sich bei Übergewichtigen die Erwartung auf die Anzahl der einem Normalgewichtigen noch bevorstehenden Lebensjahre wie folgt:

Verminderte Lebenserwartung		
	für Männer	für Frauen
bei 10 % Übergewicht	– 13 % Lebensjahre	– 9 % Lebensjahre
bei 20 % Übergewchit	– 25 % Lebensjahre	– 21 % Lebensjahre
bei 30 % Übergewicht	– 42 % Lebensjahre	– 30 % Lebensjahre

Tabelle 3: Übergewicht und verminderte Lebenserwartung in Prozenten der einem Normalgewichtigen noch bevorstehenden Lebensjahre.

Was sagt uns diese Tabelle, wenn wir sie statt in Prozenten in Lebensjahren lesen?

Sehen wir uns dazu Tabelle 4 an! Gehen wir davon aus, daß lt. Statistik ein Normalgewichtiger eine Lebensdauer von 75 Jahren zu erwarten hat, so stellt sich die Lebenserwartung für Übergewichtige – des besseren Verständnisses wegen etwas schematisiert – folgendermaßen dar:

Männer

bei einem Alter von	Erwartung auf noch bevorstehende Lebensjahre bei Normalgewichtigkeit	Erwartung auf noch bevorstehende Lebensjahre bei		
		10 % Übergewicht	20 % Übergewicht	30 % Übergewicht
20 Jahren	55 Jahre	– 7,2 Jahre = 47,8 Jahre	– 13,8 Jahre = 41,2 Jahre	– 23,1 Jahre = 31,9 Jahre
30 Jahren	45 Jahre	– 5,9 Jahre = 39,1 Jahre	– 11,3 Jahre = 33,7 Jahre	– 18,9 Jahre = 26,1 Jahre
40 Jahren	35 Jahre	– 4,6 Jahre = 30,4 Jahre	– 8,8 Jahre = 26,2 Jahre	– 14,7 Jahre = 20,3 Jahre
50 Jahren	25 Jahre	– 3,3 Jahre = 21,7 Jahre	– 6,3 Jahre = 18,7 Jahre	– 10,5 Jahre = 14,5 Jahre
60 Jahren	15 Jahre	– 2,0 Jahre = 13 Jahre	– 3,8 Jahre = 11,2 Jahre	– 6,3 Jahre = 8,7 Jahre

Frauen

bei einer Jugend von	Erwartung auf noch bevorstehende Lebensjahre bei Normalgewichtigkeit	Erwartung auf noch bevorstehende Lebensjahre bei		
		10 % Übergewicht	20 % Übergewicht	30 % Übergewicht
20 Jahren	55 Jahre	– 5 Jahre = 50 Jahre	– 11,6 Jahre = 43,4 Jahre	– 16,5 Jahre = 38,5 Jahre
30 Jahren	45 Jahre	– 4,1 Jahre = 40,9 Jahre	– 9,5 Jahre = 35,5 Jahre	– 13,5 Jahre = 31,5 Jahre
40 Jahren	35 Jahre	– 3,2 Jahre = 31,8 Jahre	– 7,4 Jahre = 27,6 Jahre	– 10,5 Jahre = 24,5 Jahre
50 Jahren	25 Jahre	– 2,3 Jahre = 22,7 Jahre	– 5,3 Jahre = 19,7 Jahre	– 7,5 Jahre = 17,5 Jahre
60 Jahren	15 Jahre	– 1,4 Jahre = 13,6 Jahre	– 3,2 Jahre = 11,8 Jahre	– 4,5 Jahre = 10,5 Jahre

Tabelle 4: Übergewicht und verminderte Lebenserwartung: verkürzte Lebensdauer in Jahren.

Was lehrt uns diese Tabelle?

Nehmen wir zum Beispiel einmal an, daß ein Dreißigjähriger eine Lebensversicherung auf Erlebensbasis und Auszahlbarkeit bei Erreichen seines 65. Lebensjahres abschließen will. Sein Normalgewicht errechne sich zu 75 kg, sein tatsächliches Gewicht betrage 97,5 kg.

Lt. Tabelle 1, Seite 17, besitzt dieser junge Mann ein Übergewicht von 30 % und lt. Tabelle 4 nur noch eine Lebenserwartung von zusätzlich 26,1 Jahren. Unser übergewichtiger Dreißigjähriger wird also im statistischen Durchschnitt insgesamt 56,1 Jahre alt werden. Hätte er zum Beispiel nach dem *Schlankheitskonzept* gelebt und wäre ohne jede Hungerei normalgewichtig geworden und geblieben, so hätte er ein Lebensalter von 75 Jahren zu erwarten gehabt!

Wen wundert's, daß die Lebensversicherung unseren Dreißigjährigen nur mit einem entsprechenden Risikozuschlag zu versichern bereit ist? Schließlich wird sie mit einer hohen Wahrscheinlichkeit die Versicherungssumme bereits zu einem Zeitpunkt an seine Hinterbliebenen auszahlen müssen, von dem ab gerechnet sie bei Normalgewichtigkeit ihres Versicherten noch für die Dauer von 9 Jahren, d. h. bis zu seinem 65. Lebensjahre, seine Prämienzahlungen zu erwarten gehabt hätte! Die zu erwartende Prämienmindereinnahme muß die Versicherung zum Schutze des Vermögens ihrer übrigen Versicherten durch einen entsprechenden Risikozuschlag kompensieren!

Bereits dieses eine, durchaus nicht wirklichkeitsfremde Beispiel zeigt uns, daß es sich lohnt, über die lebensverkürzende Wirkung des Übergewichtes nachzudenken und um eine Abhilfe besorgt zu sein, wollen wir nicht das statistisch untermauerte Risiko eingehen, auf viele gewiß auch schöne Jahre unseres Lebens verzichten zu müssen!

4. Der Risikofaktor Nr. 1

Obwohl gesicherte statistische Unterlagen über den kausalen Zusammenhang zwischen Übergewicht und verkürzter Lebensdauer bestehen, besagt dies nicht, daß die Fettleibigkeit als solche auch die unmittelbare Todesursache ist. Das ist im allgemeinen nur bei Operationen der Fall, weil bei diesen durch Thrombosen und Emboliegefahr die Komplikations- und Sterblichkeitsrate der Übergewichtigen um ein Vielfaches erhöht ist. Aus diesem Grunde unterziehen auch beispielsweise in der Schweiz und in den USA Ärzte ihre allzu schwergewichtigen Patienten vor Operationen gerne einer Abmagerungskur, sofern dies das Krankheitsgeschehen zuläßt.

Die weitaus größte Gefährdung durch Übergewicht besteht vielmehr darin, daß es Ursache zahlreicher risikovoller, langwieriger und qualvoller Erkrankungen ist, die dann zum vorzeitigen Tode führen.

So neigen fettleibige Menschen nicht nur zu Kurzatmigkeit und zu gewissen Hauterkrankungen wie Striae, Ekzemen und Geschwüren, sondern vor allem auch zu

Stoffwechselkrankheiten, wie
- Zuckerkrankheit (Diabetes) mit den Begleiterkrankungen der Leber, der Gallenwege und der Bauspeicheldrüse,
- Funktionsstörungen verschiedener endokriner Drüsen, d. h. von Drüsen, die lebenswichtige Substanzen ins Blut abgeben
- Nierenerkrankungen
- Gicht
- stoffwechselbedingte Arthrosen
- sklerotische Veränderungen verschiedener Organe.

Herz-, Gefäß- und Kreislauferkrankungen, wie
- Bluthochdruck
- Herzinfarkt
- Arteriosklerose
- Krampfadern, Thrombosen und Embolien.

Skelett-Erkrankungen aufgrund erhöhter Abnutzung, wie
- Gelenk-Verschleißerscheinungen (abnutzungsbedingte Arthrosen)
- Wirbelsäulendefekte (Bandscheiben!)
- Fußleiden.

Komplikationen bei Geburten
- infolge verminderter Preßwirkung der zu fettreichen Bauchdecke
- wegen erhöhter Neigung zu thromboembolischen Erkrankungen.

Nach Lektüre dieser Übergewichts-Folgeerkrankungen, die heute in fast allen Industrienationen die Krankenblätter der ärztlichen Praxen füllen, sollte sich niemand mehr wundern, wenn z. B. in der Bundesrepublik Deutschland heute jeder Zweite mittelbar an den Folgen von Fettsucht und Übergewicht stirbt, natürlich vorzeitig!

Damit ist *Übergewicht der Risikofaktor Nr. 1* für uns geworden! Gegen ihn anzugehen, liegt nicht nur im ureigensten persönlichen, sondern ebenso auch im volkswirtschaftlichen Interesse!

Dabei ist es besonders verhängnisvoll, daß die ersten Anzeichen der durch Übergewicht verursachten Folgeerkrankungen oft überhaupt nicht als solche bemerkt werden, da sich die Betroffenen langsam an sie gewöhnt haben.

Wen wundert's daher, daß Übergewichtige häufig müde und schlapp, gehfaul, träge und leistungsgemindert sind, leiden sie doch nicht selten unter mehreren der genannten Erkrankungen gleichzeitig, ohne daß sie es auch nur ahnen!

Der Humor, der den Dicken oft nachgesagt wird, dekuvriert sich so recht häufig mehr als eine Art Galgenhumor, hinter dem sich eine tiefe Resignation über das vermeintlich unabwendbare Schicksal und über zahlreiche Enttäuschungen bei den oft verzweifelten Bemühungen um Abbau des Übergewichtes verbirgt!

5. Energie: Grundlage allen Lebens

Wie alles Leben in der Natur, so ist auch das Leben von uns Menschen vom Vorhandensein von Energiequellen abhängig, die unser Organismus zum Ausgleich seiner Energiebilanz nutzen kann. Ein Perpetuum mobile gibt es auch im Bereiche der belebten Natur nicht!

Mit im wesentlichen einer Ausnahme, auf die wir weiter unten zu sprechen kommen werden, sind es in der belebten Natur ausschließlich energiereiche Verbindungen des Elementes Kohlenstoff, die bei ihrem Abbau in den Organismen im sogenannten »Stoffwechsel« auf Verbindungen mit niedrigerem Energieinhalt »heruntertransformiert« werden, wobei die dabei freigesetzte Energie in Gestalt von Wärme, elektrischer oder chemischer Energie, von Licht- oder Bewegungsenergie abgegeben werden kann. Im Idealfalle entstehen dann schließlich die sehr energiearmen Endprodukte Kohlendioxid [CO_2] und Wasser [H_2O], die der Körper über seine Ausscheidungsorgane wieder nach draußen abgibt.

Doch welches ist nun die vorstehend erwähnte eine Ausnahme von dem sonst als Grundvoraussetzung jeden Lebens allgegenwärtigen Abbau energiereicher Kohlenstoffverbindungen?

Die Antwort auf diese Frage ist auch gleichzeitig die Antwort auf die Frage, woher denn eigentlich die energiereichen Kohlenstoffverbindungen stammen, die nach dem uns ja bekannten Satz von der Erhaltung der Energie nicht einfach aus dem Nichts entstehen konnten:

Die erwähnte Ausnahme bilden die grünen Pflanzen, die in ungeheurer Menge und Vielfalt die Erde bedecken!

Diese sind es nämlich, die mit Hilfe ihres Blattfarbstoffes die unsere Erde als Licht und Wärme erreichende energiereiche Strahlung der Sonne »einfangen«, wobei sie aus dem in der Atmosphäre als Folge des Vulkanismus seit Hunderten von Millionen Jahren vorhandenen Kohlendioxid [CO_2] und dem dort ebenfalls in unvorstellbaren Mengen anwesenden Wasserdampf [H_2O] unter Einbau dem Erdboden entnommener stickstoffhaltiger Mineralstoffe energiereiche Kohlenstoffverbindungen aufbauen, wie wir sie als die pflanzlichen

- *Kohlenhydrate, z. B.* Zucker, Stärke und Zellulose,
- *Fette, z. B.* Pflanzen-Öle und
- *Proteine, z. B.* bei der sehr eiweißreichen
  Sojabohne und als Bestandteil des Getreidekornes

als Nährstoffe der Nahrung von Mensch und Tier kennen, denn letztlich ist natürlich auch das tierische Eiweiß, liege es nun als Sirloin-Steak, Schweineschnitzel oder Seezunge vor, aus pflanzlicher Nahrung entstanden.

So ist der als Assimilation bezeichnete Vorgang der Bildung energiereicher Kohlenstoffverbindungen durch unsere Pflanzen nichts weiter als die Einspeicherung der Energie unserer Sonne in energiegeladene großmolekulare Verbindungen des Kohlenstoffs, welche bei ihrer »Verbrennung«, sei es zum Beispiel im Automobil-Motor oder im Ofen, sei es im Verlaufe des Stoffwechsels bei Mensch und Tier, diese Energie wieder abgeben können.

Die Elementarvorgänge von Auf- und Abbau energiereicher Kohlenstoffverbindungen durch Pflanze und Tier können wir uns lt. Abbildung 1 als Kreislauf vorstellen, der von der Sonnenenergie in Betrieb gehalten wird:

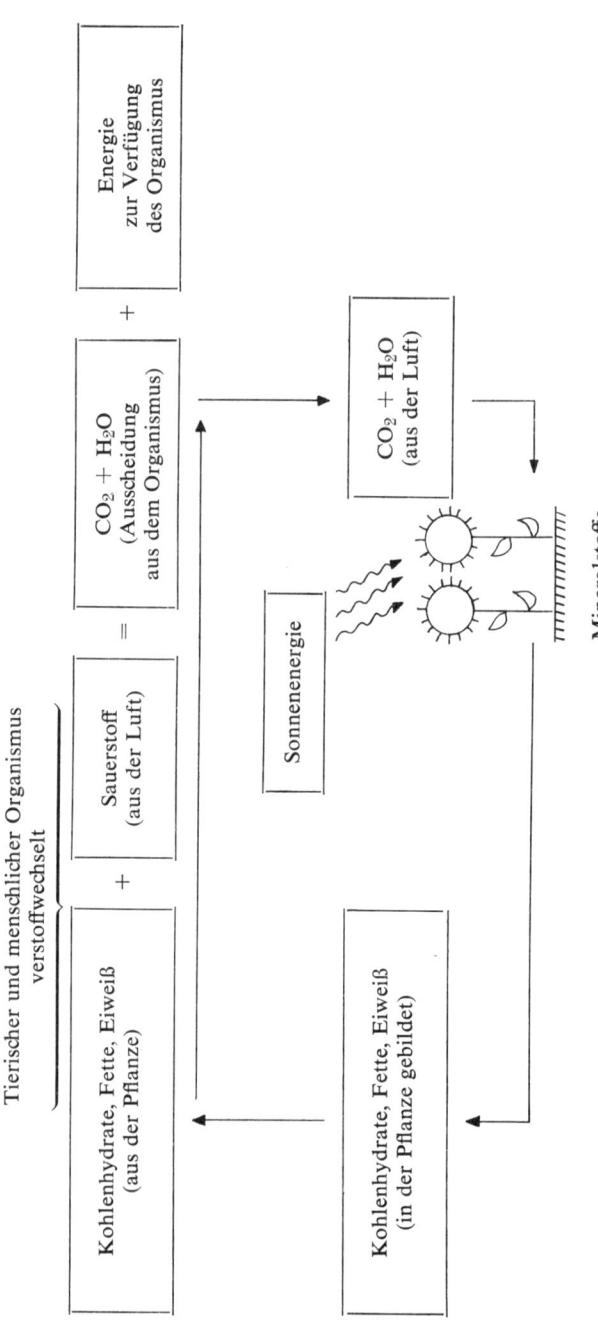

Abb. 1: Photosynthese und Abbau energiereicher Kohlenstoffverbindungen im Kreislauf.

28

Beim Stoffwechsel von Mensch und Tier wird also durch im allgemeinen recht komplizierte chemische Prozesse die in Kohlenstoffverbindungen der grünen Pflanzen gespeicherte Sonnenenergie freigesetzt und zum Ausgleich der Energiebilanz des lebenden Organismus genutzt.

Die dabei entstehenden energiearmen Stoffwechselprodukte Kohlendioxid und Wasser werden über Darm, Nieren, Lunge und Haut wieder aus dem Körper ausgeschieden und von den Pflanzen aufs neue zum Aufbau energiereicher Kohlenstoffverbindungen verwendet. Der Kreislauf ist geschlossen.

6. Selbst der ruhende Mensch verbraucht Energie: Der Grundumsatz

Genauso, wie ein startbereites, mit laufendem Motor geparktes Auto fortwährend die Kohlenstoffverbindung Benzin als Energiequelle verbraucht, genauso benötigt auch ein sich anscheinend im Zustand absoluter innerer und äußerer Ruhe befindlicher lebender Organismus ständig Energie, damit er ohne Verzug leistungsbereit ist und der »Motor« in ihm nicht stehenbleibt: Für den Menschen gibt es keinen Anlasser!

Der »Energieverbrauch in Ruhe«, der sogenannte *Grundumsatz,* ist beträchtlich. Dies wird jedermann verständlich, der bedenkt, daß Atmung, Herz, Nieren, Gehirn und andere Organe selbst im Zustande äußerer Ruhe nicht einfach ihre Tätigkeit einstellen können. Sie sind also ständige Verbrauchsstätten von Energie.

So pumpt zum Beispiel unser Herz mit jedem Schlage rund 70 ccm Blut in den Lungen- und Körperkreislauf. Summieren wir die so erbrachte Pumpleistung über die vollen 24 Stunden eines Tages, so ergibt sich ein Volumen von über 120 Hektoliter Blut, eine Menge, die in 240 Bierfässern à 50 l Inhalt unterzubringen wäre! Nochmals: innerhalb nur eines Tages!

Aber das ist nicht alles. Die einzelnen Zellen unseres Körpers haben nämlich nur eine recht begrenzte Lebensdauer, so daß durch sogenannte Biosynthesen ständig neues Zellmaterial als Ersatz für das zerfallene gebildet werden muß. Dabei zerfallen die einzelnen Zellen der verschiedenen Organe unseres Körpers nach organspezifisch unterschiedlicher Lebensdauer: sie sterben zum Teil bereits nach Stunden, andere nach Tagen, nach Wochen, und einige auch erst nach Monaten ab, lösen sich auf, werden »verstoffwechselt«, und neue, frisch »geborene« Zellen nehmen ihren Platz ein.

So zerfallen zum Beispiel von den roten Blutkörperchen des Menschen täglich rund 1 %/0 des Bestandes. Soll an diesen lebenswichtigen Komponenten unseres Blutes also keine Verarmung eintreten, so muß sich tagaus, tagein eine entsprechende Menge neu bilden.

Dieses ›Werden und Vergehen‹ der Zellen unseres Körpers, auf das wir im Verlaufe des *Schlankheitskonzeptes* noch des öfteren zurückkommen werden, gilt für das gesamte Zellmaterial unseres Organismus:

Versteht man unter der biologischen Halbwertszeit die Zeit, in der die Hälfte des jeweils vorhandenen Materials abgebaut ist, so beträgt diese beim Menschen für zahlreiche in der Darmschleimhaut, der Bauchspeicheldrüse und der Leber produzierte, für die Verdauung als sogenannte Biokatalysatoren notwendige Enzyme nur wenige Stunden, für Leber- und Plasmaproteine ca. 10 Tage, für die meisten anderen Organ-Eiweißstoffe 20–30 Tage, für Muskeleiweiß ca. 60 Tage und für Haut- und Skelett-Proteine etwa 150 Tage!

Anschaulich dargestellt besagt dies, daß sich der menschliche Organismus innerhalb eines Jahres wenigstens einmal vollständig erneuert, einzelne seiner Organe sogar wesentlich häufiger!

Wen wundert's nun noch, daß selbst ein in völliger Ruhe befindlicher Körper eine Energiemenge verbraucht, die auf den ersten Blick unerwartet hoch erscheint, wenn man sie mit derjenigen vergleicht, die lt. Tabelle 7, S. 36 ff., selbst für schwere körperliche Arbeiten aufzuwenden ist.

Den täglichen Energieverbrauch eines nüchternen, körperlich und geistig bei Zimmertemperatur von 20° C ruhenden und bekleideten Menschen pflegt man als seinen *Grundumsatz* zu bezeichnen. Dieser so definierte Grundumsatz wird in Kilokalorien [Kcal.] oder [Kal.], neuerdings in Kilo-Joule [KJ] – häufig »dschaul«, richtiger jedoch »dschuhl« ausgesprochen – angegeben, wobei

1 Kal. = 4,186 KJ

Der Grundumsatz entspricht also dem ständigen Energieverzehr des Körpers infolge Zell-Aufbaues und -Stoffwechsels und infolge seiner auch in Ruhe ablaufenden physiologischen Funktionen wie Atmung, Kreislauf, Verdauung, Wärmeabstrahlung an die Umgebung u. a.

Der Anteil der einzelnen Körperorgane am Grundumsatz ist unterschiedlich hoch. Den prozentual höchsten Anteil verschlingt der Stoffwechsel unserer *Leber,* wodurch ihre zentrale Bedeutung im Stoffwechselgeschehen selbst des ruhenden Menschen unterstrichen wird. An diese Tatsache sollten wir uns insbesondere im Zusammenhange mit unseren Bemerkungen über Alkohol (Kapitel 21) erinnern!

Es gibt nämlich für die Leber Situationen, in denen von ihr als Knotenpunkt des gesamten Stoffwechselgeschehens Höchstleistungen verlangt werden. Eine solche Leber-»Streß«-Situation liegt immer vor, wenn wir abnehmen, gleichgültig nach welcher Methode. Für jeden auch nur einigermaßen gesundheits- und verantwortungsbewußten Menschen sollte es daher eine Selbstverständlichkeit sein, während dieser Zeit von ihr jede vermeidbare Belastung fernzuhalten! Und Alkohol stellt nun einmal für unsere Leber eine Belastung dar. Doch davon dann später!

Der Anteil der Leber am Grundumsatz ist fast dreimal so groß wie derjenige unseres Herzens mit seiner beeindruckenden Pumpleistung von 240 Bierfässern à 50 l Blut täglich!

Sehen wir uns doch die Anteile einiger Körperorgane am Grundumsatz einmal an:

	Leber	Gehirn	Herz	Nieren
Anteil am Grundumsatz (in %)	26,4	18,3	9,2	7,2
Gewicht (kg)	1,5	1,4	0,3	0,3

Tabelle 5: Gewicht und Anteil einzelner Organe des Menschen am Grundumsatz, in Prozenten ausgedrückt.

Natürlich ist der Grundumsatz nicht bei allen Menschen gleich. Er hängt von verschiedenen Faktoren ab: Geschlecht, Größe, Gewicht, Lebensalter, Hormonhaushalt u. a. So ist

im allgemeinen bei Frauen der Grundumsatz rund 5 %
niedriger als bei Männern, und gegen Ende einer Schwangerschaft ist der Grundumsatz einer werdenden Mutter um
etwa 20 % erhöht.

Obwohl der individuelle Grundumsatz also von verschiedenen Faktoren bestimmt wird, läßt er sich in erster
Näherung recht gut aus dem Körpergewicht des Erwachsenen ermitteln: man erhält den Grundumsatz für einen
gesunden Mann mittleren Alters, indem man sein Körpergewicht in kg mit 24 multipliziert. Oder anders ausgedrückt:

*Der Grundumsatz eines gesunden Mannes mittleren Al-
ters beträgt pro Stunde und kg Gewicht rund 1 Kilokalorie!*

Der Grundumsatz einer Frau ist um 5 % geringer als
derjenige eines gleichschweren Mannes.

Mit zunehmendem Alter nimmt der Grundumsatz ab: bei
einem 65jährigen ist er etwa 10 % niedriger als bei einem
Dreißigjährigen.

Tabelle 6 zeigt uns die Beziehung zwischen Grundumsatz und Körpergewicht eines Mannes mittleren Alters:

Grundumsatz in Kal.	Körpergewicht in kg					
	50	55	60	65	70	75
Männer	1200	1320	1440	1560	1680	1800
Frauen	1140	1254	1368	1482	1596	1710

Grundumsatz in Kal.	Körpergewicht in kg						
	80	85	90	95	100	105	110
Männer	1920	2040	2160	2280	2400	2520	2640
Frauen	1824	1938	2052	2166	2280	2394	2508

Tabelle 6: Grundumsatz und Körpergewicht eines etwa Dreißigjährigen.

Übergewichtige werden der Tabelle 6 mit einer gewissen Befriedigung entnehmen, daß ihr Grundumsatz höher ist als derjenige von Normalgewichtigen gleicher Größe und auch von Schlanken überhaupt.

Aus diesem Grunde sollten Schwergewichtige etwas mehr essen können als leichtere Menschen, ohne zuzunehmen. Allerdings hilft den Dicken ein solcher Trost wohl kaum bei der Lösung ihres Problems. Sie wollen ja schließlich abnehmen und haben nicht etwa das Ziel, nur möglichst wenig zuzunehmen.

Können Arbeit und Sport hierbei in geeigneter Weise helfen? Sehen wir uns das doch einmal im nächsten Kapitel an! Wir werden überrascht sein.

7. Bei Arbeit steigt der Energiebedarf: Der Arbeitsumsatz

Als *Arbeitsumsatz* bezeichnet man den für eine bestimmte Tätigkeit zusätzlich zum Grundumsatz erforderlichen Energiebedarf.

Wie für den Grundumsatz gilt natürlich auch für den Arbeitsumsatz der Satz von der Erhaltung der Energie:

Arbeit kann nicht ohne Energieverzehr verrichtet werden, und Energie kann andererseits nicht verschwinden, ohne daß ihr an irgendeiner Stelle ein entsprechendes Äquivalent gegenübersteht,

- sei es zum Beispiel an körperlicher Arbeit,
- sei es aber auch in Form von Verdunstungswärme, die beim Schwitzen verbraucht wird,
- sei es in Gestalt einer erhöhten Pumpleistung des Herzens bei körperlichen Anstrengungen, oder
- sei es auch durch Zuwachs an Fettgewebe, also einer Aufstockung der energetischen Reserven unseres Körpers.

Wir wir im vergangenen Kapitel schon sahen, beträgt der Grundumsatz eines gesunden Mannes mittleren Alters bei 70 kg Körpergewicht 1680 Kal. Wie groß mag denn wohl der Arbeitsumsatz als zusätzlicher Energiebedarf für einzelne Tätigkeiten sein?

Der plastischeren Darstellung wegen wollen wir die Frage etwas anders formulieren:

Wieviele Minuten hat ein Mensch die in der folgenden Tabelle 7 angegebenen Tätigkeiten zu verrichten, bis er die im Vergleich zu seinem Grundumsatz von 1680 Kal relativ geringe Energie von 100 Kal. = 418,6 KJ verbraucht hat?

100 Kal. werden verbraucht bei

Ablegen von Akten	in 30 Min.	
Anstreichen (Wände)	in 34 Min.	
Autofahren (Landstraße)	in 100 Min.	= 1 Std. 40 Min.
Autofahren (Stadt, Hauptverkehr)	in 31 Min.	
Bäumefällen	in 12 Min.	
Bettenmachen	in 33 Min.	
Bohnern (mit Bohnerbesen)	in 25 Min.	
Bowlingspielen	in 31 Min.	
Bügeln (mit Bügeleisen)	in 33 Min.	
Dauerlauf (9 km/h)	in 10 Min.	
Dauerlauf (12 km/h)	in 9 Min.	
Dauerlauf (15 km/h)	in 7,8 Min.	
Einkaufen (7-kg-Tasche tragen)	in 33 Min.	
Einkaufen (10-kg-Tasche tragen)	in 28 Min.	
Fensterputzen	in 30 Min.	
Fußballspielen	in 13 Min.	
Geschirrspülen (mit der Hand)	in 40 Min.	
Golfspielen	in 19 Min.	
Graben eines Grabens	in 14 Min.	
Gymnastik	in 20 Min.	
Holzhacken	in 27 Min.	
Holzstapeln	in 20 Min.	
Jäten von Unkraut	in 23 Min.	
Kaffeemahlen (mit der Handmühle)	in 33 Min.	
Kartoffelschälen	in 36 Min.	
Klavierspielen	in 75 Min.	= 1 Std. 15 Min.
Klettern	in 9 Min.	
Liegen (bequem)	in 300 Min.	= 5 Std.
Maschineschreiben	in 120 Min.	= 2 Std.
Mauern	in 35 Min.	
Motorradfahren	in 45 Min.	
Radfahren (bei Windstille) 10 km/h	in 36 Min.	
Radfahren (bei Windstille) 20 km/h	in 13 Min.	
Reiten (Galopp)	in 11 Min.	
Rudern	in 7 Min.	
Sägen (Laubholz)	in 16 Min.	
Sägen (Nadelholz)	in 19 Min.	
Scheuern (kniend)	in 25 Min.	
Schneeschippen	in 12 Min.	
Schreiben (mit der Hand, sitzend)	in 97 Min.	= 1 Std. 37 Min.
Schuheputzen	in 48 Min.	
Schwimmen	in 10 Min.	
Sitzen (bequem)	in 231 Min.	= 3 Std. 51 Min.
Skilaufen 4 km/h	in 13 Min.	
Skilaufen 6 km/h	in 9 Min.	
Skilaufen 8 km/h	in 8 Min.	
Skilaufen 10 km/h	in 7 Min.	
Spazierengehen 2 km/h	in 59 Min.	
Spazierengehen 5 km/h	in 32 Min.	

100 Kal. werden verbraucht bei

Spielen mit Kindern	in 43 Min.		
Spielen mit Hunden	in 33 Min.		
Staubsaugen	in 34 Min.		
Staubwischen	in 188 Min.	=	3 Std. 8 Min.
Stehen (bequem)	in 136 Min.	=	2 Std. 16 Min.
Tanzen, Foxtrott	in 19 Min.		
Tanzen, Rock'n Roll	in 10 Min.		
Tanzen, Rumba	in 15 Min.		
Tanzen, Wiener Walzer	in 18 Min.		
Teppichklopfen	in 32 Min.		
Teigkneten, mit der Hand	in 42 Min.		
Tischtennisspielen	in 18 Min.		
Treppensteigen, 60 Stufen/min	in 12 Min.		
Wäscheaufhängen	in 20 Min.		
Große Wäsche waschen	in 21 Min.		
Kleine Wäsche waschen	in 53 Min.		

Tabelle 7: Für einen Energieverbrauch von 100 Kal. = 418,6 KJ erforderliche Dauer [Minuten] verschiedener Tätigkeiten.

Was lehrt uns diese Tabelle?

100 Kal. entsprechen beim Normalgewichtigen, dessen Fettgewebe neben Fett etwa 15 % Gewebeflüssigkeit enthält, dem Energiegehalt von ca. 12,7 Gramm Fettgewebe (1 g Fettgewebe $\simeq$ 9,3 · 0,85 = 7,9 Kal.). Das Fettgewebe des Übergewichtigen enthält jedoch bis zu 35 % Gewebeflüssigkeit! Bei ihm entsprechen daher 16,5 Gramm Fettgewebe (1 g Fettgewebe $\simeq$ 9,3 · 0,65 = 6,0 Kal.) 100 Kal., denn Wasser enthält keine für unseren Körper nutzbare Energie.

Wollen wir nun wissen, wie lange ein Mensch die angegebene Tätigkeiten verrichten muß, bis er 1 kg seines Fettgewebes »abgearbeitet« hat, so müssen wir – bei der Annahme, daß bei einem mittelstark Dicken etwa 14,3 g Fettgewebe einen Energieinhalt von 100 Kal. besitzen – die in Tabelle 7 angegebenen Zeiten mit 70 multiplizieren. Eine einfache Dreisatzaufgabe.

Bis man also zum Beispiel 1 kg seines Fettgewebes durch Arbeit »vernichtet« hat, müßte man

12,8 Stunden galoppieren oder
14,0 Stunden lang Bäume fällen oder
10,5 Stunden lang 12 km/h schnell laufen oder
23,3 Stunden intensiv Gymnastik treiben oder
11,7 Stunden lang schwimmen oder
21,0 Stunden Wiener Walzer tanzen!

Lebt nun noch jemand in der Illusion, sich sein Fett »abarbeiten« oder seine Pfunde beim Sport »heruntertrainieren« zu können?

Eine gewissenlose Irreführung des breiten Publikums stellt die Verbreitung einer solchen Meinung dar, so gesund Arbeit und Sport in der frischen Luft wegen der damit verbundenen Sauerstoff-»Durchlüftung« des Organismus auch sind!

Natürlich weiß ein jeder, daß er bei den oben genannten Aktivitäten in nennenswert kürzerer Zeit unter Umständen auch mehr als 1 kg seines Körpergewichts verliert.

Dabei handelt es sich dann jedoch fast ausschließlich um ausgeschwitztes Wasser, welches beim Löschen des oft ja erheblichen Durstes ebenso schnell wieder vom Körper gespeichert wird, wie es zuvor durch die Haut nach außen verdunstet wurde!

Haben wir jetzt erkannt, daß es ein fast aussichtsloses Unterfangen ist, sich sein Übergewicht »abarbeiten« zu wollen, so sollen wir uns doch auch gleich einmal verdeutlichen, warum die Gewichtsbilanz nach starker körperlicher Arbeit nicht selten auch so ganz anders aussehen kann, als man sich das eigentlich vorgestellt hatte:

2 Stunden kräftiges Holzhacken	– 444 Kal.
Zum Flüssigkeitsausgleich 1,5 l Cola-Getränk oder Zitronensprudel (1 l Limonade oder Cola-Getränk enthält etwa 100 g Zucker oder mehr à 4,1 Kal.)	+ 615 Kal.
Energie-*Überschuß*	+ 171 Kal.

Diesem Energie-Überschuß steht kein Äquivalent an geleisteter Arbeit gegenüber. Er muß sich also als zusätzliches Depot-Fett im Fettgewebe niederschlagen. Was das an Gewichtszunahme bringt?

Rechnen wir einmal! 1 g Fettgewebe des Übergewichtigen unseres Beispieles hatte einen Brennwert von rund 7 Kal. Somit bringt der ins Depotfett abgewanderte Energieüberschuß (171 Kal. : 7 Kal./g =) 24,4 Gramm zusätzliches Körperfett!

Nicht viel? Das ist richtig. Jedoch irrt sich unser fleißiger Holzhacker gewaltig, wenn er annimmt, auch etwas für seine schlanke Linie getan zu haben. Das Gegenteil war der Fall!

»Doch wer trinkt schon Limonade oder Cola!«, wird mancher sagen. »Das ist ja was für Kinder. Ein richtiger Mann trinkt Bier!« Nun, rechnen wir mal schnell:

2 Stunden Holzhacken	− 444 Kal.
Zum Flüssigkeitsausgleich 3 Flaschen Bier	
à 0,5 l (1 Fl. Bier repräsentiert rd. 240 Kal.)	+ 720 Kal.
Energie-*Überschuß*	+ 276 Kal.

der wiederum zur zusätzlichen Aufpolsterung des Fettgewebes dient, diesmal sogar um fast 40 g!

Wenn unser Freund neben seiner gewiß nützlichen Arbeit auch noch etwas für seine schlanke Linie hätte tun wollen, so hätte er zum Beispiel ohne Zucker gesüßten Tee oder ungesüßtes Mineralwasser trinken müssen. Er hätte nach zweistündiger kräftiger Arbeit 63,4 g seines Fettgewebes verloren, allerdings auch nur etwas mehr als 60 Gramm!

Fettgewebe »abarbeiten«, »abtrainieren«? Seien Sie nicht entmutigt, wenn's nicht geklappt hat. Sie reagieren ganz normal. Das *Schlankheitskonzept* wird Ihnen den richtigen Weg weisen!

8. Die vergnüglichen Seiten des Lebens: hier energetisch kalkuliert!

Findige Leute haben sich einmal das Liebesspiel von der energetischen Seite her betrachtet und sind dabei zu Ergebnissen gekommen, die wir nun nicht, wie im vorhergehenden Kapitel geschehen, in Minuten ausdrücken wollen – so reizvoll dies vielleicht auch im einen oder anderen Fall sein dürfte! – sondern in Kal. pro Aktivität.

Das sieht dann so aus:

Umarmung	4 Kal.
Lachen	5 Kal.
Küssen, normal	3 Kal.
Küssen, leidenschaftlich	11 Kal.
Liebesspiel, wild	8 Kal.
Entkleiden des Partners (im Sommer)	2 Kal.
Entkleiden des Partners (im Winter)	15 Kal.
Beischlafen, alltäglich	125 Kal.
Beischlafen, heftig	150 Kal.
Beischlafen, stürmisch	200 Kal.
Orgasmus, echt	45 Kal.
Orgasmus, vorgetäuscht	143 Kal.

Tabelle 8: Energieaufwand in Kal. beim Liebesspiel.

Der vielleicht amüsierte Leser wird jetzt gewiß in der Lage sein, in Anlehnung an die für unseren Holzhacker im vorigen Kapitel aufgestellte Rechnung eine seinen persönlichen Verhältnissen entsprechende Gewichtsbilanz erstellen zu können. Dabei wird er recht bald zu dem Ergebnis gelangen:

Übergewicht auf diese Weise »abarbeiten«?
Die Antwort mag sich jeder selbst geben!

9. Die »süßen« und auch andere Verführer – man sollte sie wenigstens kennen!

Nach der den Leser hoffentlich etwas erheiternden Lektüre des vorigen Kapitels sollten wir uns denjenigen Genüssen zuwenden, die zwar unsere Zunge immer wieder aufs neue erfreuen, die sich jedoch bei all unseren Bestrebungen mit Zielrichtung Normalgewicht als ausgesprochene Torpedos von oft unterschätzter Brisanz erweisen, und zwar, wie wir bald verstehen werden, nicht nur in kalorischer Beziehung! Die größte Gefahr liegt bei ihnen nämlich noch ganz woanders, wie wir im Kapitel 11 erfahren werden!

Zugegeben, es ist ganz und gar nicht leicht, auf die in der folgenden Tabelle 9 genannten und ähnliche Genüsse zu verzichten. Jedoch wird der vom *Schlankheitskonzept* für eine gewisse, begrenzte Zeit empfohlene strikte Verzicht sicherlich etwas erleichtert, wenn man sich der Konsequenzen seines Tuns voll bewußt ist, zumal es ja andere, durchaus auch recht angenehme Zungenerlebnisse gibt, die unserer Figur zuträglicher sind und die unsere Gewichtsabnahme nicht vereiteln, als da zum Beispiel sind Emmentaler, alter Gouda, Greyezer, oder auch Oliven. Doch darüber dann im Kapitel 20.

Zunächst sollten wir uns einmal mit der kalorischen Bewertung unserer Zungengenüsse begnügen und folgendes festhalten:

↓	↑	↓
20 g geröstete Erdnüsse (= 1 Eßl.)	= 120 Kal.	10 Min. Bäume fällen
10 Kartoffelchips	= 100 Kal.	10 Min. Rock'n Roll tanzen
10 Salzmandeln	= 90 Kal.	53 Min. Spazierengehen
1 Berliner Pfannkuchen	= 200 Kal.	40 Min. Gymnastik treiben
1 Stück Obstkuchen ohne Sahne	= 250 Kal.	2^1/$_2$ Std. Spazierengehen
1 Stück Würfelzucker	= 20 Kal.	2 x leidenschaftlich küssen
1 Praline	= 45 Kal.	9 Min. Nadelholz sägen oder einen echten Orgasmus erleben!
1 Stück Schokolade (^{1}/$_{24}$ Tafel)	= 25 Kal.	5 Min. Gymnastik treiben
1 Glas Grapefruit-Saft (200 ccm)	= 90 Kal.	17 Min. Golfspielen
1 Glas Orangen- Saft (200 ccm)	= 100 Kal.	19 Min. Golfspielen
1 Glas Cognac oder Whisky à 2 cl	= 44 Kal.	10 Min. bohnern
1 Glas Rum (45 %) à 2 cl	= 75 Kal.	19 Min. auf den Knien scheuern
1 Gläschen Sherry	= 60 Kal.	20 Min. flott marschieren
1 Glas trockenen (!) Sekt	= 75 Kal.	15 Min. Holzstapeln
1 Schoppen Moselwein (^{1}/$_4$ l)	= 150 Kal.	48 Min. Teppiche klopfen
1 Flasche Bier (^{1}/$_2$ l)	= 240 Kal.	60 Min. Holzhacken
1 Apfel	= 150 Kal.	45 Min. Fensterputzen

Tabelle 9: Energieäquivalenz einiger Zungenerlebnisse und Tätigkeiten.

Und nun sehen wir uns oben zum Beispiel einmal unter »Praline« an, wie lange man sägen müßte, um sich den Zungengenuß von, sagen wir, drei Pralinen »abzuarbeiten«: eine halbe Stunde! Und wie schnell sind 3 Pralinen auf der Zunge zergangen!

Natürlich gibt das *Schlankheitskonzept* nicht die Empfehlung, daß der Figurbewußte für alle Zeiten auf diese Genüsse verzichten muß! Dies sei ausdrücklich betont, damit niemand an dieser Stelle die Lektüre des Buches beendet und nach dem Motto weiterlebt:

»Lieber im Speisewagen durchs Leben und etwas schneller am Ziel, als unbedingt eine insgesamt zwar längere, im übrigen aber recht eintönige Reise an der Endstation hinter sich gebracht zu haben.«

Wir werden später auch verstehen (Kapitel 13), warum die beliebten Genüsse bei einem Normalgewichtigen erheblich weniger »zu Buche« schlagen, als bei einem Übergewichtigen, den bereits ein ansehnliches Fettpolster ziert. Ist der Übergewichtige nämlich erst einmal wieder normalgewichtig – und das *Schlankheitskonzept* verhilft ihm dazu sicher und schnell –, so reagiert er auch fast so normal auf Kohlenhydrate wie jeder Schlanke, der zeit seines Lebens keine Gewichtsprobleme kannte.

Nur fast so normal? Ja leider! Die Anzahl der Zellen seines Fettgewebes liegt einmal fest und läßt sich nicht mehr ändern. Sie wird höher sein als bei seinen schlanken Freunden. Kapitel 13 klärt uns über diesen nicht unbedingt erfreulichen Sachverhalt auf!

Doch zurück zum *Schlankheitskonzept*! Für die Zeit der programmierten Gewichtsreduktion sollten wir auf die »süßen« Verführer verzichten! Wir werden bald verstehen, daß es dafür nicht nur kalorische Gründe gibt. Doch davon dann in den Kapiteln 11.11., 13 und 14 mehr!

10. Und beim Essen? Natürlich zunächst erst einmal Energie! Der Leistungszuwachs bei der Nahrungsaufnahme

Auch bei jeder Nahrungsaufnahme muß der Organismus zunächst erst einmal Energie bereitstellen, bevor die Nährstoffe der Nahrung energetisch oder zum Zellaufbau genutzt, also »verstoffwechselt« werden können.

So muß die Nahrung mit den Zähnen zerkleinert, mit Speichel durchmischt, geschluckt, in Magen und Darm mit Verdauungssäften durchknetet werden, welche selbst, wie zuvor der Speichel, von entsprechenden Organen unter Energieverzehr erst produziert werden müssen, usw. usw.:

Ein ganzes, mechanische und chemische Energie verzehrendes »Kraftwerk« muß erst in Betrieb gesetzt werden, bevor auch nur eine einzige Kalorie aus der Nahrung für den Körper nutzbar gemacht werden kann!

Dieser mit der Nahrungsaufnahme verbundene, sich zum Grundumsatz addierende Energiebedarf unseres Organismus, der *Leistungszuwachs,* bewirkt, daß die in unserer Nahrung enthaltene Energie nicht zu 100 Prozent zur Deckung der Energiebilanz unseres Grundumsatzes dienen kann: 100 Nahrungskalorien können auch bei völliger sonstiger Inaktivität des Menschen nicht 100 Kalorien »Betriebsenergie« für seinen Grundumsatz liefern, sondern nur entsprechend weniger.

Nun hängt dieser »Wirkungsgrad« der Nährstoffe in charakteristischer Weise von dem ab, was wir essen: er ist für Eiweiß wesentlich geringer als für Fett und Kohlenhydrate.

In Zahlen:

100 Eiweiß-Kalorien können nur 70 Kalorien,
100 Fett-Kalorien nur 96 Kalorien und
100 Kohlenhydrat-Kalorien nur 94 Kalorien

des Energiebedarfs unseres Grundumsatzes abdecken!

Mit anderen Worten:

Damit unserem Körper im Zuge des Ausgleichs seiner Energie-Bilanz 100 der bei seinem Grundumsatz verbrauchten Kalorien wieder zur Verfügung gestellt werden, müssen wir ihm mit unserer Nahrung lt. Tabelle 10 folgende Nährstoff-Kalorien zuführen:

143 Eiweiß-Kalorien oder
104 Fett-Kalorien oder
106 Kohlenhydrat-Kalorien

decken

100 Kalorien des Grundumsatz-Energiebedarfes ab.

Tabelle 10: Spezifisch-dynamische Wirkung der Nährstoffe unserer Nahrung (nach Rubner).

Wir erkennen also, daß wir Nahrungsstoffe mit einem größeren Energieanteil zu uns nehmen können, als dem Energiebedarf unseres Organismus entspricht, ohne daß ein Energieüberschuß entsteht.

Dabei nimmt Eiweiß eine absolute Sonderstellung ein: wegen seines bekannt hohen Sättigungseffektes ist man bereits gesättigt, bevor die Energiebilanz des Grundumsatzes gedeckt ist! Das ist aber gerade das, was die Übergewichtigen suchen und was sie bezwecken wollen, wenn sie chemische Mittel als Appetitzügler nehmen: ein greifendes Regulativ für ihren Appetit. So ist Eiweiß der Appetitzügler, den die Natur für uns bereitgestellt hat!

Bei einer rein ökonomischen Beurteilung der Nahrungsstoffe, wie sie die Ideal- und Normalgewichtigen nicht ohne
eine gewisse Berechtigung anstellen werden, läge Eiweiß
natürlich weit im Hinterfelde, wenn man seine weitere
Bedeutung als Lieferant der essentiellen Aminosäuren (s.
Kapitel 11.20., Seite 113) einmal unberücksichtigt läßt: im
Vergleich zu einer Kohlenhydrat- oder Fett-Ernährung
müßten rund 36 % mehr Eiweiß-Kalorien verzehrt werden,
bis 100 von unserem Körper verbrauchte Kalorien wieder
»nachgetankt« sind.

Doch diese Argumentation sollte uns Übergewichtige
nicht interessieren. Unser Ziel ist es ja, Übergewicht abzubauen und dabei nicht zu hungern. Für ein solches Vorhaben aber bietet sich Eiweiß mit seinem hohen Sättigungswert geradezu an: wir sind bereits gesättigt, bevor die
Energiebilanz unseres Körpers ausgeglichen ist! Eiweiß
macht's möglich!

Wen wundert's, daß sich das *Schlankheitskonzept* diese
Gegebenheiten zunutze gemacht hat und Eiweiß in den
Vordergrund seiner Überlegungen gestellt hat! Doch darin
allein liegt nicht das Geheimnis seines Erfolges. Das wäre
zu einfach, wenn auch schon durchaus brauchbar, insbesondere um schlank zu bleiben.

Worauf's sonst noch ankommt, um zum Erfolg zu gelangen, werden wir am Ende des Buches wissen. Lesen wir
weiter!

11. Die Stoffe der Nahrung in ihrer Bedeutung für uns

11.1. Einige grundsätzliche Bemerkungen vorweg

Unsere Nahrung besteht im allgemeinen nicht aus reinen Nährstoffen, sondern aus Lebensmitteln.

Diese sind recht komplexe Mischungen teils verdaulicher, teils unverdaulicher Substanzen aus letztlich immer

Eiweiß, Fett und *Kohlenhydraten,*
aus *Vitaminen, Mineralstoffen* und *Spurenelementen*
und aus *Wasser,*

das teils wesentlicher Bestandteil dieser Substanzen selbst ist – denken Sie an den hohen Wassergehalt von Obst, Gemüse, Fleisch usw. –, teils aber auch als Basis aller Getränke unserem Körper zum Ausgleich seiner Flüssigkeitsverluste zugeführt werden muß.

Die meisten der mit der Nahrung aufgenommenen Nährstoffe sind in chemischer Hinsicht Molekül-Zusammenschlüsse – und zwar Mehrfach-Moleküle, die aus einigen wenigen, und Riesen-Molekülkomplexe, die aus bis zu mehreren Tausend Einzelmolekülen als Elementarbausteine zusammengesetzt sind –, mit denen der menschliche Organismus zunächst überhaupt nichts anfangen kann, da sie ihm artfremd sind. Daher müssen diese mehr oder weniger großen Molekülgebilde während des *Verdauung* genannten Vorganges im Magen-Darm-Trakt erst in ihre molekularen Elementarbausteine zerlegt werden. Diese stimmen dann mit den in unserem Organismus ohnehin immer vorhandenen Molekularbausteinen überein, so daß sie von diesen nicht mehr zu unterscheiden sind. Erst in dieser so zerlegten, aufgespaltenen Form können die Nähr- und Aufbaustoffe unserer Nahrung dem eigentlichen Stoffwechselgeschehen eingegliedert, man sagt auch »verstoffwechselt«, werden.

Sehen wir uns diese »Aufspaltung der Nährstoffe« doch einmal näher an:

Die weit verbreiteten *Zucker-Kohlenhydrate,* wie wir sie zum Beispiel als Rohr- oder Rübenzucker (Fachausdruck: Saccharose), Malzzucker (Maltose) und Milchzucker (Lactose) kennen, stellen Doppelmoleküle dar, die aus zwei miteinander verbundenen Zucker-Einzelmolekülen (Monosaccharide) bestehen. Die genannten Zucker nennt man daher auch Zweifach-Zucker oder Disaccharide.

Im menschlichen Organismus begegnen wir dagegen ausschließlich einem Einzelzucker, dem Monosaccharid Glucose, das wir unter dem Namen Traubenzucker kennen. Der »Zucker im Blut«, unser Blutzucker, ist also nichts weiter als Traubenzucker = Glucose!

Die *Stärke-Kohlenhydrate,* wie wir sie von der Kartoffel, vom Reis und vom Getreide her kennen, sind aus Tausenden von Traubenzucker-Einzelmolekülen als Elementarbausteine zusammengesetzte hochmolekulare Vielfachzucker (Polysaccharide), die erst vollkommen in die einzelnen Traubenzucker(= Glucose)-Moleküle zerlegt werden müssen, bevor sie die Darmwand passieren können und in Leber und Muskel wieder zu arteigener menschlich-tierischer Stärke, auch »Leber«-Stärke (= Glykogen) genannt, zusammengesetzt werden.

Die *Zellulosen,* die ebenfalls Kohlenhydrate sind, haben so große und festgefügte Riesen-Moleküle, daß sie vom Menschen überhaupt nicht »verdaut«, also aufgespalten werden können. Sie werden als »Ballast«-Stoffe wieder ausgeschieden.

Die *Fette,* wie wir sie in öliger, streichfähiger oder fester Form kennen und mit unserer Nahrung zu uns nehmen, haben ein ganz anderes »Fettsäurespektrum«, also einen anderen Gehalt an den verschiedenartigsten Fettsäuren, als das von unserem Organismus gebildete Fett. Auch sie müssen von einer bestimmten »Größe« des Fettmoleküls ab (Kapitel 11.18., Seite 106) erst gespalten werden, bevor sie die Darmwand durchdringen und verstoffwechselt werden können.

Die *Proteine (= Eiweißstoffe)* der verschiedenen Tiere und Pflanzen unterscheiden sich hinsichtlich ihrer Zusammensetzung aus den uns bisher bekannten 28 Aminosäuren als ihre Elementarbausteine in jeweils artspezifischer Weise voneinander, und wenn wir an die heftigen immunologischen Abwehr- und Abstoßreaktionen bei Organtransplantationen denken, erkennen wir, daß selbst die Eiweiße der Menschen untereinander so sehr voneinander differieren können, daß die betreffenden Organe wie »Fremdkörper« wieder ausgestoßen werden können. So ist es uns verständlich, daß auch das Eiweiß unserer Nahrung erst in seine Elementarbausteine, den Aminosäuren, zerlegt werden muß, bevor es dem Stoffwechselgeschehen eingegliedert werden kann.

Erst nach dieser *Zerlegung*

Der *Kohlenhydrate* in ihre *Einzelzucker* (= Monosaccharide), der *Fette* in ihre Komponenten *Glycerin* und *Fettsäure* und der *Eiweiße* (= Proteine) in ihre einzelnen *Aminosäuren*

können die Nähr- und Aufbaustoffe unserer Nahrung verwendet werden entweder

zum *Abbau* zum Zwecke der *Energiegewinnung* oder

zum *Aufbau* neuen Zellmaterials als Ersatz des ständig zerfallenen, zu sog. *Biosynthesen.*

Diese im Magen/Darm-Trakt ablaufenden und als »Verdauung« bezeichneten chemischen Zerlegungsprozesse würden bei den im menschlichen Körper herrschenden Betriebsbedingungen – relativ niedrige Temperatur, wäßrige Lösungen, neutrale Reaktionen – viel zu langsam ablaufen, gäbe es nicht die Enzyme als sogenannte Biokatalysatoren, die durch Senkung der für die Reaktionen erforderlichen Aktivierungsenergien für eine entsprechende Beschleunigung der Vorgänge sorgen.

Bei den Enzymen, denen im Stoffwechselgeschehen somit eine ganz bedeutende Funktion zukommt, handelt es sich um hochmolekulare Eiweißkörper, die jeder lebende pflanzliche und tierische Organismus in enormen Mengen in seinen Zellen produziert, oft in einem Vielhundertfachen des tatsächlichen Bedarfes. Ein Enzym-Mangel ist bei einem gesunden Menschen also nicht zu erwarten.

Da die eigentliche Verstoffwechslung der Nährstoffe unserer Nahrung stets nur in den Zellen des Körpers und seiner Organe erfolgt, müssen Nahrungsstoffe, die zum Beispiel wegen Fehlens des auf sie »passenden« Enzyms nicht gespalten werden können, im Darmtrakt bleiben und wieder ausgeschieden werden, selbst wenn sie energiereich sein sollten. Ohne Passage durch die Darmwand keine Verstoffwechslung!

Nun wissen wir, daß es Nahrungsstoffe gibt, die essentiell sind. Was heißt eigentlich »essentiell«?

11.2. Essentiell — was heißt das?

Neben ihrer Rolle als Energieträger fallen den Nahrungsstoffen Eiweiß, Fett und Kohlenhydrate in unserem Stoffwechselgeschehen auch noch andere Aufgaben zu, die für uns ebenfalls von fundamentaler Bedeutung sind. So wissen wir zum Beispiel bereits, daß die Proteine und gewisse Fette neben ihrer Funktion als Energie-Quellen auch noch wichtige Lieferanten von Elementarbausteinen für Biosynthesen neuen Zellmaterials unseres Körpers sind, wenn wir an die essentiellen Amino- und Fettsäuren denken.

Im Zusammenhange mit diesen weiteren Funktionen der Stoffe unserer Nahrung liegt die Frage nahe, welche dieser Stoffe denn nun eigentlich essentiell, d. h. lebensnotwendig, für uns sind und welche nicht. Doch wollen wir uns zunächst fragen, was das eigentlich heißt: »essentiell«.

Essentiell sollen solche Stoffe unserer Nahrung genannt werden, die unser Körper zur Vermeidung von Mangelkrankheiten oder Wachstumsstörungen ständig braucht und die ihm von außen mit der Nahrung zugeführt werden müssen, da er selbst nicht in der Lage ist, sie aus anderen Stoffen im »Wechsel der Stoffe« herzustellen.

Zur Klärung der Frage, ob ein Nahrungsstoff essentiell ist oder nicht, beobachtet man, was geschieht, wenn ein

einziger, ganz bestimmter Elementarbaustein der Nahrungsstoffe fehlt, also zum Beispiel
– ein bestimmter Einzelzucker (= Monosaccharid),
– eine der in der Nahrung vorkommenden Fettsäuren,
– eine der im menschlichen Organismus bisher nachgewiesenen 25 verschiedenen Aminosäuren,
– ein bestimmtes Vitamin,
– einer der bekannten Mineralstoffe.

Zeigen die körperliche und geistige Entwicklung der frei-
willig oder unfreiwillig – zum Beispiel durch unwissentlich
falsche Ernährung – betroffenen Gruppe keine Abweichung
von der normalen Entwicklung, so nimmt man an, daß der
fortgelassene Nahrungsbestandteil nicht essentiell ist.

Nun wissen wir, daß zumindest eine der drei großen
Nahrungsstoff-Gruppen für den Menschen vollständig entbehrlich zu sein scheint, ohne daß sich dadurch seine Leistungsfähigkeit mindert und ohne daß sich Krankheitserscheinungen bemerkbar machen.

So erfreuten sich zum Beispiel die Eskimos, Menschen
wie wir alle, über Jahrhunderte hinweg bester körperlicher
und geistiger Gesundheit, obwohl sie sich von nichts weiter
als vom Fleisch und Fett gefangener Fische und Säugetiere
ernährten und fetten Walspeck aßen. Obgleich ihre Nahrung zu über 50 % (!) aus tierischem Fett – allerdings von
besonderer Qualität, wie wir auf Seite 108 erfahren werden –, zu rund 45 % aus Fleisch und zu durchschnittlich
weniger als 5 % aus Kohlenhydraten bestand, die ihnen
höchstens gelegentlich einmal aus den Organen erlegter
Tiere, wie Leber, Gehirn, Herz und Nieren zur Verfügung
standen, waren ihnen Übergewicht und dessen schwerwiegende Folgeerkrankungen völlig fremd.

Obst und Gemüse, Getreide, Zucker oder irgendwelche
anderen Kohlenhydrate, die den überwiegenden Teil unserer Ernährung ausmachen, kannten die Eskimos überhaupt
nicht!

Wir müssen uns also fragen, wie es möglich ist, daß der
Mensch ganz offensichtlich völlig auf die Nahrungsstoff-
Gruppe der Kohlenhydrate verzichten kann, und wir müs-

sen uns weiterhin fragen, ob dies wohl auch bei den Fetten und Eiweißsstoffen der Fall ist. Kann der menschliche Organismus eventuell die fehlende Nahrungsstoff-Gruppe aus einer der beiden anderen, oder vielleicht auch aus beiden, während seines Stoffwechselgeschehens aufbauen?

Daß ein solcher »Wechsel der Stoffe« offenbar recht leicht möglich ist, ist ja gerade das Problem der Übergewichtigen! Sie brauchen sich doch nur daran zu erinnern, wie schnell sich die mit Obst, Pralinen, Kuchen, Frucht-Yoghurt, Cola, Bier, Wein oder Likör verzehrten Kohlenhydrate als Zuwachs ihres Fettgewebes, mit Zentimetermaß und Waage meßbar, niederschlagen!

Im Zusammenhange mit diesen Überlegungen werden wir uns auch die Frage nach der Rangfolge von Eiweiß, Fett und Kohlenhydraten hinsichtlich ihrer physiologischen Bedeutung für uns stellen müssen und prüfen, ob und in welchem Umfange sie gegenseitig austauschbar sind, im Zusammenhange mit der Zielsetzung des *Schlankheitskonzeptes* vielleicht sogar ausgetauscht werden sollten.

Diese Thematik bekommt um so mehr Gewicht, als wir ja am Beispiel der von einer höchstkalorischen, allerdings praktisch kohlenhydratfreien Nahrung lebenden Eskimos haben erkennen können, daß die vorrangige Bewertung der Nahrungsstoffe nach ihrem Kaloriengehalt wohl doch eine unzulässige Vereinfachung des gesamten Themas darstellt, die zu groben Verfälschungen bei der Erklärung des Phänomens der Fettleibigkeit bis hin zu paradoxen Erscheinungen führt, wie wir in Kapitel 11.13., Seite 86, sehen werden.

Der Rat »FdH – Friß die Hälfte« kann den meisten Übergewichtigen nämlich so gut wie gar nicht und vor allem nicht dauerhaft helfen, da er auf dem Boden einer durch unzählige Mißerfolge ad absurdum geführten Irrlehre angesiedelt ist.

In dieser Irrlehre wird in unglaublicher Vereinfachung der Zusammenhänge des Ernährungsgeschehens behauptet, daß eine »ausgewogene«, kalorienreduzierte Diät der sichere und richtige Weg zur Behandlung und dauerhaften Beseitigung von Übergewicht und Fettleibigkeit sei.

Dabei wird jedoch völlig außer acht gelassen, daß die meisten Dicken nicht nur zuviel, sondern vor allem auch falsch essen, ja daß sie – in einer zwangsläufigen Kausalität – zuviel essen, schlimmer noch, zuviel essen müssen, weil sie falsch essen!

Durch ein für ihren Stoffwechsel unausgewogenes Verhältnis der Komponenten der täglichen Nahrung ist nämlich das ernährungsabhängige Hormongeschehen der Übergewichtigen völlig durcheinandergeraten, so daß der Mechanismus der Sättigung bei ihnen nicht mehr funktioniert, ja, nicht mehr funktionieren kann!

Fettleibigkeit und Übergewicht sind somit in erster Linie Folge einer ernährungsbedingten Störung des endogenen Hormongeschehens.

In fast 100 % aller Fälle verschwindet diese Störung in einer Art Selbstheilung erstaunlich schnell, sobald dem Organismus die Komponenten der Nahrung der drei großen Nahrungsstoff-Gruppen nur in einem solchen, von Person zu Person durchaus unterschiedlichen Verhältnis angeboten werden, in dem er sie aufgrund der Regelmechanismen seines individuellen Stoffwechsels am optimalsten verarbeiten kann, vorausgesetzt, daß die Nahrung insgesamt genügend essentielle Bestandteile enthält.

Wenn wir das *Schlankheitskonzept* auch verstehen und nicht nur anwenden wollen, sollten wir uns mit den hier skizzierten, höchst interessanten Geschehnissen unseres Stoffwechsels etwas näher befassen.

Wir werden sehen, daß auch etwas schwierigere Dinge verständlich und alltagsbezogen dargestellt werden können, und wir werden gewiß manches erfahren, was wir schon immer wissen und erklärt haben wollten!

11.3. Kohlenhydrate — was sie sind

Der Name leitet sich aus ihrer chemischen Summenformel

$$C_n [H_2O]_n$$

ab, nach der es so scheint, als ob es sich bei ihnen um hydratisierten Kohlenstoff, also um Kohlenstoff/Wasser-Verbindungen handelt. Die Fußnote n gibt die Anzahl der im Molekül vorhandenen Kohlenstoff-Atome an. Sie macht damit auch eine Aussage über die Größe des Moleküls. Wie groß n ist? Die Tabelle 11 gibt uns Auskunft:

Kohlenhydrate	Anzahl n Kohlenstoff-Atome
Zucker	
Einzelmoleküle (= Monosaccharide)	6
Traubenzucker (= Glucose)	
Fruchtzucker (= Fructose)	
Schleimzucker (= Galaktose)	
Doppelmoleküle (= Disaccharide)	12
Rüben- u. Rohrzucker (= Saccharose)	
Malzzucker (= Maltose)	
Milchzucker (= Lactose)	
Stärke	
Vielfachmolekül (= Polysaccharid)	einige
Sämtliche pflanzlichen und tierischen Stärkestoffe	Tausend
Zellulose	
Vielfachmolekül (= Polysaccharid)	einige
Für den Menschen unverdaulich	Zehntausend

Tabelle 11: Anzahl der Kohlenstoff-Atome im Molekül verschiedener Kohlenhydrate.

Im Laufe der Zeit stellte sich dann jedoch heraus, daß es chemische Verbindungen gibt, die die gleiche Summenformel haben wie die Kohlenhydrate, sich jedoch ganz anders verhielten als diese, so zum Beispiel die

Milchsäure $C_3 [H_2O]_3$,

die die gleiche Summenformel hat wie die beiden Kohlenhydrate

Glycerin-Aldehyd $C_3 [H_2O]_3$ oder auch

Aceton $C_3 [H_2O]_3$,

welche beide durch Oxidation des dreiwertigen Alkohols Glycerin entstanden sind.

Nach weiteren Untersuchungen hat sich dann alsbald gezeigt, daß *Kohlenhydrate* in Wirklichkeit keine hydratisierten Kohlenstoff-Atome, keine Kohlen(-stoff)-Hydrate sind, sondern stets *oxidierte Alkohole!*

Diese Feststellung sollten wir uns merken, da sie uns zum Verständnis des *Schlankheitskonzeptes* hilfreich sein wird:

> Kohlenhydrate sind oxidierte Alkohole

und zwar – vielleicht als Erinnerung an den Chemie-Unterricht – Aldehyde oder Ketone, je nachdem, ob die Oxidation an einer primären oder sekundären alkoholischen Gruppe erfolgte. Doch dies nur nebenbei.

11.4. Glucose und Fructose —
zwei grundverschiedene »Brüder«

Die für uns besonders wichtigen Kohlenhydrat-Elementarbausteine *Glucose* (= Traubenzucker) und *Fructose* (= Fruchtzucker) sind Oxidationsprodukte von sechswertigen Alkoholen, die also 6 Kohlenstoff-Atome im Alkohol-Molekül besitzen, drei mehr als der Alkohol Glycerin.

Beide sind als Einzelmoleküle (= Monosaccharide) Elementarbausteine fast aller von uns verzehrten Kohlenhydrate, also neben Zucker zum Beispiel auch der Stärke, wie wir sie u. a. bei Mehl, Kartoffel und Reis finden. Damit sind Glucose und Fructose, also Trauben- und Fruchtzukker, von einer dominierenden Bedeutung für unsere heute übliche Ernährung, die ja in hohem Ausmaße aus Kohlenhydraten besteht.

Unser *Rüben- oder Rohrzucker* zum Beispiel, auch Fabrik- oder Industriezucker und in der Sprache des Fachmannes Saccharose genannt, ist in chemischer Hinsicht ein *Doppelmolekül* (= Disaccharid), das aus je einem Einfachmolekül *Traubenzucker* (= Glucose) *und Fruchtzucker* (= Fructose) zusammengesetzt ist:

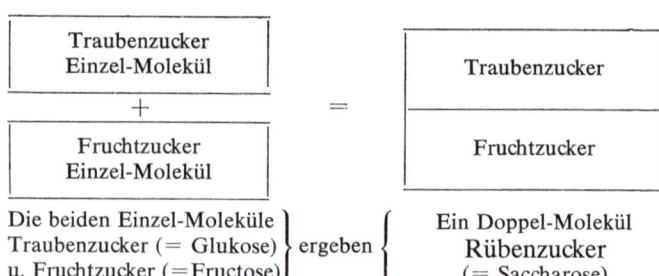

Die beiden Einzel-Moleküle ⎱
Traubenzucker (= Glukose) ⎰ ergeben ⎰ Ein Doppel-Molekül
u. Fruchtzucker (=Fructose) ⎰ ⎱ **Rübenzucker**
⎱ (= Saccharose)

Abbildung 2: Aufbau des Doppelmoleküls des *Rüben- oder Rohr-zuckers* (schematisch).

Die in unserer Ernährung so stark im Vordergrund ste-hende *Stärke,* welcher wir bei allen Getreideerzeugnissen wie Mehl, Brot, Nudeln, Spaghetti u. a., bei der Kartoffel, beim Reis usw. ständig begegnen, ist ein ausschließlich aus dem Einzelmolekül Glucose, also Traubenzucker, als Ele-mentarbaustein zusammengesetztes Riesenmolekül, wie uns die Abbildung 3 verdeutlichen soll:

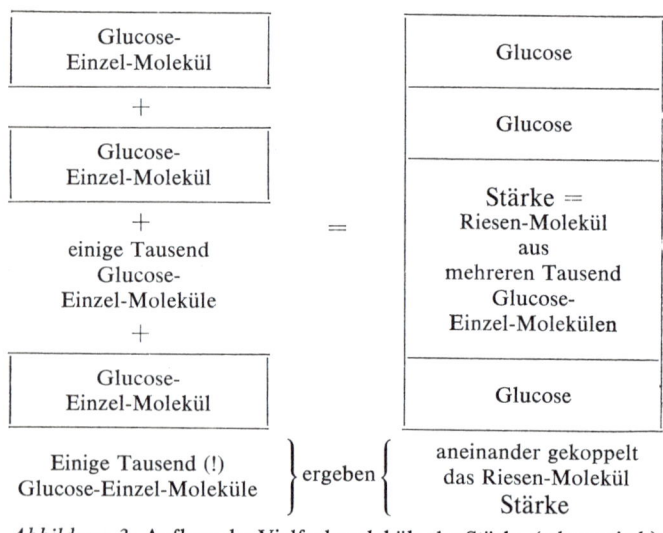

Einige Tausend (!) ⎱ ergeben ⎰ aneinander gekoppelt
Glucose-Einzel-Moleküle ⎰ ⎱ das Riesen-Molekül
⎱ Stärke

Abbildung 3: Aufbau des Vielfachmoleküls der Stärke (schematisch).

Zerfällt also das Doppelmolekül unseres Industrie-Zuk-kers bei der enzymatischen Spaltung in die beiden Einzelmoleküle Traubenzucker und Fruchtzucker, so wird das Riesenmolekül der Stärke ausschließlich in Tausende von Traubenzucker(= Glucose)-Einzelmoleküle als seine Elementarbausteine zerlegt.

Während Zucker also in Traubenzucker und Fruchtzukker gespalten wird, entsteht bei der enzymatischen Spaltung der Stärke ausschließlich Traubenzucker, also Glucose.

Dies sollten wir beachten! Führen wir uns nämlich vor Augen, wie hoch der Anteil der Kohlenhydrate an unserer heutigen Ernährung gemeinhin ist – Brot, Brötchen, Kartoffeln, Reis, Nudeln, Zucker, sämtliche zuckergesüßten Getränke, Eis, Frucht-Yoghurt, Früchte-Quark, Schokoladen-Erzeugnisse, süße Milch-Mixgetränke, Wein, Bier, Erdnüsse usw. usw. – und daß diese Kohlenhydrate dann schließlich in den Elementarbaustein Traubenzucker = Glucose zerfallen, so erkennen wir, daß die heutigen Bewohner der Industrieländer vor allem Glucose-, also Traubenzuckerkonsumenten sind!

Der Kohlenhydrat-Elementarbaustein Fruchtzucker = Fructose befindet sich angesichts der enormen Verbreitung von stärkehaltigen Produkten und von Rohr- oder Rübenzucker, der ja ebenfalls zur Hälfte in Glucose zerfällt, weit im Hintergrunde der Kulisse des Ernährungsgeschehens der Menschen der Industrienationen.

Im Zusammenhange mit der Thematik des *Schlankheitskonzeptes* werden wir uns fragen, ob Glucose schon immer eine so vorrangige Bedeutung bei der Ernährung der Menschen hatte, oder ob es Zeiten gab, in denen die Nahrungsstoffe Eiweiß und Fett und als Kohlenhydrat auch die Fructose stärker am Ernährungsgeschehen des Menschen teilnahmen.

Wenn die Glucose aber innerhalb des Ernährungsgeschehens unserer Vorfahren eine wesentlich geringere Rolle gespielt haben sollte, werden wir uns fragen müssen, ob es bei ihrer Verstoffwechslung im Vergleich zu anderen Nahrungsstoffen, auch zum Beispiel im Vergleich zur Fructose, Besonderheiten gibt und welcher Art diese sind.

Fällt die Antwort positiv aus, so werden wir uns zu überlegen haben, ob wir nach all unseren Erfahrungen erwarten dürfen, daß sich der Mensch im Zuge seiner bei geänderten Umweltbedingungen schon oft unter Beweis gestellten Anpassungsfähigkeit auch auf eine eventuelle Besonderheit der Verstoffwechslung der Glucose hat einstellen können oder nicht.

Ist dies zum Beispiel aus dem einen oder anderen Grunde weniger wahrscheinlich, so würden wir uns über ein Versagen des Regulationsmechanismus unseres Stoffwechsels nicht mehr zu wundern brauchen!

Damit sind wir schon mitten in der Thematik des *Schlankheitskonzeptes*. Gehen wir den aufgeworfenen Fragen einmal nach!

11.5. Der fundamentale Unterschied

Der fundamentale Unterschied zwischen dem Abbauprozeß von Fructose und Glucose besteht darin, daß
- Fructose (= Fruchtzucker) bis zu etwa 30 g pro Tag ohne Insulin, dem in den Langerhans' Inseln der Bauchspeicheldrüse gebildeten Hormon, verstoffwechselt werden kann, während
- Glucose (= Traubenzucker) zu seiner Verstoffwechslung stets Insulin benötigt, also insulinabhängig ist.

Im Unterschied zur Fructose kann Glucose nämlich die membranartigen Hüllen der einzelnen Zellen unserer Muskulatur und des Fettgewebes ohne die fördernde Hilfe des Insulins nicht durchdringen, so daß sie das Innere der Zellen als Stätte ihrer Verstoffwechslung überhaupt nicht erreichen kann. Sie muß sich daher in dem Maße, in dem sie mit der Nahrung dem Körper zugeführt wird, im Blute und im übrigen Flüssigkeitsraume anreichern, wenn keine ausreichenden Insulinmengen zur Verfügung stehen.

Wir kennen dies ja von der Zuckerkrankheit her: der »Blutzuckerspiegel«, also die Konzentration von Glucose im Blute, steigt und überschreitet den zulässigen Höchstwert, es kommt zu den bekannten Krankheitserscheinungen des Diabetes.

Auf eine intakte Bauchspeicheldrüse wirken steigende Konzentrationen von Glucose im Blut als Signal, Insulin in die Blutbahn zu »schütten«:

Steigt also der Blutzuckerspiegel, so gelangen alsbald mit dem Blut auch steigende Insulinmengen an die Membrane der einzelnen Zellen, die nun für Glucose durchlässig werden. Diese dringt mit Insulin in das Zellinnere ein, wo sie verstoffwechselt wird. Die Folge? Die Konzentration der Glucose im Blute nimmt ab, der Blutzuckerspiegel sinkt, die Bauchspeicheldrüse beendet ihre Insulinproduktion.

Natürlich ist nicht nur der Traubenzucker (= Glucose) insulinabhängig. So kann zum Beispiel auch der Schleimzucker, die sogenannte Galaktose, die als Zucker-Einzelmolekül mit dem Einzelmolekül Traubenzucker das Zuckerdoppelmolekül *Milchzucker (= Lactose)* bildet, in den insulinabhängigen Organen Muskulatur und Fettgewebe nicht ohne Insulin verstoffwechselt werden. Milchzucker, der in einem Liter Milch zu immerhin etwa 46 g (= 3 gehäufte Eßlöffel voll) enthalten ist, zerfällt somit bei seiner enzymatischen Spaltung in zwei insulinabhängige Elementarbausteine.

Diese Insulinabhängigkeit einiger Kohlenhydrate, insbesondere natürlich diejenige der am Aufbau so vieler Kohlenhydrate stark beteiligten Glucose, ist für unseren Stoffwechsel von überragender Bedeutung und daher von der Thematik des *Schlankheitskonzeptes* nicht zu trennen! Wir werden deshalb darauf noch zurückkommen.

11.6. Eine Million Jahre Kampf um's »tägliche Fleisch« — Brot gab's ja noch nicht!

Wir wissen alle, daß gerade in den hochindustrialisierten Ländern, in denen Stärkeerzeugnisse und der rasch resorbierbare Zucker den Hauptanteil an der Ernährung der

Menschen bilden, die Zuckerkrankheit in einem solchen Ausmaße eine Krankheit unserer Zeit geworden ist, daß die zuständigen Ministerien und ärztlichen Dienste die Bevölkerung dieser Nationen zu Diabetes-Vorsorgeuntersuchungen aufrufen, weil sie befürchten, daß eine Erkrankungslawine unvorstellbaren Ausmaßes auf die Bewohner dieser Länder zukommt.

Worin mag nun der Grund für diese enorme Ausbreitung der Zuckerkrankheit als Volkskrankheit ersten Ranges zu suchen sein? Da man sehr bald erkannt hat, daß in der überwiegenden Zahl der Fälle Zuckerkrankheit und Übergewicht nicht voneinander zu trennen sind, dürfte die Antwort auf diese Frage auch gleichzeitig die Antwort auf die Frage nach den Ursachen des Übergewichtes liefern. Wir werden sehen, daß Übergewicht und Zuckerkrankheit als gemeinsamen Ursprung eine Fehlreaktion unserer Bauchspeicheldrüse als Insulin-Produzent haben.

Versuchen wir uns doch einmal vorzustellen, wie sich unsere Urahnen ernährten! Vielleicht bringt uns dies bei unseren Überlegungen weiter.

Wir wissen heute, daß unsere Vorfahren bis zur Erlernung des Ackerbaues vor erst etwa 5–10 000 Jahren Kohlenhydrate nur aus den beim Sammeln gefundenen Beeren und süßen Früchten, aus grünen Pflanzenteilen und Stengeln und, in konzentrierter Form höchstens vom Honig her kannten, wenn wir von der in Leber, Herz, Niere und Hirn erbeuteter Tiere in nur geringer Menge vorhandenen tierischen Stärke, dem Glykogen, absehen. Die Hauptquelle ihrer täglichen Nahrung bildete über Hunderttausende von Jahren hinweg die Beute aus Jagd und Fischfang, also Eiweiß und Fett!

Kohlenhydrate kannten unsere Vorfahren über Hunderttausende von Jahren hinweg so gut wie gar nicht. Standen ihnen die vorstehend erwähnten Kohlenhydrat-Quellen nach ihrem Vordringen in die gemäßigteren Klimazonen ohnehin nur in jahreszeitlicher Abhängigkeit zur Verfügung, so lieferten diese, und auch das ist wesentlich, neben Saccharose, dem normalen Zucker, vor allem auch einen recht nennenswerten Anteil freien Fruchtzuckers, insulinunabhängigen Fruchtzuckers, der, wie uns allen bekannt ist, ja zum Beispiel auch im Honig als wertvoller Bestandteil in größerer Menge vorkommt.

Lagerfähige stärkehaltige Produkte wie Getreide, Kartoffeln oder Reis, Produkte also, die neben Zucker weit im Vordergrunde unseres heutigen Ernährungsgeschehens stehen und ausschließlich in insulinabhängige Glucose zerfallen, kannten unsere Vorfahren praktisch nicht.

11.7. Das »süße« Zeitalter bricht an!
Eine revolutionäre Umstellung des Ernährungsgeschehens

Erst vor etwa 5–10 000 Jahren begannen sich die in unseren Klimaräumen über Hunderttausende von Jahren hinweg geltenden Ernährungsbedingungen der Menschen, ihre tägliche Nahrung aus der Beute von Jagd und Fischfang bestreiten zu müssen, zu ändern:

Mit der allmählich erworbenen Fähigkeit unserer Urahnen, mit Erfolg Ackerbau zu betreiben, konnte aus dem nomadisierenden Jäger ein seßhafter Bauer werden, ein Bauer, dessen Kornkammern. sich ganz allmählich füllten und der fast zwangsläufig mehr und mehr stärkehaltige, insulinabhängige Nahrungsstoffe verzehrte. Es ereignete sich erst vor wenigen Tausend Jahren, daß die Bauchspeicheldrüse unserer Vorfahren zu tun bekam!

Nachdem allmählich steigende Ernteerträge so etwa zwischen dem 5. und 2. Jahrtausend v. Chr. auch die Domestikation des damals noch wild lebenden Rindes gestatteten und dann später auch seine heutigen Stallgefährten ins Gehege und unters Dach gezwungen worden waren, konnte die Jagd in ihrer Bedeutung als Quelle der täglichen Ernährung zurücktreten. Die Folge? Der Mensch wurde bequemer.

Er gewann, erst vor ganz wenigen tausend Jahren seiner langen Geschichte, nicht nur Gefallen an seiner häuslichen Umgebung und Zeit dazu, diese zu schmücken, er fand auch in des Wortes buchstäblicher Bedeutung Geschmack an den Kohlenhydraten:

So entdeckte er z. B. die Kunst des Brotbackens – und dabei auch die wohlschmeckenden Eigenschaften der sich beim Backen in der Rinde bildenden Dextrine: zum Essen verführende Kohlenhydrate!

Schließlich lernte der Mensch auch, zunächst durch kräftiges Einspeicheln im Munde (Amylase des Speichels als Stärke spaltendes Enzym!), später durch »Mälzen«, also durch enzymatische Behandlung pflanzlicher Stärkestoffe außerhalb des menschlichen Organismus, aus den Stärkestoffen der Getreidekörner zuckerhaltige wässrige Lösungen herzustellen, die sich als gärfähig erwiesen. Von hier bis zur Aromatisierung dieser gärenden Lösungen durch Zusätze von Hopfen, Safran oder auch anderen Gewürzen, war es nur noch ein kleiner Schritt. Der Leser ahnt es schon: die Kunst des Bierbrauens war entdeckt!

Wann und wo? Nein, nicht in Germanien. In Ägypten war's, so ungefähr 2400 Jahre v. Chr.!

Das angenehme, das »süße« Zeitalter war angebrochen, etwa vor 4000 Jahren! Der Siegeszug der wohlschmeckenden Kohlenhydrate, der appetitfördernden »Verführer«, als welche wir sie bald kennenlernen werden, wurde eingeläutet. Die Bauchspeicheldrüse unserer Ahnen? Sie wurde jetzt gefordert!

Machen wir uns nun doch noch einmal klar, daß diese revolutionäre Umstellung der Ernährungsgewohnheiten der Menschen nach Hunderttausenden von Jahren äußerst protein- und fettreicher und fast kohlenhydratfreier Kost auf immer stärker kohlenhydrathaltige Kost erst im Verlaufe der letzten 4–8000 Jahre erfolgte, und zwar zunächst doch wohl eher behutsam!

Vergegenwärtigen wir uns doch, daß erst seit ca. 70 bis 80 Jahren, d. h. seit der Technisierung der Zuckerindustrie im großindustriellen Maßstabe um die Wende dieses Jahrhunderts, ein rasch steigendes Angebot mit wohlschmeckendem Zucker gesüßter, oft zusätzlich noch stärkehaltiger Produkte auf die Märkte »drückte« und breitesten Bevölkerungsschichten zugänglich gemacht werden konnte! Also erst vor etwa ein bis zwei Generationen! Davor war Zucker ein kostbares Gewürz! Noch im Jahre 1850 betrug der durchschnittliche Zuckerverbrauch der Bevölkerung in Deutschland lediglich ca. 3 kg pro Kopf und Jahr.

Sollte man angesichts dieser sich erst seit weniger als hundert Jahren enorm beschleunigenden Änderungen der Ernährungsgewohnheiten der Bevölkerung der Industrie-Nationen, die man treffend auch als »Zucker-Industrie«-Nationen bezeichnen könnte, nicht geradezu annehmen müssen, daß der rapide und fast lawinenartig um sich greifende Diabetes Folge von Erschöpfungserscheinungen der Bauchspeicheldrüse ist, die im Verlaufe eines von früher etwa 20 auf heute fast 70 Jahre verlängerten Lebens infolge der von ihr abverlangten gewaltigen Mehrleistung ganz einfach vorzeitig Ermüdungserscheinungen zeigt?

Sollte man nicht anstelle von »Alters«-Diabetes richtiger von »Erschöpfungs«- oder »Ermüdungs«-Diabetes sprechen? Wir werden in Kapitel 12 sehen, wie berechtigt diese Überlegungen sind!

Doch warum dies alles? Nun, wir sind hiermit an der Wurzel der Überlegungen des *Schlankheitskonzeptes!*

11.8. Die »untergeschobenen« Verführer: Kohlenhydrate auf Schritt und Tritt!

Wer unter den Konsumenten der »Zucker-Industrie«-Nationen ist sich denn der zahlreichen Gelegenheiten überhaupt bewußt, bei denen ihm »versteckte« Kohlenhydrate begegnen, ihm regelrecht untergeschoben werden?!

Wer weiß schon, daß Tomatenketchup und Apfelmus bis zu 24 % aus Zucker bestehen?

Wer ist sich dessen bewußt, daß er mit jeder kleinen Flasche à 0,3 l der meisten Limonaden-, Fruchtsaft- oder Cola-Getränke wenigstens ca. 36 g Zucker (= 2$^1/_2$ Eßlöffel voll) die Kehle herunterrinnen läßt?

Oder würden Sie normalerweise einige Eßlöffel Zucker essen, wenn Sie Ihren Durst löschen möchten? Im allgemeinen doch wohl kaum!

Und wer hat vor Augen, daß er mit jedem kleinen Becher Frucht-Yoghurt à 150 g ca. 24 g Zucker essen muß, also rund 1¹/₂ Eßlöffel voll? Diese Menge entspricht fast dem Kohlenhydratgehalt einer halben Tafel Milchschokolade à 100 g, die 28 g Kohlenhydrate enthält. Schokolade ist als Dickmacher allerorts bekannt, aber Frucht-Yoghurt?

Wollte denn unsere figurbewußte Freundin – oder Freund – nicht den Frucht-Yoghurt als »Schlankmacher« gerade wegen seines Eiweißgehaltes verzehren?

Nun, um bei dem Beispiel zu bleiben: den noch nicht einmal ganzen 5 g Eiweiß des 150-g-Bechers stehen ca. 24 g »versteckter« Zucker gegenüber! Und nun urteilen Sie selbst: Frucht-Yoghurt des Eiweißes wegen?

Und als Schlankmacher, als der er von vielen Menschen angesehen wird? Der irregeleitete Verbraucher unterzieht sich dabei einer Zucker-Kohlenhydrat-Mast ganz besonderer Art, ist doch bei ihm durch den Hinweis auf den geringen Fettgehalt der Eindruck entstanden, als ob es sich bei diesem Produkt um ein Gesundheit und schlanke Linie im besonderen Maße förderndes Erzeugnis handelt, das auf der »Schlankheitswelle« schwimmt. Genau das Gegenteil ist der Fall, wie wir alsbald verstehen werden!

Und noch ein weiteres Beispiel für versteckte Kohlenhydrate wollen wir uns ansehen:

Denken Sie immer daran, daß selbst ein Liter der an sich, insbesondere für Kinder gesunden Milch immerhin rund 46 g Milchzucker (= 3 gehäufte Eßlöffel voll) enthält, welcher, wie wir ja inzwischen wissen, gegenüber dem normalen Zucker noch in einem stärkeren Maße insulinabhängig ist (s. Kapitel 11.5., Seite 59)?

Gewiß, Milchzucker wird von den Erwachsenen i. a. weniger gut resorbiert, worauf seine Wirkung – wie wir noch sehen werden – als Abführmittel beruht, und die Menge von 46 g pro Liter sind weniger als die rund 8 Eßlöffel (=

120 g) Zucker oder mehr, die ein Liter eines der Limona-
den-, Cola- oder Fruchtsaftgetränke zu enthalten pflegt.

Aber immerhin: 1 Liter Milch enthält als Milchzucker
rund Vierfünftel des Zuckers einer Tafel Schokolade à
100 g! Wir schmecken nur den Milchzucker kaum, da er
lediglich ein Sechstel der Süßkraft des Industriezuckers besitzt. Das ist der Grund, warum der relativ hohe Kohlenhydratgehalt der Milch (= 4,6 %), der ihren Eiweißgehalt
von rund 3,2 % um fast 50 % der Trockenmasse übersteigt,
so leicht übersehen wird!

Diese Betrachtungen sind äußerst nützlich und unerläß-
lich. Sie ließen sich beliebig fortsetzen, würden jedoch dann
den Rahmen des *Schlankheitskonzeptes* sprengen. Aus diesem Grunde sind die Kohlenhydratanteile der wichtigsten
Nahrungsmittel in der folgenden Tabelle 12 zusammengestellt. Diese Tabelle stützt sich neben eigenen Ermittlungen
des Verfassers auch auf das umfangreiche Tabellenmaterial
der

Documenta Geigy · Wissenschaftliche Tabellen
CIBA-GEIGY Limited, BASLE 1973, Switzerland
der wir für die Genehmigung zum auszugsweisen Abdruck
zu Dank verpflichtet sind!

100 g eßbare Substanz	Gewichtsanteil Kohlenhydrate in % und Gramm
Zucker	96–100
Honig	80
Marmelade	70
Brot, Brötchen	50–60
Roggenbrot	51
Pumpernickel	52
Knäckebrot	77
Zwieback	76
Mehle, verschiedene	70–76
Haferflocken	70
Kuchen (im Durchschnitt)	40
Dr. Grandels Diät-Kleie (vom Menschen verwertbarer Anteil)	8–12

100 g eßbare Substanz	Gewichtsanteil Kohlenhydrate in % und Gramm
Eierteigwaren (Spaghetti, Nudeln, Spätzle)	72
Reis, Mais (trocken)	75–80
Reis, gekocht	24
Kartoffeln	18
Pommes frites	34
Tomatenketchup	24 (!)
Mayonnaise	8
Kondensmilch	10–12
Bratensoße (fertig)	53 (!)
Artischocken	12
Auberginen	5
Blumenkohl	4
Bohnen, grüne	5
Erbsen, grüne	17
Grünkohl (Braunkohl)	5
(Salat-)Gurken	3
Karotten	10
Kartoffeln	18
Kohlrabi	4
Meerrettich	15
Porrée (Lauch)	6
Rosenkohl	7
Rote Rüben	8
Sauerkraut	4
Schwarzwurzeln	16
Sellerie	7
Spargel	3
Spinat	2
Tomaten	3
Zwiebel	1
Bohnen, weiß (Samen)	58
Erbse, reif (Samen)	61
Linsen, reif (Samen)	56
Champignons	3
Pfifferlinge	3
Steinpilze	5
Chicorée	2
Chinakohl	2
Eisbergsalat	4
Endivie	2
Feldsalat	3
Kopfsalat	2
Kresse	4

100 g eßbare Substanz	Gewichtsanteil Kohlenhydrate in % und Gramm
Äpfel	13
Apfelmus	24
Apfelsine	12
Aprikose	12
Avocado	6
Bananen	22
Birnen, frisch	13
Erdbeeren, frisch	8
Grapefruit	10
Kirschen, frisch, süß	15
Kirschen, frisch, sauer	14
Mirabellen, frisch	16
Pfirsiche, frisch	11
Pflaumen, frisch	13
Reineclauden	17
Weintrauben	17
Ananas, Dosenfrucht	23
Kirschen, Dosenfrucht	19
Pfirsiche, Dosenfrucht	19
Datteln, getrocknet	73
Feigen, getrocknet	70
Rosinen	77
Maronen	45
Cashewnüsse	30
Erdnüsse	19
Mandeln	16
Paranüsse	11
Salzstangen	75
Kartoffelchips	50
Schokolade	57
Sahne-Eis, Eiskreme-Vanille	19–21
Sahne-Eis, Eiskreme-Schoko	19–21
Sahne-Eis, Eiskreme-Nuß	19–21
Sahne-Eis, Eiskreme-Erdbeer	19–21
Milchspeiseeis, Kunstspeiseeis	19–21
div. Fruchteis, Sherbet, Sorbet	34
Muttermilch	7,1
Stutenmilch	6,3
Kuhmilch, Voll- (3,7 % Fett)	4,6
Kuhmilch, Mager- (0,1 % Fett)	4,8
Kuhmilch, Butter- (0,5 % Fett)	4

100 g eßbare Substanz	Gewichtsanteil Kohlenhydrate in % und Gramm
Sahne (30 % Fett)	3
Yoghurt (3,8 % Fett)	5
Yoghurt mit Fruchtzubereitung (3 % Fett)	16
Quark, Fettstufe (50 % Fett i. Tr.)	4
Quark, Magerstufe (3 % Fett i. Tr.)	2
Camembert (45 % Fett i. Tr.)	2
Emmentaler, u. ä. (45 % i. Tr.)	3
Schmelzkäse (45 % Fett i. Tr.)	6
Kondensmilch, ungesüßt (7,9 % Fett)	10
Kondensmilch, gesüßt (8,7 % Fett)	54
Fleisch, alle Sorten von Schwein, Rind, Kalb, Lamm, Ziege, Geflügel	0
Fleisch, Pferd	1
Leber, vom Rind	6
Leber, vom Kalb	4
Leber, vom Schwein	1
Leber, vom Lamm	3
Leber, von der Gans	6
Leber, vom Huhn	3
Herz, vom Rind	unter 1
Herz, vom Kalb	1
Herz, vom Schwein	unter 1
Nieren, vom Rind	1
Nieren, vom Kalb	1
Nieren, vom Schwein	1
Nieren, vom Lamm	1
Hirn, vom Rind	1
Hirn, vom Kalb	1
Hirn, vom Schwein	fast 0
Zunge, vom Rind	unter 1
Zunge, vom Kalb	1
Zunge, vom Schwein	unter 1
Fische, alle Sorten außer Zander	0
Zander	unter 1
Austern	5
Muscheln	3
Kaviar	3
Hummer	unter 1

100 g eßbare Substanz	Gewichtsanteil Kohlenhydrate in % und Gramm
Schnecken	2
Sekt	10
Wein	i. a. 0,2–8 (= Eiswein)
Bier	4–8,5
Liköre	20–30
Cognac	0
Whisky	0
Rum	0
Apfelsaft	11
Cola- und Limonadengetränke	10–12
Grapefruitsaft, frisch gepreßt	10
Orangesaft, frisch gepreßt	12
Zitronensaft, frisch gepreßt	8
Traubensaft	18
Kaffee, Tee	0
Mineralwasser	0
Obstessig	0
Instant-Fertiggetränke (auch kalt sofort lösliche, grobere oder auch staubförmige Granulate, wie sie als *Fertig-Tee* oder als *Milch-Mixgetränke* angeboten werden)	bis zu 90

Tabelle 12: Kohlenhydratanteil der wichtigsten Nahrungsmittel.

11.9. Kohlenhydrate als Substanz unseres Körpers Hier machen sie sich rar!

Nun sollte man meinen, daß die Elementarbausteine einer bei unserer heutigen Ernährung derart stark vertretenen Nahrungssubstanz wie Kohlenhydrate auch in unserem Körper in angemessener Weise vertreten sind. Das ist jedoch, wie wir gleich sehen werden, ganz und gar nicht der Fall!

Im menschlichen Organismus kommen überhaupt nur zwei Arten von Kohlenhydraten in nennenswerten Mengen vor:

Glucose (= Traubenzucker) als »Blutzucker«, und
Glykogen (= Leberstärke) als menschlich-tierischer Stärkestoff.

Und in welcher Menge sind diese beiden Kohlenhydrate in unserem Körper vertreten? 10 kg, 5 kg, 1 kg? Wir werden überrascht sein!

Glykogen, also »Leber«-Stärke, kann in gewissen Mengen von der Leber und von unserer Muskulatur gespeichert werden: die *Leber* kann bis zu maximal etwa 10–20 % ihres eigenen Gewichtes von ca. 1,5 kg, durchschnittlich etwa 180 g, und die *Muskulatur* bis zu maximal etwa 1 bis 1,5 % ihres Gewichtes, das sind – bei ca. 43 % Muskelanteil am Gesamtgewicht eines Durchschnittsmenschen von 70 kg – durchschnittlich etwa 360 g Glykogen speichern.

Leber und Muskulatur zusammen können also nicht mehr als höchstens 540 g Glykogen speichern. Dann sind die Glykogen-Depots unseres Körpers gefüllt!

Und *Blutzucker?* Rechnen wir einmal:

Glucose ist, wenn wir ausgehen von einem mittleren Blutzuckerwert von 90 mg % und einer etwa gleichmäßigen Konzentration der Glucose im intra- und extracellulären Flüssigkeitsraume des Körpers – der etwa 61 % des Körpergewichtes, bei 70 kg also 42,7 Liter, ausmacht – zu nicht mehr als ca. 38 g im Körper vertreten. Eine einfache Rechenaufgabe.

Der insgesamt im Körper vorhandene Kohlenhydrat-Pool kann somit bei einem Körpergewicht von ca. 70 kg höchstens rund 580 g wiegen. Das sind nur rund 0,8 % des Körpergewichtes. Ein überraschend kleiner Anteil!

Und in Kalorien? Nun, 1 Gramm Kohlenhydrat enthält 4,1 Kal., der gesamte Kohlenhydrat-Pool unseres Körpers also 2370 Kal. Davon könnte der Grundumsatz eines hungernden normalgewichtigen Dreißigjährigen von 70 kg Gewicht nach Tabelle 6, Seite 33, gerade 1,4 Tage lang gedeckt werden.

Angesichts des bei uns üblichen hohen Verzehrs von Kohlenhydraten ein ganz erstaunliches Ergebnis.

Wenn der Körper nun aber offensichtlich nicht in der Lage ist, Kohlenhydrate in einem stärkeren Umfange zu speichern – was geschieht dann mit ihnen, wenn nicht ein Energieäquivalent an geleisteter Arbeit der verzehrten Men-

ge gegenübersteht? Dann müssen sie entweder wieder ausgeschieden oder aber in anderes, speicherfähiges Depot-
Material des Körpers umgewandelt werden!

Die Ausscheidung von Kohlenhydraten ist aber, wie wir
wissen, im allgemeinen ein Krankheitszeichen. Uns allen ist
die Zuckerkrankheit bekannt, bei welcher ja gerade das geschieht. Ein gesunder Organismus scheidet keine Kohlenhydrate aus, so lange die Bauchspeicheldrüse bei steigendem
Blutzuckerspiegel ausreichend Insulin zur Verfügung stellen
kann.

Also umwandeln! Aber wie? Das werden wir im nächsten
Kapitel versuchen zu verstehen.

11.10. Die Verwandlung der Kohlenhydrate im »Wechsel der Stoffe«

Unser Körper besteht, wie wir wissen, aus Eiweiß, Fett,
Kohlenhydraten, Mineralstoffen, Wasser und Substanzen,
die immer irgendwie aus diesen fünf Stoffen entstanden
sind. Beim Vorhandensein »überschüssiger«, wegen voller
»Speicher« also nicht mehr deponierbarer Kohlenhydrate
muß er letztere in einen der anderen vier Stoffe umwandeln.
Eine andere Möglichkeit gibt es für ihn nicht.

Und nun reagiert unser Körper »unternehmerisch«: die
zu bildende Energiereserve wird auf das Körpergewicht hin
optimiert, indem als Speichermaterial dasjenige mit dem
höchsten Energieinhalt gewählt wird: Fett!

Gewiß wird sich nun mancher Leser fragen, wie dieser
»Wechsel der Stoffe« Kohlenhydrat → Fett und zurück eigentlich funktioniert. Da es dem Verständnis des Ernährungsgeschehens und des *Schlankheitskonzeptes* dient, sollten wir uns mit dieser Frage ein wenig beschäftigen.

Wir wissen inzwischen (Kapitel 11.3., Seite 55):

> Kohlenhydrate sind oxidierte Alkohole

In Umkehrung ergibt sich daraus:

Fragen wir uns doch nun einmal, was in der Sprache des Chemikers denn eigentlich die Fette sind!

Machen wir die Antwort kurz:

Sämtliche pflanzlichen und tierischen *Fette,* also auch unser Menschenfett, sind chemische *Verbindungen* zwischen dem uns schon bekannten dreiwertigen *Alkohol Glycerin* und verschiedenartigen *Fettsäuren.*

Daraus ergibt sich:

der Alkohol Glycerin als
ein reduziertes Kohlenhydrat ist Bestandteil aller Fette.

Der dreiwertige Alkohol Glycerin ist also die gemeinsame Wurzel von Kohlenhydraten und Fetten. Beider »Stammbaum« läuft an der Stelle »Alkohol« zusammen, und die Vorstellung von der leichten Verwandelbarkeit von Kohlenhydraten in Fett und umgekehrt dürfte uns vielleicht jetzt nicht mehr so schwer fallen, haben doch beide einen gemeinsamen Elternteil: Alkohol!

Doch wie erfolgt nun die Umwandlung der Kohlenhydrate in Fett? Wie wir wissen, können Leber und Muskulatur im Höchstfall etwa 540 g Glykogen als menschlich/tierischen Stärkestoff speichern. Bei weiterer Zufuhr von Kohlenhydraten mit der Nahrung muß die Konzentration von Glucose (= Traubenzucker) im Blute zunehmen, der Blutzuckerspiegel steigt, die Bauchspeicheldrüse reagiert prompt und produziert Insulin.

Mit dem Blute gelangen somit steigende Glucose- und Insulinmengen zu den Fettgewebszellen. Deren membranartige Hüllen sind durch die fördernde Wirkung des Insulins für Glucose durchlässig geworden, so daß nunmehr Glucose und Insulin in das Innere der Zellen des Fettgewebes, d.h. an den Ort der Verstoffwechslung, vordringen können. Durch die sich im Innern der Fettgewebszellen anreichernde Glucose werden diese sozusagen »gereizt«, Glucose in zelleigene Substanz, also in Fett, umzuwandeln.

Wie das geschieht? Die Fettzellen haben, wenn wir uns einmal so ausdrücken wollen, zwei Betriebsabteilungen, nämlich BAT »Säuren: Acetyl-Coenzym A« und BAT »Alkohol: Glycerin-3-phosphat«, in denen sie Glucose sowohl in Fettsäuren als auch in Glycerin-3-phosphat umwandeln können. Fettsäuren und Glycerin-3-phosphat brauchen sich dann in den Fettzellen nur noch miteinander zu verbinden, der Fachmann spricht von »verestern«, und schon haben wir die sogenannten Triglyceride = Neutralfett = Fettsubstanz unseres Fettgewebes! So füllen sich die Fettgewebszellen also mit aus Kohlenhydraten gebildetem Fett auf, sie werden »praller«, der Mensch wird dicker, sein Gewicht steigt.

Und im Hunger?

Im Hunger verläuft die Mobilisierung der verschiedenen Energie-Reservepools des Körpers in folgender, für das Verständnis des *Schlankheitskonzeptes* wesentlicher Reihenfolge:

Zuerst wird nämlich *nicht* etwa das uns lästige *Fett* abgebaut, sondern die in den Körperflüssigkeiten als sofort bereitstehender »Brennstoff« gespeicherte Glucose, die über Glucose-6-phosphat und verschiedene weitere Stufen zu Kohlendioxid und Wasser verstoffwechselt und ausgeschieden wird. Bei diesem Abbau nimmt natürlich die Konzentration der Glucose im Blute ab, der Blutzuckerspiegel sinkt.

Der Mensch würde alsbald in tiefe Bewußtlosigkeit fallen, wenn nicht rechtzeitig das in der *Leber* gespeicherte Glykogen unter der Mitwirkung des dazu erforderlichen Enzyms *Glucose-6-phosphatase* von der Leber in Glucose zurückverwandelt und an das Blut abgegeben würde: der Blutzuckerspiegel wird auf diese Weise aus dem Glykogen-Kohlenhydrat-Pool der Leber stabilisiert. Er kann einen gewissen Wert nicht unterschreiten, solange der »Leberstärke«-Glykogen-Pool der Leber nicht »erschöpft« ist.

Und das in der *Muskulatur* gespeicherte Glykogen (s. Seite 70)? Kann das auch zur Stabilisierung des Blutzuckerspiegels herangezogen werden?

Nein. Wegen Fehlens des Enzyms Glucose-6-phosphatase in der Muskulatur kann dieses Glykogen nicht in Glucose zurückverwandelt werden, jedenfalls *nicht direkt!* Durch diesen Kunstgriff hat die Natur dafür gesorgt, daß auch im Hunger der Muskel immer einen gewissen Energievorrat behält, der es ihm ermöglicht, trotz nicht gedeckter Energie-Bilanz des Körpers noch Arbeit zu leisten, zum Beispiel zur Beschaffung neuer Nahrung. Arbeitet der Muskel jedoch, so entsteht beim sogenannten anaeroben Abbau des in ihm gespeicherten Glykogens, d. h. beim nichtoxidativen Abbau, schließlich Milchsäure, die uns allen von den Erscheinungen des durch sie verursachten »Muskelkaters« her bekannt ist. Und erst diese Milchsäure kann dann von der Leber wiederum in Glucose verwandelt werden, die dann zur Stabilisierung des Blutzuckerspiegels dienen kann. Wir wissen jetzt also: *Blutzuckerspiegel-Stabilisierung aus dem Glykogen-Pool der Muskulatur? Ohne Arbeit des Muskels nicht möglich!*

Aus diesem Grunde steht zur Stabilisierung des Blutzuckerspiegels im Hunger in erster Linie nur der Glykogen-Pool der Leber zur Verfügung. Dieser ist zwar mit durchschnittlich 180 g Glykogen = 740 Kal. nicht sehr groß, füllt sich jedoch bei Verzehr irgendwelcher Kohlenhydrate immer sofort wieder auf.

Welche Bedeutung dies für das *Schlankheitskonzept* hat? Eine ganz entscheidende!

Die Mobilisierung der mittel- und langfristigen Energiereserven unseres Körpers im Hunger kommt nämlich erst so richtig in Gang, wenn sich der Glykogen-Vorrat der Leber seinem Ende zuneigt, also in die Nähe von 1 % des Lebergewichtes kommt, wenn er also nicht ständig durch Kohlenhydrate »von draußen« wieder aufgefüllt wird! Erst dann zwingen wir unseren Organismus in gezielter Weise, sich die zur Stabilisierung des Blutzuckerspiegels erforderliche Glucose »woanders«, also durch Umwandlung anderer Körpersubstanzen in Traubenzucker (= Glucose) zu beschaffen.

Hierfür kommen aber grundsätzlich nur die beiden anderen Nährstoffe in Frage: Eiweiß, wie es z. B. in unserer Muskulatur und als Basiskomponente der lebensnotwendigen Zellfunktionsregulatoren (Enzyme, Hormone u. a.) vorliegt, und Fett.

Eiweißverwandlung in Kohlenhydrat sollte nach Möglichkeit vermieden werden, denn dies würde zuerst eine Verminderung der lebenswichtigen Zellfunktionsregulatoren und danach dann auch den Abbau wertvoller Muskulatur unseres Körpers bedeuten! Das bieten uns »FdH« und andere kalorienreduzierte »Hunger«-Kuren, und wer sieht schon gerne seine Muskeln schwinden?!

Das Schlankheitskonzept will es besser machen! Nach seiner Methode sollen die Eiweißbestände erhalten bleiben! Die Übergewichtigen leiden ja schließlich z. B. nicht unter zu starker Muskulatur, sondern unter zuviel Fett! Und dies soll zum Verschwinden gebracht werden, denn wir haben ja gerade auch erst gelesen, auf welche einfache Weise es sich aus dem Kohlenhydrat-Elementarbaustein Traubenzucker (= Glucose) in den Zellen unseres Fettgewebes bilden kann. Die Umkehr doch gerade dieses Prozesses, also die Rückverwandlung von Fett in Kohlenhydrat, wäre das richtige Konzept zur Schlankheit!

Wenden wir uns also der *Mobilisierung unseres Fettes,* der *Auflösung unseres Fettgewebes,* der »Lipolyse« zu:

Wie wir wissen, haben Kohlenhydrate und Fett einen gemeinsamen Elternteil: Alkohol. Beim Fett stellt der dreiwertige Alkohol Glycerin sozusagen das »Gerüst« dar, an dem die drei Fettsäuren jedes Fettmoleküls (Fett = Triglycerid; Tri = drei) »aufgehängt« sind. Wenn aus Fett also Kohlenhydrat werden soll, müssen diese Fettsäuren vom Glycerin-»Gerüst« wieder »abgehängt« werden: Das Fett muß in seine vier Bestandteile Glycerin plus drei Fettsäuren zerlegt, »gespalten« werden.

Wie das geschieht? Durch ein fettspaltendes Enzym, die

Lipase, die sowohl im Dünndarm (Nahrungsfett), wie auch im Innern der einzelnen Zellen unseres Fettgewebes (Körperfett) wirken kann.

Nun enthalten diese Fettzellen immer gewisse Mengen fettbildende (Insulin) und fettspaltende (Lipase) Zellfunktionsregulatoren nebeneinander: bei ausgeglichener Energiebilanz des Körpers hält sich die Zahl der entstehenden und zerfallenden Fett-Moleküle die Waage.

Bei Verzehr von Kohlenhydraten, wir wissen dies inzwischen, steigt die Konzentration der Glucose (= Traubenzucker) im Blute: die Bauchspeicheldrüse schüttet mehr Insulin ins Blut, dieses »Mehr« an Insulin gelangt gemeinsam mit der Glucose in das Innere der Fettzellen, die Fettbildung überwiegt!

Und bei Abwesenheit von Kohlenhydraten im Hunger, aber auch im sogenannten »Kohlenhydrat-Hunger«, d. h. bei reichlicher, sättigender, jedoch kohlenhydratfreier Nahrung?

Nun, angeregt durch fallenden Blutzuckerspiegel überwiegt die Produktion solcher Hormone, die dem Insulin entgegengesetzt wirken. Während Insulin blutzuckersenkend wirkt, wirken diese Hormone blutzuckererhöhend. Ihr Name? *Glukagon*, wie Insulin ebenfalls ein Hormon der Bauchspeicheldrüse, und *STH, »Somatotropes H*ormon«, auch Wachstumshormon genannt, das im Hypophysenvorderlappen gebildet wird.

Diese beiden Hormone »ermuntern« die in den Fettzellen immer vorhandene Lipase, aktiver zu werden. Sie aktivieren also die Lipase, sehr viel mehr in den Zellen des Fettgewebes gespeicherte Triglyceride, also Depot-Fett, zu zerlegen, als dem Gleichgewichtszustand entspricht. Die Folge? Der Zerfall der Triglycerid-Moleküle überwiegt, immer mehr Glycerin steht zur Umwandlung in Glucose und damit zur Blutzuckerstabilisierung zur Verfügung – aber natürlich auch immer mehr Fettsäuren.

Bringen wir diesen Abschnitt zu Ende!

Die *Fettsäuren* werden als Energieträger respektablen Formates in der Leber und in den Körperzellen entweder bis auf ihre Endstufen Kohlendioxid und Wasser »verbrannt« oder aber, wenn sie in einem besonders starken Maße anfallen, in noch mit Energie beladene, vom Körper nicht mehr verstoffwechselbare Zwischenprodukte der Ketostufe umgewandelt und dann über Schleimhäute und Harn, wo sie nachgewiesen werden können, ausgeschieden.

Und das *Glycerin?* Das muß erst in der Leber in ein Zwischenprodukt des Kohlenhydratstoffwechsels, nämlich – durch Phosphorylierung mit Adenosintriphosphat unter Mitwirkung des Enzyms Glycerokinase – in das uns schon bekannte Glucose-6-Phosphat umgewandelt werden, um dann auf dieser Zwischenstufe in den Kohlenhydrat-Stoffwechsel eingeschleust werden zu können. Von hier aus wird es dann entweder aufgebaut zu Glucose zwecks Stabilisierung des Blutzuckerspiegels – was im »Kohlenhydrat«-Hunger der Fall ist –, oder aber zu Kohlendioxid und Wasser verbrannt und vom Körper ausgeschieden.

Genau dies aber will das *Schlankheitskonzept:* Energiegewinnung aus Körperfett, damit dieses verschwindet! Die wertvolle Muskulatur möchten wir schon ganz gerne behalten!

11.11. Ein Resümee über Kohlenhydrate

Wir wissen nun schon eine ganze Menge über Kohlenhydrate. Fassen wir zusammen:

1. Kohlenhydrate sind nicht essentiell, also nicht lebensnotwendig. Es gibt keine Kohlenhydrat-Mangelkrankheit!

2. Wir wissen jetzt auch, warum das so ist: bei Abwesenheit von Kohlenhydraten in der Nahrung des Menschen ist sein Stoffwechsel in der Lage, den für die Erhaltung der Lebensvorgänge im Blute erforderlichen »Zucker«, den wir als Glucose = Traubenzucker kennengelernt haben, in »Eigenproduktion« aus Eiweiß und Fett zu bilden, solange ihm diese in ausreichendem Maße zur Verfügung stehen – sei es als Nahrungsstoff, sei es als Körpersubstanz. Letzteres ist bei allen organisch gesunden Übergewichtigen immer der Fall!

3. Wir wissen jetzt auch, warum sich ganze Völker, zum Beispiel die Eskimos, über Jahrhunderte hinweg praktisch ohne alle Kohlenhydrate und nur von Fleisch und Fett – allerdings von besonderem Fett, wie wir in Kapitel 11.17., Seite 103, sehen werden – ernähren konnten, und wir haben erfahren, daß sie sich dabei einer hervorragenden Gesundheit erfreuten: unsere Zivilisationskrankheiten, zum ganz überwiegenden Teil Folgen der »Kohlenhydrat-Mast«, waren ihnen völlig fremd!

4. Wir haben erfahren, auf welch einfache Weise der Körper im Hunger, aber auch im sogenannten »Kohlenhydrat-Hunger«, also bei Fehlen von Kohlenhydraten in der Nahrung, den Kreis Kohlenhydrat–Fett–Kohlenhydrat plus Fettsäuren schließt und dabei

– aus Kohlenhydrat Blutzucker (= Glucose-Traubenzucker) und

– aus Fettsäuren durch deren »Verbrennung« Energie gewinnt.

5. Als für das Schlankheitskonzept besonders bedeutsam haben wir erkannt, wie wichtig es ist, daß wir auf Kohlenhydrate ganz verzichten, solange wir abnehmen wollen. Die Kohlenhydrat-Vorräte des Körpers müssen »leergefegt« sein, damit dieser angeregt wird, die die Auflösung von Körperfett und die Bildung von Glucose begünstigenden Hormone Glukagon und STH zu produzieren.

6. Wir wissen jetzt, daß dieser Prozess in dem Maße einsetzt, in dem die Leber den in ihr gespeicherten Kohlenhydrat/Menschenstärke/Glykogen-Pool »räumt«, und wir wissen ferner, daß nach etwa 1–2 Tagen völlig kohlen-

hydratfreier, im übrigen jedoch absolut sättigender und reichhaltiger Ernährung dieser Prozeß bereits voll in Gang gekommen ist.

7. *Als Folge des starken, gezielten Fettabbaus, den der Körper zum Zwecke der Glycerin/Glucose-Erzeugung vornehmen muß, werden zwangsläufig auch entsprechende Mengen freier Fettsäuren (Fett = Glycerin + 3 Fettsäuren) gebildet. Dabei können Fettsäuren in solchen Mengen freigesetzt werden, daß der Körper sie gar nicht sämtlich zur Deckung seines Energiebedarfes »verbrennen« kann. Er muß sich ihrer auf andere Weise entledigen. Dies geschieht auf eine äußerst elegante Art, indem die Fettsäuren nur bis zur Ketostufe verbrannt und dann in nicht mehr weiter verstoffwechselbare, wenn auch noch energiegeladene Zwischenprodukte, die sogenannten Keton-Körper, umgewandelt werden, die als Endprodukte einer Abzweigung der Fettsäureverbrennung über Schleimhäute und Nieren ausgeschieden werden können.*

   Die Keton-Körper, die beim Diabetiker als Ausdruck einer durch krankhaften Insulinmangel verursachten Stoffwechselentgleisung auch pathologisch auftreten können, sind beim stoffwechselgesunden Übergewichtigen der durchaus erwünschte Beweis dafür, daß das Schlankheitskonzept besonders gut gegriffen hat und daß sich die Fettsubstanz rapide auflöst.

8. *Der Abbau des Depotfettes läßt sich dann leicht im Harn an der Verfärbung der in jeder Apotheke erhältlichen »Ketostix«-Stäbchen (Vertrieb in Deutschland: Miles GmbH, Sparte Ames, D-6 Frankfurt/M.-Niederrad) kontrollieren. Eine unkomplizierte Sache! Ein ermutigender Nachweis!*

Angesichts der Kohlenhydrate »auf Schritt und Tritt« wird sich mancher Schlankheitswillige fragen, was ihm das *Schlankheitskonzept* denn überhaupt noch zu essen gestattet. Wie ihm das Kapitel 20 zeigt, ist dies eine Unmenge bester Gerichte. Man muß nur ihr Geheimnis kennen!

11.12. Das »Pflichtenheft« der Kohlenhydrate

Natürlich werden Kohlenhydrate ja auch zu irgendetwas nütze sein, werden wir uns fragen. Sehen wir uns das »Pflichtenheft« der Kohlenhydrate doch einmal an! Der Übergewichtige sollte es stets vor Augen haben!

1. Die erste Aufgabe kennen die Übergewichtigen nur allzugut: Kohlenhydrate sind »Depotfett-Bildner« par excellence!

   Oder nahmen Sie an, daß Sie von Fleisch und Fett dick wurden? Im Kapitel 11.19. werden Sie erfahren, daß dies ohne Kohlenhydrate »von draußen« überhaupt nicht möglich ist! Sie könnten Fett essen bis zur Übelkeit! Dick können Sie davon nicht werden, solange Sie die Kohlenhydrate fortlassen! Erst Kohlenhydrate machen's möglich!

   »Aber ich esse doch nur einen Apfel!« – wie oft kann man diese oder ähnliche Bemerkungen von Übergewichtigen hören. Eben gerade drum: 1 Apfel à 200 g enthält ca. 26 g reines Kohlenhydrat (Tabelle 12, Seite 67), das sind bereits 15 % des durchschnittlichen Glykogen-Vorrats der Leber (Seite 70)! Lassen Sie den Apfel oder das Obst fort, solange Sie abnehmen wollen, und Sie werden erleben, wie Ihre Pfunde schwinden!

2. Die Kohlenhydrate – und zwar die »insulinabhängigen«, also sämtliche stärke- und fabrikzuckerhaltigen Produkte – sind ausgesprochene »Appetit- und Hungermacher«.

   Wie wir in Kapitel 14 sehen werden, bringen sie die »Kohlenhydrat/Hunger-Schaukel«, eine Hormonschaukel, zum Schwingen!

   »Der Appetit kommt beim Essen«, genau da haben wir diese Wirkung! Allerdings müßten wir ergänzen: »ohne Kohlenhydrate nie!«

   Warum nicht? Weil die insulinabhängigen Kohlenhydrate die einzigen Nährstoffe unserer Nahrung sind, bei und nach deren Verzehr sich unser Blutzuckerspiegel senken kann, wodurch dann oft noch während des Essens oder bereits kurze Zeit danach, Appetit und Eßbedürfnis aufs neue geweckt werden!

Dieser als Folge der sogenannten reaktiven Hypoglykämie zu beobachtende Effekt tritt bei vielen Menschen auf, auch bei schlanken. Er ist jedoch im allgemeinen um so ausgeprägter, je mehr Übergewicht ein Mensch bereits hat. Warum die Dicken nicht aussterben? Sie kennen das *Schlankheitskonzept* nicht! In den Kapiteln 13, 15 und 19 finden wir näheres zu diesem Thema!

3. Kohlenhydrate sind »verführerische« Geschmacksträger.

Dies hat die Natur offenbar so eingerichtet, damit die Kohlenhydrate die Menschen mit allerbestem Erfolg dazu verleiten können, sich einen »Winterspeck« zuzulegen:

Abgesehen vom Zucker, dessen verführerische Künste wir auf Schritt und Tritt beobachten können, kennen wir wohl alle das Vanillin und das so hervorragend schmekkende Gewürzspektrum der Weihnachtsbäckerei Anis, Bittermandel und Zimt: als aromatische Aldehyde sämtlich Kohlenhydrate!

Was duftet in und schmeckt aus der Backstube so gut und verführerisch? Dextrine: beim Backen in der Rindenschicht geröstete Stärke, also Kohlenhydrate! Usw. usw.

Die Kohlenhydrate sind schon tüchtige Verführer, welche die Natur augenscheinlich für uns aufgetischt hat, damit wir uns für die vormals nahrungsarme Zeit des Winters einen Speckbauch anfuttern!

Bei unseren jagenden Vorfahren wurde dann ja im Herbste die Kohlenhydrat-Tafel auch rechtzeitig wieder abgeräumt: die sich ihnen zum Verzehr bietenden Kohlenhydrate standen in unseren Klimaräumen im wesentlichen nur in jahreszeitlicher Abhängigkeit zur Verfügung und waren nicht lagerfähig (Kapitel 11.6., Seite 60). Aber heute? Wir haben uns angewöhnt so zu essen, als ob uns ein langer, strenger und nahrungsarmer Winter bevorstünde!

4. Kohlenhydrate sind Spender schnell zur Verfügung stehender, allerdings auch nur kleinerer Energien.

So haben wir inzwischen erfahren (Kapitel 11.9., Seite 70), daß in der Muskulatur unseres Körpers etwa 360 g Glykogen als für Muskelarbeit sofort zur Verfügung stehendes Kohlenhydrat gespeichert ist und daß sich dieser Vorrat durch Nahrungskohlenhydrate immer sehr schnell wieder auffüllt. Insofern hat zum Beispiel der Verzehr von Traubenzucker unmittelbar vor oder während sportlicher Höchstleistungen durchaus einen Sinn, da hierdurch die Ausdauer des Sportlers erhöht werden kann. Aber auch nur dann!

Als »Wachhalter« jedoch zum Beispiel beim Autofahren genommen, müssen wir mit einem »Betthupferl«-Effekt des Traubenzuckers rechnen: die Konsequenzen können tödlich sein. Infolge des Traubenzucker/Insulinmechanismus (Kapitel 14.2.) kann sich der Blutzuckerspiegel nach einiger Zeit auf tiefere Werte als vor dem Verzehr von Traubenzucker einstellen. Durch diese reaktive Hypoglykämie als Folge von Hyperinsulinismus genannte Erscheinung kann unter Umständen die Einschlafbereitschaft gesteigert werden!

5. Kohlenhydrate sind »billige« Lieferanten von Kohlenstoff-Atomen für Biosynthesen neuen Zellmaterials als Ersatz für zerfallenes (s. Kapitel 6, Seite 31).

Der Übergewichtige ist auf diesen »Service« der Kohlenhydrate nicht angewiesen. Er besitzt stets genügend Kohlenstoff-Atome im Depot-Fett seines Fettgewebes. Außerdem wird der niedrige Preis dieser Kohlenstoff-Atome teuer erkauft, nämlich

— mit dem Ingangsetzen der »*Kohlenhydrat/Hunger*«-Schaukel (Kapitel 14, Seite 133), als der »Der-Appetit-kommt-beim-Essen«-Wirkung der Kohlenhydrate, der sich insbesondere alle Übergewichtigen bis zum Erreichen des Normalgewichtes durch weitgehende Einschränkung des Kohlenhydrat-Konsums entziehen sollten, und

– mit dem »*ernährungsphysiologischen Paradoxon*«, einem Effekt, den zahllose Übergewichtige häufig bei sich beobachten können und der in die gleiche Richtung wie die »Kohlenhydrat/Hunger«-Schaukel zielt: der Übergewichtige wird von Kohlenhydraten nicht satt! Er ißt und ißt, verspürt jedoch kein Sättigungsgefühl. Es geht Ihnen genauso? Lesen Sie Kapitel 11.13.! Danach wissen Sie, was passiert!

Kohlenhydrate: »billige« Lieferanten von Kohlenstoff-Atomen? Ja. Aber »preiswert«? Bestimmt nicht! Die Folgeerkrankungen von Übergewicht sind ein zu hoher Preis, nicht selten ein tödlicher Preis!

6. Kohlenhydrate sind »billige Quellen« von Energie.

Gewiß, vor allem für Schlanke und Untergewichtige. Aber »preiswert«? Und für Übergewichtige? Die Antwort hatten wir gerade gelesen!

7. Kohlenhydrate als »Ballast«-Stoffe?

Hierbei sind vor allem die Zellulosen als unverdauliche Kohlenhydrate angesprochen, die oft als »Begleiter« verdaulicher Kohlenhydrate auftreten.

Der Wert dieser »Ballast«-Stoffe wird durchaus nicht einheitlich beurteilt, im Gegenteil. Wir wollen uns in die Diskussion über ihren Wert oder Unwert hier nicht einlassen, da das *Schlankheitskonzept* ja nicht deren lebenslangen Verzicht oder die Erhöhung ihres Anteils an der Nahrung fordert. Wir sollten uns jedoch im Zusammenhange mit unserem Vorhaben, nach dem *Schlankheitskonzept* unser Übergewicht abzubauen, folgendes überlegen:

Es ist schon lange bekannt, daß rohfaserreiche Nahrung den Magen-Darm-Kanal schneller passieren kann als rohfaserarme, aber nirgendwo ist beobachtet, daß letztere als alleinige Ursache zu Verstopfung oder Darmträgheit führt. Es gibt Menschen, die trotz ausgesprochen ballasthaltiger Nahrung unter ständiger Verstopfung leiden und andere, zu denen sich der Verfasser und zahlreiche seiner Freunde zählen dürfen, die trotz annähernd ballastfreier Kost auch über längere Zeit hinweg eine viel regelmäßigere Verdauung als vorher hatten.

Gewiß braucht man auch kaum anzunehmen, daß die Eskimos oder unsere sich nur vom Fleisch und Fett erbeuteter Tiere ernährenden Urahnen über Hunderte bzw. Hunderttausende von Jahren hinweg unter Verstopfung litten.

Mit diesen Bemerkungen soll nun nicht das Wort für eine ständige ballastfreie Kost geredet werden. Es ist andererseits gewiß aber auch falsch, wenn so oft behauptet wird, daß eine schlackenreiche Kost für eine regelmäßige Verdauung unabdingbare Voraussetzung sei und daß nur diese allein letztere bewirke. Die Vorteile einer schlackenreichen Kost können in ganz anderen Bereichen des Verdauungsgeschehens liegen, die im Rahmen des *Schlankheitskonzeptes* jedoch nicht zur Diskussion stehen.

Nicht wenige Leser werden feststellen, daß sie während ihres rapiden Gewichtsverlustes nach Umstellung ihrer Ernährung nach Maßgabe des *Schlankheitskonzeptes* bereits nach wenigen Tagen eine zwar nicht mehr so voluminöse, dafür jedoch ausgesprochen regelmäßige und angenehme Verdauung bekommen, was ihnen beweisen mag, daß bei ihnen die Vorteile der schlankmachenden, schlackenarmen Ernährung die auch möglichen Nachteile der gärfreudigeren, zellulosereichen Nahrung überwiegen.

8. Ein *einziges* Kohlenhydrat ist lebensnotwendig – für den *Säugling!* Welches? Der *Milchzucker,* die *Lactose!*

Lactose, in der Muttermilch zu rund 7,1 % und in der Kuhmilch zu 4,6 % enthalten, bewirkt nämlich durch Förderung der Kalzium-Einlagerung die Verknöcherung des zur Erleichterung des Geburtsvorganges zunächst recht weichen und formbaren Skelettes des kleinen Erdenbürgers, ist also für sein späteres Wohl-»Ergehen« von überragender Bedeutung.

Die Lactose hat aber auch noch eine andere Aufgabe, und gerade diese scheint in besonders enger Beziehung zum *Schlankheitskonzept* zu stehen!

Wie wir wissen, ist Milchzucker (= Lactose) ein Doppel-Molekül aus je einem Einfach-Molekül Traubenzucker (= Glucose) und Schleimzucker (= Galaktose). Bevor dieses Doppelmolekül verstoffwechselt werden kann, muß es in seine Einzelmoleküle als Elementarbausteine »gespalten« werden. Wodurch? Durch das in der Dünndarmschleimhaut des Säuglings wirkende Enzym *Lactase* (= β-Galaktosidase). Ohne Lactase keine Spaltung, ohne Spaltung kein Durchdringen der Darmwand, sondern Verbleiben im Darm mit Marschrichtung Darmausgang.

Und nun ist ein interessantes Phänomen zu beobachten:

Wir alle wissen, daß Milchzucker abführend wirkt. Warum? Den Erwachsenen fehlt weitgehend die Lactase. Der Milchzucker kann bei ihnen nur sehr schwer oder gar nicht gespalten werden, bleibt im Darm und wird von den sich dort immer aufhaltenden Milchsäurebakterien als Bakterienfutter unter Milchsäurebildung verstoffwechselt. Die Milchsäure reichert sich im Darm an und führt alsbald zu einer leichten, abführend wirkenden Übersäuerung.

Warum die Erwachsenen keine Lactase haben? Weil der Organismus die Lactase-Produktion noch im Säuglingsalter einstellt, nach und nach. Die Folge? Nun, wir kennen sie schon: Beschleunigung der Verdauung, Durchfälle, zuerst wenig, dann mehr: die Zeit des Abstillens des Säuglings wurde eingeläutet. Unser kleiner Erdenbürger mußte auch schon vor vielen Hunderttausend Jahren zu diesem Zeitpunkt auf Erwachsenen-Kost umgestellt werden, nach und nach. Wie die aussah? Fleisch und Fett, wie sie seine jagenden Eltern auch aßen. Und Kohlenhydrate? Die gab's damals nur sehr, sehr wenig. Kein »Kinder-Grieß«? Kein »Kalk-Zwieback«? Eben: nichts von all diesen die Bauchspeicheldrüse beanspruchenden, Mastfett bildenden Glucose-Lieferanten! Die

Folge? Straffe, feste Kinder, wie wir sie auch heute noch antreffen, wenn die Säuglinge nur lange genug gestillt und nicht gleich bei jeder Gelegenheit »zufriedengemästet« werden, so daß sie vor lauter Kohlenhydrat-Trägheit gar nicht mehr zu irgendeiner Kommunikation mit ihrer Umwelt kommen.

Denken Sie einmal darüber nach, was uns die Natur über die Lactose lehrt: das *Schlankheitskonzept* hat recht. Kohlenhydrate für Erwachsene? Für Untergewichtige ja. Aber für alle anderen? Überflüssig, völlig überflüssig!

11.13. Das »ernährungsphysiologische Paradoxon« Ein sehr bemerkenswertes Kapitel!

Und nicht nur überflüssig sind die Kohlenhydrate für alle Normal- und Übergewichtigen, sie sind auch Vitamin B_1-zehrend, mit einer geradezu unheimlichen Konsequenz!

Die wenigsten Menschen wissen, daß beim Abbau der Kohlenhydrate in unserem Organismus ein Vitamin, das Vitamin B_1, auch *Thiamin* genannt, eine ganz entscheidende Rolle spielt!

Dieses Vitamin, das im Körper nur beschränkt gespeichert werden kann und daher als sogenannter »Begleitstoff« zahlreicher Nahrungsstoffe mit diesen ständig dem Organismus zugeführt werden muß, wird in der Schleimhaut des Dünndarmes enzymatisch in *Thiaminpyrophosphat (TPP)* übergeführt, welches im Stoffwechsel eine Reihe ganz bedeutender Funktionen ausübt. So ist zum Beispiel bekannt, daß alleine 24 für unseren Stoffwechsel entscheidend wichtige Enzyme TPP als sogenanntes Coenzym enthalten. Coenzyme? Transport-»Hilfs«-Arbeiter der Enzyme, ihre aktiven »Handlanger«, wenn man so will.

So hat das TPP auch beim weiteren Abbau der als Zwischenprodukt im Kohlenhydrat-Stoffwechsel entstehenden *Brenztraubensäure* Coenzym-Funktion. Solange genügend

Vitamin B$_1$ und damit TPP vorhanden ist, bildet dieses das »aktive Pyruvat«, das durch Decarboxilierung in »Acetyl-Coenzym A« übergeht, welches jedem Biochemiker als »Knotenpunkt« des Stoffwechsels bekannt ist, da hier die »Abbau-Straßen« des Kohlenhydrat-, Fett- und via Alanin/ Brenztraubensäure auch eines Teiles des Eiweiß-Stoffwechsels zusammentreffen, ineinander »einmünden«.

Bei einem Mangel an TPP ist der Abbau der sich im Kohlenhydrat-Stoffwechsel unumgänglich bildenden Brenztraubensäure in »aktives Pyruvat« blockiert. Die Brenztraubensäure kann also nicht weiter verstoffwechselt werden und daher auch keine Energie liefern.

Die Folge? Trotz Kohlenhydrat-Nahrungsaufnahme hat der Mensch als Ausdruck der immer noch nicht gedeckten Energie-Bilanz seines Organismus weiterhin Hunger: die sich im Körper sehr schnell anreichernde Brenztraubensäure sättigt nicht!

Sie bewirkt aber etwas anderes:

Über einen nicht ganz unkomplizierten enzymatischen Weg versucht der Körper, sich ihrer zu entledigen und sie in Fett umzuwandeln, das er dann »später« verstoffwechseln kann: Der Körper synthetisiert die Brenztraubensäure »zurück« auf eine vorherige Abbaustufe des Kohlenhydrat-Stoffwechsels, nämlich auf die Fructose-1,6-diphosphat-Stufe, von der aus sie über weitere Zwischenstufen in Glycerin verwandelt wird.

Glycerin? War das nicht das »Gerüst«, an dem die Fettsäuren des Fett-Moleküls »aufgehängt« waren (Seite 75)? Genau! Wir sind bereits beim Fett!

Die sich im Körper als Folge des Vitamin-B$_1$-Mangels anreichernde Brenztraubensäure bewirkt eine »Umleitung« des Kohlenhydrat-Abbaus von der normalen, Energie liefernden »Verbrennung« fort in Richtung auf die Biosynthese von Depot-Fett!

Das ständige »Werden und Vergehen« der Fett-Moleküle in den Zellen unseres Fettgewebes bekommt bei Vitamin-B$_1$-Mangel ein Übergewicht in die »falsche« Richtung: obwohl bei Energiebedarf des Organismus eigentlich das

»Vergehen«, die Lipolyse, die Spaltung von Fettmolekülen des Depot-Fettes in Glycerin und Fettsäuren überwiegen sollte, dominiert trotz Energie-Mangels paradoxerweise das »Werden«, die Neubildung von Depot-Fett:

Obgleich also dem Organismus beim Verzehr von Kohlenhydraten ständig Energie zugeführt wird, kann sein Energiebedarf infolge Vitamin-B_1-Mangels aus ihnen nicht gedeckt werden! Nur das Depot-Fett wächst! Der Mensch ißt, wird immer dicker – und bleibt hungrig!

Er nimmt also ständig zu: infolge der nicht gedeckten Energie-Bilanz signalisiert ihm sein Körper: essen! Er ißt natürlich, denn er hat ja Hunger. Er ißt und ißt und ißt und wundert sich, daß er zwar irgendwann »voll« ist, aber nicht satt. Und er wundert sich über das »Masterlebnis«, das ihm zuteil wird!

Kennen Sie auch Menschen, die »immerzu« essen können? Im Thiamin-Mangel findet sich meist die Erklärung!

Denn was essen die Menschen im Zeitalter der pauschalen Verteufelung der Fette?

»Low calories«-Produkte, die »modernen« halbfetten Margarinen – eine Scheibe »Butterbrot« mehr macht ja nichts, ist ja fettreduziert! – und vor allem die »ja so gesunden« weißen Produkte der Molkereien, wie Frucht-Yoghurt, Früchte-Quark, Milch-Frucht-Drinks, Milch-Fertigdesserts, Milch-Schokodrinks u.v.a.m., alles Produkte, wie sie in den vergangenen 15 Jahren unter gewaltigen Investitionen und öffentlichen Zuschüssen mit dem Ziele auf die Märkte geworfen wurden, die im Zusammenhange mit einer ungeeigneten europäischen Agrarmarktordnung ohne echten Bedarf entstandenen Milchüberschüsse über Tausende von Tonnen des »Verführers« Zucker breitesten Bevölkerungsschichten »schmackhaft« zu machen, natürlich »entrahmt – weil's gesunder ist«.

Welch furchtbarer Irrtum! Wäre doch nur das wertvolle, vitaminreiche Milchfett drinnen und der »leere« Zucker draußen geblieben!

Denn was passiert?

Die Menschen haben Fett als den Übeltäter Nr. 1 im

Gedächtnis! Also essen sie fettarm. Auf Kohlenhydrate achten die wenigsten. Kaum ein Mensch spricht ja auch von ihnen. Man redet nur immer vom Fett, Fett und nochmals vom Fett!

Also: ein Yoghurt mehr kann nicht schaden. Er ist ja fettarm und enthält Eiweiß und Früchte, muß also gesund sein! Eine Scheibe Brot mehr? Macht nichts: die Margarine ist ja halbfett! Früchte-Quark: Das Beste, was die Natur uns bieten kann: Eiweiß und Früchte.

Ist uns klar, was passiert? Der Fettanteil an der Ernährung mag vielleicht etwas sinken. Aber der Kohlenhydratanteil? Insbesondere der Anteil der »leeren«, von allen wertvollen Begleitstoffen säuberlich befreiten Kohlenhydrate? Er steigt fast zwangsläufig, je erfolgreicher die Anti-Fettpropaganda ist!

Denn erinnern wir uns: 1 Frucht-Yoghurt à 150 g, natürlich aus Magermilch, enthält oft weniger als 1 % Fett und er enthält Eiweiß, muß also ja wohl gesund sein. Daß den ganzen 4,5 Gramm (!) Eiweiß etwa 24 Gramm Zucker »untergeschoben« wurden, steht nirgendwo! Und die anderen Produkte? Kaum ein Unterschied!

Und nun zurück zum »ernährungsphysiologischen Paradoxon«:

Was tut der Brenztraubensäure-Spiegel? Er steigt natürlich, das Fett-Depot gedeiht prächtig! Denn Cola, Limo, Eis und Konsorten erfordern alle Vitamin B_1, und Kartoffeln, Obst, Pizza, Spaghetti, Kuchen und Brot natürlich auch! Brenztraubensäure und abermals Brenztraubensäure! Der Körper signalisiert: essen! Denn Brenztraubensäure sättigt nicht, sie bildet nur Depot-Fett. Der Appetit bleibt!

Bleibt er nur? Nein, er wird größer! Denn wir alle kennen inzwischen die appetitsteigernde Wirkung der »Kohlenhydrat/Hunger«-Schaukel, die um so stärker zu schwingen beginnt, je dicker der Mensch bereits geworden ist (Kapitel 14.1., Seite 133). Sie addiert sich so in ihrer Wirkung noch »obendrauf«. Ein Teufelskreis hat sich zu drehen begonnen. Der natürliche Regulationsmechanismus des Organismus ist »aus dem Ruder gelaufen«!

Verteufelung der Fette? Kalorienreduzierte Produkte?
»Untergeschobene« leere Zucker-Kohlenhydrate auf Schritt
und Tritt! Wir sollten uns überlegen, wen wir wegen Körperverletzung belangen könnten!

Nun wird gewiß von daran interessierter Seite entgegnet
werden, dies sei alles übertrieben. Wer kennt das nicht!
Thiamin sei in der Natur bekanntlich häufig Begleiter ja
gerade von Kohlenhydraten: zum Beispiel sei es auch in
Keim und Silberhäutchen der Getreidekörner enthalten,
und auch andere Nahrungsmittel, vor allem das – völlig zu
unrecht verteufelte – Schweinefleisch (das rund dreizehn-
mal(!) mehr Thiamin enthält als Rindfleisch), Leber und
Nieren der Schlachttiere, Milch, Hefe – daher auch der
Vitamin-B_1-Gehalt im Bier – und andere Nahrungsmittel
seien Träger von Thiamin. Einen Vitamin-B_1-Mangel gäbe
es daher wohl kaum: Vitamin-B_1-Bedarf und -Zufuhr
stünden in einem wohl einigermaßen ausgewogenen Verhältnis.

Diese Menschen irren, wie wir gleich sehen werden. Früher mögen sie wohl mit ziemlicher Sicherheit recht gehabt
haben. Doch heute? Wir wissen sehr genau, daß das ganz
anders geworden ist:

Im Zeitalter der »konzentrierten«, »gereinigten«, also
»leeren« Kohlenhydrate findet sich das Thiamin = Vitamin
B_1 als ursprünglicher Begleiter der Kohlenhydrat-Ausgangs-
produkte in den die wertvollen Vitamine und Mineralstoffe enthaltenden »Abfällen« des Mahlprozesses wieder,
die daher auch so ein hervorragend »gesundes« Vieh-Kraftfutter ergeben! Nicht von ungefähr ist Schweinefleisch ja
denn auch so reich an Vitamin B_1!

Weißbrot, Toast-Brote, Baguette (Pariser Brot), Brötchen, Plätzchen, Kuchen & Cie., also Produkte aus fein
ausgemahlenen Mehlen mit geringem Aschegehalt, also
niedriger Typ-Zahl, stehen hoch in der Gunst der Verbraucher, und aus dem Verzehr von Vollkornbrot wird
fast eine Zeremonie gemacht, »weil's so wertvoll ist«.

Reis konnte lange Zeit gar nicht »blank«, also poliert,
genug sein – und führte so in den ostasiatischen Ländern

mit hohem Reisverzehr prompt zu der uns allen bekannten Beriberi-Krankheit, der Vitamin B_1-Mangel-Krankheit.

Schweinefleisch ist im Zeitalter der Verteufelung der Fette in zahlreichen Ländern in Acht und Bann geraten, Milch »etwas für Kinder«, und Cola-Getränke enthalten ebensowenig wie süße Limonaden oder Fruchtsaftgetränke Vitamin B_1, dafür jedoch einen hohen Anteil Zuckerraffinade (ungefähr 120 g Zucker = 8 Eßlöffel voll pro Liter), die, wie wir jetzt wissen, ein regelrechter Vitamin-B_1-Räuber ist!

Bei Gemüse und Kartoffeln hat der Kochvorgang ca. 30–40 % des hitzeempfindlichen Thiamins zerstört, und der Rest wird zum überwiegenden Teil mit dem Kochwasser fortgeschüttet, und Bier zur Deckung des Vitamin-B_1-Bedarfes zu trinken, dürfte gewiß auch nicht die empfehlenswerteste Methode sein: man müßte ca. 35 Liter davon täglich die Kehle herunterrinnen lassen, um den Bedarf von etwa 1,4 mg pro Tag decken zu können!

So sollten wir uns im Zeitalter der pauschalen Verteufelung der Fette ohne demonstrative Differenzierung zwischen den wirklich unnützen Mastfetten und den lebensnotwendigen Fetten mit mehrfach ungesättigten Fettsäuren (Kapitel 16), in diesem Zeitalter der »Sweets« und »Sugars« und anderer »Delights«, in dem die »leeren« Kohlenhydrate die Versorgung des menschlichen Organismus mit »billigen« Kohlenstoff-Atomen übernommen haben, über eine unzureichende Versorgung breiter Bevölkerungsschichten der »Zucker-Industrie«-Nationen mit Vitamin B_1 nicht wundern!

In Zahlen? Die Erhebung eines dieser »Zucker-Industrie«-Länder aus dem Jahre 1960 ergab, daß die Versorgung seiner Bevölkerung mit Vitamin B_1 im statistischen Durchschnitt nur noch zu ca. 80 % gewährleistet war! Um welches Land es sich handelt: Um die Bundesrepublik Deutschland!

Wie gesagt: im Jahre 1960!
Und seitdem haben sich dort wie in anderen Ländern

die Verhältnisse noch weiter vom Fett fort in Richtung auf leere Kohlenhydrate hin entwickelt. Denn erst nach 1960 verbreiteten sich ja die »modernen« kalorienarmen Produkte, Halbfett-Margarinen, die ganze Flotte der »weißen« Magermilch-Früchte-Yoghurt-Quark-Desserts und Konsorten!

Welch entsetzliche Irreführung des bemitleidenswerten übergewichtigen Konsumenten, der glaubt, durch Fettreduktion etwas für seine Gesundheit zu tun und im Zusammenspiel zwischen Thiamin-Mangel und Kohlenhydrat-Mast nicht mehr weiß, wohin mit seinem Fett!

Da ist selbst die Gänse-Hafermast und die Enten- und Schweine-Kohlenhydrat-Mast »gesünder« als das, was den Menschen der »Zucker-Industrie«-Nationen zugemutet wird, bekommen doch die Tiere wenigstens das volle Getreidekorn und zur besonderen Aufwertung auch die Kleie, die als »Abfall«-Produkt des Mahlprozesses ein an Mineralstoffen und insbesondere an Vitamin B_1 reiches Kraftfutter darstellt, während sich die Menschen mit »leeren« Kohlenhydraten, wie sie Zucker-Raffinade und Stärkeprodukte darstellen, mästen lassen müssen!

Und vom Standpunkt der Wirksamkeit her *sogar effizienter* mästen lassen müssen! Denn wir wissen ja jetzt: Vitamin-B_1-Mangel beschleunigt den Mast-Vorgang!

Ganze Nationen befinden sich so in der Mast! Wundern Sie sich noch? Die einseitige, undifferenzierte Verteufelung der Fette ist schuld an der Misere. Wir alle bezahlen dafür!

Angesichts der Bedeutung dieses Komplexes für die Thematik des *Schlankheitskonzeptes* ist der Vitamin-B_1-Gehalt der wichtigsten Nahrungsmittel in Tabelle 13 für den interessierten Leser zusammengestellt. Gewiß keine uninteressante Lektüre!

	mg Vitamin-B_1 pro 100 g eßbare Substanz	
Fleisch		
Schweinefleisch, Filet	0,9	(!)
Schweinefleisch, Leber	0,4	
Schweinefleisch, Herz	0,4	
Schweinefleisch, Niere	0,34	
Rindfleisch, Filet	0,07	(!)
Rindfleisch, Leber	0,3	
Rindfleisch, Herz	0,5	
Rindfleisch, Niere	0,3	
Geflügel	um 0,1	
Fische	um 0,1	
Milch- und Milcherzeugnisse		
Trinkmilch aller Fettstufen	0,04	
Buttermilch	0,03	
Alle Käsesorten	um 0,05	
Quark (mager)	0,05	
Quark (fett)	0,03	
Eier		
1 Ei Gesamtinhalt ($\sim$ 50 g)	0,06	
Getreide- und Mehlerzeugnisse		
Weizen (Voll-)	0,55	(!)
Weizen (Fein-)	0,06	(!)
Weizen (-keime)	2,00	
Reis (Vollreis)	0,35	(!)
Reis (poliert)	0,05	(!)
Haferflocken	0,50	
Brot (Knäcke-)	0,20	(!)
Brot (Graham-)	0,21	(!)
Brot (Pumpernickel)	0,23	(!)
Brot (Roggen-)	0,18	
Brot (Weißbrot)	0,09	
Brot (Brötchen)	0,07	(!)
Zucker- und Süßwaren		
Zucker (Raffinade)	0,00	
Traubenzucker	0,00	
Honig	unter 0,01	
Marmelade	0,01	
Schokolade	0,06	
Marzipan	0,10	
Gemüse		
Blumenkohl	0,11	
Erbsen (junge, geschält)	0,30	
Fenchel	0,23	

	mg Vitamin-B_1 pro 100 g eßbare Substanz
Kartoffeln (geschälte)	0,11
Knoblauch	0,21
Kohl	0,16
Petersilie, Kresse	0,12
Spargel	0,18
alle anderen	unter 0,11
Obst	0,01–0,05
außer Holunderbeeren	0,07
Orangen	0,10
Stachelbeeren	0,15
Hefe	
Bierhefe (getrocknet)	15,6
Bäckerhefe	0,7
Getränke	
Bier (hell und dunkel)	0,004
Weine	0,001–0,005
alle anderen	0,00

Tabelle 13: Vitamin-B_1-(= Thiamin)-Gehalt der wichtigsten Nahrungsmittel, insbesondere auch einiger konzentrierter Kohlenhydrate im Vergleich zu denjenigen ihrer Ausgangsprodukte.

11.14. Eine trostreiche Devise!

Zum Abschluß des Kapitels über die Kohlenhydrate wollen wir folgendes festhalten:
- *Wir wissen jetzt, daß Nahrungs-Kohlenhydrate nicht lebensnotwendig sind. Es gibt keine Kohlenhydrat-Mangel-Krankheit!*
- *Wir wissen jetzt ferner, daß ein Übergewichtiger, der bei Schonung seiner wertvollen Muskulatur ernsthaft sein Körperfett abbauen will, während der Zeit der Gewichtsreduktion ohne Hunger keine Kohlenhydrate essen sollte und kennen die Gründe:*
  Abgesehen davon, daß der für einen gezielten Fettabbau erforderliche Hormonmechanismus (Kapitel 11.11. und

14.1.) bei Verzehr von Kohlenhydraten nicht in Gang kommt oder aber den Abnahmewilligen um etwa 2 Tage wieder zurückwirft, sind das »ernährungsphysiologische Paradoxon« und die »Kohlenhydrat/Hunger«-Schaukel zwei Effekte der Kohlenhydrate, durch die der Appetit ständig gefördert und das natürliche Sättigungsgefühl unterdrückt wird, insbesondere beim Übergewichtigen.

– *Wir kennen andererseits auch die zahlreichen wohlschmeckenden Kohlenhydrate, auf die wir zeit unseres Lebens wohl nicht verzichten möchten und auch nicht zu verzichten brauchen!*

Die **Devise des Schlankheitskonzeptes** *lautet daher:*

– *Schlank werden und schnell Depotfett abbauen unter Verzicht auf Kohlenhydrate!*
– *Schlank bleiben bei Genuß von etwas weniger dieser geschickten, verführerischen »Mäster«!*

11.15. Fette — was sie sind

Die *Fette* (*= Lipide*) und die *fettähnlichen Stoffe* (*= Lipoide*) bilden eine sehr bedeutende Nahrungsstoff-Gruppe, der wir uns jetzt zuwenden wollen. Dabei werden wir sehr bald erkennen, wie lebenswichtig bestimmte Fette für uns sind!

Was sind Fette in chemischer Hinsicht?

Wie wir bereits erwähnten (Kapitel 11.10., Seite 71 ff.), sind Fette chemische Verbindungen zwischen dem Alkohol Glycerin und Fettsäuren. Verbindungen zwischen einem Alkohol und Säuren nennt man Ester. Fette sind ihrer chemischen Natur nach also Ester.

Wir wollen uns ein Fettmolekül so vorstellen, daß an dem dreiwertigen Alkohol Glycerin als »Gerüst« drei Fettsäuren »hängen«, an jedem der drei insgesamt vorhandenen »Haken« des Glycerin-»Gerüstes« eine Säure. Daher nennt man die Fette auch Triglyceride -- ein in der Medizin häufig gebrauchter Ausdruck –, und da alle Möglichkeiten, Fettsäuren »aufzuhängen«, ausgeschöpft sind, das »Gerüst« also besetzt, für weitere Fettsäuren »neutral« ist, bezeichnet man die Fette auch als »Neutralfette«.

Also

> Alle Fette = Triglyceride = Neutralfette

Nun gibt es auch »fettähnliche« Stoffe, die sich hinsichtlich ihrer Löslichkeitseigenschaften ähnlich wie Fette verhalten. Man nennt sie daher auch *Lipoide*.

Bei den Lipoiden ist nur ein oder auch ein zweiter »Haken« des Glycerin-»Gerüstes« mit Fettsäuren »behängt«. Ihr Name? Ganz einfach: Mono- oder Diglyceride, je nachdem.

An die so noch »freien Haken« des Glycerin-»Gerüstes« können dann auch andere Substanzen »gehängt« werden, zum Beispiel Verbindungen der Phosphorsäure. Ihr Name? *Phospholipide* oder *Phosphatide*. Das ist ein und dasselbe.

Warum dies alles? Phosphatide, also Diglyceride plus Phosphorsäureverbindungen, sind im menschlichen Organismus weit verbreitet. Sie sind u. a. wichtige Bausteine der membranartigen Hülle, die jede einzelne Zelle unseres Organismus umgibt. Daher sind sie für uns von herausragender Bedeutung, und das *Schlankheitskonzept* wird auf sie im Zusammenhange mit der Cholesterin-Thematik (Kapitel 16.3., Seite 147 ff.) zurückkommen. Wir wollen uns also vielleicht merken: Phosphatide = Glycerin als »Gerüst« plus 2 Fettsäuren plus 1 Phosphorverbindung.

Zurück zu den Fettsäuren! Wir wollen versuchen, anschaulich zu bleiben. Es wird zu verstehen sein.

11.16. Die Fettsäuren — ein Kapitel für sich!

Die Fettsäuren sind organische Säuren, deren Moleküle die Gestalt einer Kette haben, bei der Kohlenstoff-Atome wie die Perlen einer Kette aneinandergereiht sind. Wieviele Atome hintereinander? Das ist *eines* der Kennzeichen der verschiedenartigen Fettsäuren: 30 Atome hintereinander sind schon sehr viel. Tabelle 14 weiß uns dazu etwas zu berichten:

Fettsäure	Kohlenstoff-Atome hintereinander	Vorkommen
kurzkettige	4–10	Milchfett, Butter (bis zu 15 %), Kokosöle
mittelkettige	12–18	Maisöl, Olivenöl, Diätmargarinen
langkettige	mehr als 20	Fischöl, Tran, Rüböl

Tabelle 14: Kettenlänge, Anzahl der Kohlenstoff-Atome und Vorkommen einiger Fettsäuren.

Die verschiedenen Fettsäuren unterscheiden sich jedoch nicht nur durch ihre unterschiedliche Länge. Ein noch viel bedeutsameres Unterscheidungsmerkmal ist ihre unterschiedliche chemische Reaktionsfreudigkeit.

So gibt es Fettsäuren, die chemisch sehr reaktionsfaul und träge sind und andere, die aktiver sind oder sogar ein sprudelndes Temperament dabei zeigen, sich mit anderen Substanzen zu verbinden. Wir kennen das alle: es gibt Fette, die lange Zeit haltbar sind und wieder andere, die bei gleichen Lagerbedingungen schnell ranzig werden, sich also mit Sauerstoff verbinden. Wieso eigentlich?

Nun, die Fette verhalten sich natürlich wie ihre Fettsäuren, und die haltbaren Fette haben einen sehr hohen Anteil sogenannter »gesättigter« Fettsäuren, die anderen dagegen einen entsprechenden Anteil »ungesättigter« Fettsäuren.

Die ungesättigten Fettsäuren sind also die chemisch reaktionsfreudigen, wertvollen Fettsäuren, die nicht nur den durchaus zu behebenden Nachteil haben, schneller zu oxidieren, sondern durch ihre hohe chemische Aktivität auch unseren Zellstoffwechsel hervorragend »in Schwung« halten. Doch was heißt nun eigentlich »ungesättigt«? Das ist ganz einfach zu verstehen:

Die kettenartig hintereinandergereihten, entsprechend ihrer Wertigkeit »4« stets »vierarmigen« Kohlenstoff-Atome einer gesättigten Fettsäure halten sich »Hand an Hand« aneinander fest: jedes Kohlenstoff-Atom, außer diejenigen am Anfang und Ende der Kette, hat seinen Vorder- und Hintermann. Diesen gibt es je eine »Hand«: macht 2 Hände besetzt. Bleiben 2 Hände frei, mit denen Wasserstoff festgehalten wird. Das ist nun einmal so, und Anfang und Ende der Kette brauchen uns hier nicht zu interessieren.

Bei den ungesättigten Fettsäuren sind die »Hand an Hand«-Bindungen etwas anders: bei ihnen halten sich an irgendeiner Stelle in der Mitte der Kette zwei benachbarte Kohlenstoff-Atome mit zwei Händen gegenseitig fest. Zwischen ihnen besteht eine »Doppelbindung«.

Nun können diese beiden Kohlenstoff-Atome natürlich durchaus auch je eine Hand wieder loslassen, ohne daß das Fettsäure-Molekül auseinanderreißt: Die restliche »Einfachbindung« hält es weiterhin zusammen.

In einem solchen Falle haben die beiden benachbarten Atome also je eine Hand frei, mit der sie irgendein anderes chemisches Element oder auch eine »vorbeischwirrende« chemische Verbindung »greifen« können: Die Fettsäure ist »aktiv«, sie tut etwas.

Bei Vorhandensein nur einer Doppelbindung im Fettsäure-Molekül, also bei einer einfach ungesättigten Fettsäure, ist es mit deren Aktivität noch nicht so weit her. Liegen zwei Doppelbindungen vor, also bei einer zweifach ungesättigten Fettsäure, sieht das schon anders aus: vier »Hände« trachten danach, etwas zu »greifen«. Bei 6 Doppelbindungen, also bei einer sechsfach ungesättigten Fettsäure, versuchen 12 »Hände« etwas »festzuhalten«: stellen Sie sich zum Beispiel einen Kraken mit zwölf »Armen« vor! Die Umgebung kann sich kaum vor ihm retten: sprudelndes Temperament!

Sehen wir uns doch in Tabelle 15 einige oft genannte Fettsäuren bezüglich der Zahl ihrer Doppelbindungen und ihrer Vorkommen einmal an:

unges. Fettsäure	Anzahl n der Doppelbindungen = Grad der Un-Sättigung	Vorkommen
Ölsäure	1	Milchfett, sehr viele Pflanzenfette
Linolsäure	2	weit verbreitet in Pflanzenfetten
Linolen-Säure	3	Leinöl, Soja-Öl
Arachidon-Säure	4	Menschenfett, Tierfett, Phosphatide
Clupanodon-Säure	5	Lebertran, Seetier-Öle
Nisin-Säure	6	Lebertran, Thunfisch-Öl

Tabelle 15: Ungesättigte Fettsäuren. Anzahl der Doppelbindungen und Vorkommen.

Ab zweifach ungesättigt, also von der Linol-Säure ab, werden die Fettsäuren für den Menschen interessant: sein Organismus ist nämlich in der Lage, aus diesen dann auch höher ungesättigte Fettsäuren in »Eigenproduktion« herzustellen, wenn er sie braucht.

Die zweifach ungesättigten Fettsäuren selbst dagegen kann der menschliche Organismus nicht bilden. Dies zu wissen, ist für das Verständnis des *Schlankheitskonzeptes* wichtig! Diese Fettsäuren müssen ihm mit der Nahrung zugeführt werden.

Der menschliche Organismus kann aus Kohlenhydraten nämlich nur inaktive, gesättigte Fettsäuren aufbauen, die er dann an dem gleichfalls aus Kohlenhydraten in den Zellen seines Fettgewebes gebildeten Glycerin-»Gerüst« (s. S. 73 ff.)

»aufhängt« und als gesättigtes und entsprechend inaktives Neutralfett seinem Fett-Depot einverleibt: ein Grund, warum die »Kohlenhydrat-Mast« so hartnäckiges, inaktives Fett liefert, warum wir also so schwer abnehmen!

Das gleiche gilt im übrigen für alle Säugetiere! Daher ist auch das Mastfett unserer Schlachttiere für uns so wenig gut. Die Tiere werden vorwiegend mit den »billigen« Kohlenhydraten gefüttert, so daß sie keine ungesättigten Fettsäuren in ihrem Depot-Fett bilden können. Erst ein Kunstgriff zeigt, daß sie uns auch Mastfett mit mehrfach ungesättigten Fettsäuren liefern könnten:

In den USA hat man nämlich in allerjüngster Zeit Rinder mit Sonnenblumen-Kernen zusätzlich gefüttert und ihnen damit eine Nahrung gegeben, die mit mehrfach ungesättigten Fettsäuren angereichert war. Das Ergebnis?

Das Milchfett dieser Tiere hatte einen derart hohen Anteil an ungesättigten Fettsäuren, daß das »Fettsäure-Spektrum« der aus ihm hergestellten Butter an dasjenige der Diätmargarinen herankam! Und das Mastfett hatte sich natürlich auch nach einiger Zeit mit ungesättigten Fettsäuren angereichert!

Tiere, die völlig in freier Natur leben und Pflanzen verzehren, deren Fett einen gewissen Anteil an ungesättigten Fettsäuren enthält, haben natürlich auch ein für den Menschen »gesunderes«, also geeigneteres Fett mit entsprechend gesteigertem Anteil mehrfach ungesättigter Fettsäuren.

Konnten sich daher unsere Urahnen ausschließlich vom Fleisch und Fett erbeuteter Tiere so gesund ernähren? Von der Kohlenhydrat-Mast jedenfalls waren die von ihnen gejagten wild lebenden Tiere verschont geblieben!

Die Fettsäuren bestimmen also den »Charakter« der Fette. Sie bestimmen darüber, ob ein Fett chemisch »aktiv«, reaktionsfreudig oder »träge« und »immobil« ist, ob es bei einer bestimmten Temperatur flüssig, streichfähig oder fest ist.

So gilt im allgemeinen, daß ein Fett bei einer bestimmten Temperatur um so flüssiger ist, je »kürzer« und je höher ungesättigt seine Fettsäure-Molekülketten sind.

Die folgende Tabelle 16 gibt uns Auskunft über die Schmelztemperaturen einiger Fette; gewiß keine uninteressante Information:

Fett	Schmelzpunkt [°C]
Menschenfett	ca. 18
Butter	ca. 30
Schweinefett	34–43
Rindertalg	42–49
Hammelfett	46–50

Tabelle 16: Schmelzpunkte einiger tierischer Fette [°C].

Diese Tabelle zeigt uns nämlich, daß unser Menschenfett bei Körpertemperatur flüssig, in den Fettzellen unseres Fettgewebes also als Öl gespeichert ist! Festes Fett? Hartes Fett? Nein, beim Menschen nicht! Aber chemisch wenig aktives, »immobiles« Kohlenhydrat-Mastfett, das ist es!

Damit wir die einzelnen Fette unserer Nahrung besser »würdigen« und, hinsichtlich ihres physiologischen Wertes für uns richtig beurteilen können, sollten wir uns in Tabelle 17 auf der folgenden Seite einmal über den Gehalt der wichtigsten Nahrungsfette an den unterschiedlich gesättigten Fettsäuren informieren. Zum Vergleich ist auch das Fettsäurespektrum des Menschenfettes angegeben.

	gesättigte Fettsäuren	1-fach unges. Fettsäuren	2-fach unges. Fettsäuren	3-fach unges. Fettsäuren	4-fach unges. Fettsäuren	5-fach unges. Fettsäuren	6-fach unges. Fettsäuren
Menschenfett	43	34	13	3			
Muttermilch-Fett	48	40	8				
Butter	63	31	2–5		1–2		
Handelsmargarine	60	30	10				
Diätmargarine	23	27	50				
Cocosfett	86	8	2				
Palmkernfett	83	14	3				
Palmöl	53	36	11				
Hammelfett	50	39	4	3			
Rinderfett	48	45	4				
Schweinefett	43	49	7	1			
Hühnerfett	35	43	21	1			
Rüböl	20	70	10				
Olivenöl	16	75	8	1			
Erdnußöl	15	60	25				
Maiskeimöl	14	28	57	1			
Sojaöl	13	25	54	8			
Sonnenblumenöl	8	27	60				
Saffloröl	5	18	70	7			
Lebertran	17	44				10	13

Tabelle 17: Fettsäuren-Anteil (in Prozenten) bei Menschenfett und einigen wichtigen Tier- und Pflanzenfetten (Gesamtfettsäure = 100 %).

11.17. Wer die Wahl hat, hat die Qual! Welches Fett ist »richtig«?

Zu dieser Frage gibt es nur eine Antwort, die uneingeschränkt richtig ist: jedes durch Kohlenhydrat-Mast entstandene tierische Fett sollte gemieden werden, sobald es mehr als ca. 30 % Anteil an Fleisch oder Wurst ausmacht (s. Kapitel 16. 1., Seite 144)!

Die Frage jedoch, ob denn nicht generell Pflanzenfett dem tierischen Fett vorzuziehen sei, ist nach einem Blick auf die Tabelle 17 klar zu verneinen!

So enthält zum Beispiel der aus der Dorschleber gewonnene Lebertran mehr als 20 % fünf- und sechsfach ungesättigte Fettsäuren und liegt damit hinsichtlich des Angebotes an hochungesättigten Fettsäuren an der Spitze aller Fette, als *tierisches* Fett!

In diesem Zusammenhange sollten wir uns nun vielleicht auch noch einmal an die *Eskimos* erinnern, die sich jahrhundertelang nur vom Fleisch und Fett erbeuteter Tiere, vor allem jedoch von im Meere lebender Tiere ernährten, deren Fett ein dem Dorschfett recht ähnliches Fettsäure-Spektrum besitzt! Bei unseren jetzigen Kenntnissen brauchen wir uns also über die hervorragende Gesundheit der Eskimos trotz ihres erzwungenen Verzichts auf Kohlenhydrate und Gemüse nicht mehr zu wundern:

Fleisch ist einer der höchsten Vitamin- und Mineralstoff-Träger überhaupt, und das von den Eskimos verzehrte Fett war genau das »richtige«: mit einem hohen Anteil vielfach ungesättigter Fettsäuren!

Und über den Erfolg des *Schlankheitskonzeptes* brauchen wir uns ebenfalls nicht zu wundern, wo es doch eine ähnlich eiweißbetonte und fettmodifizierte Kost in den Vordergrund seiner Überlegungen stellt, natürlich nun nicht gerade unter Verwendung von Lebertran! Maiskeim-Öl und die aus ihm hergestellte hervorragende Diät-Margarine tun's auch!

Aus der Tabelle 17 können wir ferner entnehmen, daß die zum Braten so häufig empfohlenen Palmkern- und Cocos-Fette den höchsten Anteil an gesättigten Fettsäuren überhaupt haben und unter ernährungsphysiologischen Gesichtspunkten abzulehnen sind, als *Pflanzenfette!*

Selbst die meist preiswerteren Handelsmargarinen bieten hinsichtlich ihres Fettsäure-Spektrums keinen wesentlichen Vorteil gegenüber zahlreichen anderen Fetten, zum Beispiel auch nicht gegenüber Schweineschmalz, selbst wenn sie den besonderen Hinweis tragen, daß sie aus rein pflanzlichen Fetten hergestellt sind.

Erst die einschlägigen Diätmargarinen aus Maiskeim-Öl und anderen mehrfach ungesättigten Ölen sowie diese Öle selbst, also zum Beispiel die vier in Tabelle 17 durch Umrahmung herausgehobenen naturbelassenen Öle, lassen eine besonders gesundheitsfördernde Wirkung im Zusammenhange mit der Cholesterin-Problematik (Kapitel 16.3., Seite 147) erwarten, wobei das Maiskeim-Öl für unsere Schlankheitsbemühungen ganz besondere Vorteile zu bieten scheint.

Olivenöl ist zwar ein vor allem in den südlichen Ländern weit verbreitetes Speiseöl. Angesichts seines jedoch nur verhältnismäßig geringen Anteils an mehrfach ungesättigten Fettsäuren – etwa wie Schweineschmalz – dürfen wir uns von ihm keine allzu großen gesundheitlichen Vorteile erhoffen.

Dieser, wenn wir so wollen, Nachteil des Olivenöls erweist sich allerdings in den europäischen Südstaaten auch als Vorteil: da Olivenöl chemisch weniger aktiv ist, oxidiert es nicht so leicht, wird also von Natur aus nicht so leicht ranzig, wie es z. B. bei höher ungesättigten Fetten zu erwarten ist.

Inzwischen hat man nun allerdings gelernt, auch diesen Fetten, die meistens als Öl vorliegen, durch Zusatz entsprechender natürlicher Antioxidantien eine hervorragende Haltbarkeit selbst für wärmere Regionen zu verleihen, falls sie nicht von Natur aus bereits diesen Zusatz im genügenden Umfange haben, wie es zum Beispiel beim Maiskeim-Öl der Fall ist. Ein derartiger Gehalt an Antioxidantien bringt dann auch noch einen anderen, für uns ganz wesentlichen Vorteil mit sich:

Mehrfach ungesättigte Fettsäuren, die zwar erst innerhalb unseres Körpers, jedoch außerhalb des eigentlichen Stoffwechselgeschehens durch Sauerstoff oxidiert sind, haben ihren besonderen ernährungsphysiologischen Wert für uns weitgehend verloren. Sie sind nur noch Kalorienträger, wie Mastfett auch!

Nun weiß man, daß das *Vitamin E (= Tocopherol)* ausgesprochen antioxidative Eigenschaften hat. Daher setzt man den mehrfach ungesättigten Ölen bei Bedarf dieses auch als Fruchtbarkeitsvitamin bezeichnete Vitamin E als Antioxidans zu und weist auf den Etiketten auf einen derartigen Zusatz hin. Nur wenn wir einen Hinweis auf den Etiketten der von uns gekauften hochwertigen Pflanzenöle auf Vitamin-E- bzw. Tocopherol-Gehalt finden, dürfen wir davon ausgehen, daß sie ihre gesundheitsfördernden Wirkungen auch wirklich in dem Maße für uns entfalten werden, wie wir dies von ihnen erhoffen (Kapitel 16).

Tierische Fette? Pflanzenfette? Auf ihre Fettsäuren kommt es einzig und allein an: diese müssen mehrfach ungesättigt sein und unserem Stoffwechsel als solche auch tatsächlich zur Verfügung stehen. Vitamin E? In diesem Zusammenhange als Bestandteil der wertvollen ungesättigten Fette von entscheidender Bedeutung!

11.18. Fett macht fett: eine Halbwahrheit — ohne Kohlenhydrate nie!

Vielleicht ist dieses Kapitel nicht von jedem Leser so ohne weiteres zu verstehen. Trotzdem soll im Interesse der gewiß nicht kleinen Zahl anderer Leser, für die die Geschehnisse ihres Stoffwechsels ein besonders aktuelles Thema bedeuten, auf die Darstellung einiger das Verständnis des *Schlankheitskonzeptes* fördernder Grundlagen des Fettstoffwechsels nicht verzichtet werden, zumal die Aussage der Überschrift gewiß manchen überraschen wird!

Das Fett unserer Nahrung besteht zum ganz überwiegenden Teil aus Neutralfetten, also Triglyceriden. Der Anteil von Mono- und Diglyceriden (S. 96), also fettähnlichen Stoffen, am Nahrungsfett ist kleiner als 0,4 %. Deren Aufgabe? Sie wirken vor allem als Emulgatoren, die – im übrigen als solche z. B. auch in der Margarine-Industrie verwendet – im Verein mit den Gallensäuren die Triglyceride der Nahrung in feinste Tröpfchen zerteilen. Die von Bauchspeicheldrüse und Dünndarmschleimhaut bereitgestellten fettspaltenden Enzyme, die Lipasen, finden somit eine größere Fett-Oberfläche vor, an der sie ihren »Spaltungshebel« wirksamer ansetzen können: je feiner die Tröpfchen, desto größer die eine bestimmte Fettmenge umschließende Oberfläche!

Nun sind die Fette, wie wir alle wissen, im allgemeinen in charakteristischer Weise in Wasser unlöslich. Sie können also ohne weitere »Aufbereitung« nicht von der Darmschleimhaut aufgenommen und den Körperflüssigkeiten zum Transport an den Ort ihrer jeweiligen Verstoffwechslung anvertraut werden, da sie sich wie »Fremdkörper« verhalten würden: Die tödlichen Folgen einer Fettembolie, verursacht durch freies Fett im Blutgefäß-System zum Beispiel nach Knochenbrüchen, sind den Lesern gewiß bekannt.

Ausnahmen von diesem »wasserfeindlichen« Verhalten der Fette sind selten. Für uns ist vielleicht bemerkenswert, daß zu diesen Ausnahmen Fette mit kurzkettigen Fettsäuren gehören, die nach Tabelle 14, Seite 97, weniger als 12 Kohlenstoff-Atome hintereinander in der Molekülkette haben. Derartige Fette zeigen ein durchaus »wasserfreundliches«, ein sog. »hydrophiles« Verhalten. Aus diesem Grunde können solche Fette ohne vorherige Spaltung auch direkt in die Darmschleimhaut eindringen, in deren Zellen sie dann in Glycerin und Fettsäuren gespalten werden. Die so gebildeten freien Fettsäuren werden, an Bluteiweißstoffe gebunden, via Pfortader »auf kurzem Wege« zur Leber gebracht, von der sie sehr schnell verstoffwechselt werden können. Auf diese Weise liefert Fett mit derartigen Fettsäuren bereits wenige Minuten nach seinem Verzehr »schnelle« Energien. Wir werden darauf im Kapitel 15 noch einmal kurz zurückkommen.

Doch welche Nahrungsfette haben diese besondere Eigenschaft? Wie wir der Tabelle 14, Seite 97, entnehmen können, finden wir diese kurzkettigen Fettsäuren im geringeren Maße bei Cocosöl und bis zu 15 % des Gesamtfettes beim Milchfett. Und natürlich auch bei der aus ihm hergestellten Butter. Daher kann zum Beispiel das neugeborene Säugetier, also auch das Menschen-Baby, bereits das Milchfett verstoffwechseln, obwohl sein Organismus noch nicht »auf Fett eingefahren« ist.

Der besondere Wert der Butter für Patienten mit defektem Leber/Galle-System findet ebenfalls in dem Phänomen des verhältnismäßig hohen Gehaltes der Butter an kurzkettigen Fettsäuren seine Begründung. Diese Menschen werden also Butter als Speisefett bevorzugen, da sie ihren Fettstoffwechsel dadurch entlasten können.

Doch was geschieht mit dem Hauptanteil unseres Nahrungsfettes, der aus Fetten mit mittel- und langkettigen Fettsäuren besteht und zu dem auch die mindestens 85 % des restlichen Butterfettes gehören? Diese Fette besitzen keine »wasserfreundlichen« Eigenschaften und können als ganzes Triglycerid-Molekül die Darmschleimhaut nicht passieren. Aus diesem Grunde müssen sie unter der fördernden Mithilfe gewisser Gallensäuren durch Einwirkung der Bauchspeicheldrüsen-Lipase »aufgearbeitet« und über Di- und Monoglyceride schließlich zu freiem Glycerin und Fettsäuren zerlegt werden. Nach diesem hauptsächlich im oberen Teile unseres Zwölffingerdarmes ablaufenden Spaltungsprozeß können Glycerin und Fettsäuren, welche jetzt polare Eigenschaften haben, aufgrund derer von der Darmschleimhaut resorbiert werden.

Wegen Fehlens eines für die Reveresterung von Glycerin und Fettsäuren erforderlichen Enzyms, der *Glycerokinase, in der Darmschleimhaut* können sich beide hier nun nicht wieder zu Neutralfetten verbinden. Aus diesem Grunde finden sie sich getrennten »Schicksalen« überantwortet.

Glycerin steht in enger Beziehung zum Kohlenhydrat-Stoffwechsel. Es wird, schließlich in Glucose = Traubenzucker verstoffwechselt, entweder zur Blutzuckerstabilisierung verwendet oder aber zwecks Energiegewinnung zu Kohlendioxid und Wasser abgebaut, je nach Erfordernis des Organismus.

Etwa die Hälfte der in den *Darmschleimhautzellen* vorhandenen freien Fettsäuren verbindet sich mit *Glycerin-3-Phosphat* (s. Kapitel 11.10., Seite 73), das dort als Abbauprodukt von Glucose entsteht, wieder zu Neutralfetten, deren Fettsäurespektrum demjenigen des Nahrungsfettes nun allerdings nicht mehr ähnelt:

Spezielle Enzyme bewirken nämlich, daß dieses in den Zellen der Darmschleimhaut neu gebildete Fett dem Fettsäure-Spektrum des Menschenfettes entspricht (s. Tabelle 17, Seite 102).

In diesem Zusammenhange ist folgendes zu bemerken:

Enthielte das Nahrungsfett keine oder nicht genügend ungesättigte Fettsäuren, wäre es also zum Beispiel vorwiegend tierisches Mastfett mit einem hohen Anteil gesättigter Fettsäuren (fette Wurst, Eisbein u. ä.), so könnte der Körper das für ihn artspezifische Fett mit einem entsprechenden Anteil ungesättigter Fettsäuren wegen Verarmung an diesen bald nicht mehr bilden: es entstünde im Laufe der Zeit ihm artfremdes, hochgesättigtes Mastfett, wie dies auch bei der Bildung von menschlichem Fett aus Kohlenhydraten der Fall ist (s. Kapitel 11.16., Seite 99, und Kapitel 11.10., Seite 73)!

Das Fettsäurespektrum des menschlichen Fettes würde sich alsbald so verändern, daß es den Bedürfnissen des Stoffwechselgeschehens des menschlichen Organismus nicht mehr entsprechen kann. Die Folge? Der Zellstoffwechsel würde empfindlich gestört (Kapitel 16.3., Seite 147 ff.). In letzter Konsequenz? Sklerotische Veränderungen, Herzinfarkt!

Und was passiert nun mit dem in den Zellen der Darmschleimhaut gebildeten, jetzt artspezifischem Menschenfett? Dieses natürlich wieder als Triglycerid vorliegende Fett findet sich zu kleinen »Reisegesellschaften«, den sogenannten *Chylomikronen* zusammen, die via Lymph- und Blutgefäßsystem zur Leber gelangen. Dort werden sie dann zu Lipoproteinen, Fett/Eiweiß-Gebilden, unterschiedlicher Dichte »konzentriert«. Diese energiegeladenen »Kraftpakete« gelangen dann mit dem Blut zu den Zellen der Organe unseres Körpers.

Ein Teil der anderen Hälfte der noch in den Zellen der Darmschleimhaut befindlichen freien Fettsäuren wird zur Bildung von *Phosphatiden* (s. Kapitel 11.15., Seite 96) verwendet, die im menschlichen Körper weit verbreitet sind und die die verschiedenartigsten Aufgaben, u. a. als wichtige Bausteine der membranartigen Hüllen der Zellen unseres Körpers wahrzunehmen haben, und ein weiterer Teil verestert mit Cholesterin, einem einwertigen Alkohol (s. Kapitel 17, Seite 157), und wird als Cholesterinester struktureller und wichtiger Bestandteil der bereits erwähnten »Reisegesellschaften«, der Chylomikronen und Lipoproteinen.

Die mit dem Blute von der Leber zu den einzelnen Zellen der Organe unseres Körpers beförderten Lipoprotein-»Kraftpakete«

– werden dort entweder »verbrannt«, also zur Energielieferung verwendet, oder aber
– in den Zellen unseres Fettgewebes zur Herstellung von Depot-Fett verwendet – sofern dies möglich ist!

Denn jetzt wird es im Zusammenhange mit der Thematik des *Schlankheitskonzeptes* hochinteressant:

Die Bildung von Depot-Fett aus diesen Lipoprotein-»Kraftpaketen« ist in den Zellen des Fettgewebes nur möglich, wenn dort gleichzeitig Glucose abgebaut wird!

Warum?

Obwohl, wie wir wissen (s. Kapitel 11.13., Seite 87), in den Fettzellen stets auch freies Glycerin vorhanden ist, können die in die Zellen eingedrungenen Fettsäuren sich mit ihm nicht zu Depot-Fett verbinden, also nicht verestern, da *auch in den Fettgewebszellen,* genau wie es bei den Zellen der Darmschleimhaut der Fall ist, das dazu erforderliche Enzym, die *Glycerokinase, völlig fehlt.* Dieses Enzym kommt nur in den Zellen von Leber, Herz und Nieren vor! Nun hatten wir bereits auf Seite 73 erfahren, das die

Bildung von Neutralfetten in unserem Körper auch ohne das Enzym Glycerokinase möglich ist, wenn freie Fettsäuren mit dem beim Glucose-Abbau entstehenden Zwischenprodukt *Glycerin-3-phosphat* zusammentreffen, wie es ja in den Zellen der Darmschleimhaut der Fall ist.

Und im Kapitel 11.10., Seite 73, hatten wir ebenfalls erfahren, daß *auch die Fettzellen* eine Betriebsabteilung »Alkohol : Glycerin-3-phosphat« haben, die eben dieses Glycerin-3-phosphat aus Glucose erzeugt. Nur muß die Glucose dazu ja erst einmal in das Innere der Fettzellen gelangen. Das ist aber, wie wir ebenfalls in jenem Kapitel erfuhren, nur möglich, *wenn* der *Insulinspiegel im Blute genügend hoch* ist, da die membranartigen Hüllen der Fettgewebszellen ja ohne die fördernde Wirkung des Insulins für Glucose undurchlässig sind!

Solange wir unsere Bauchspeicheldrüse also »ruhig« stellen, solange wir also keine »insulinabhängigen« Kohlenhydrate wie Zucker, Brot, Stärkeprodukte, Kartoffeln, mit der Milch Milchzucker usw. verzehren, solange unsere Bauchspeicheldrüse also nicht »gereizt« wird, Insulin ins Blut zu schütten, könnten wir soviel Fett essen, wie wir wollen: Depot-Fett kann sich daraus in den Zellen unseres Fettgewebes nicht bilden! Wir bleiben – oder aber wir werden, wie wir noch sehen werden, schlank!

Sobald wir allerdings via Verzehr insulinabhängiger Kohlenhydrate/Insulinproduktion durch die Bauchspeicheldrüse die Membranen der Fettgewebszellen für Glucose durchlässig machen, geht's sehr schnell: Der Übergewichtige meint fast zu empfinden, wie seine Leibesfülle wächst! Denn noch etwas anderes, geradezu Unheimliches passiert dann, das uns wirklich vor der Kombination Fett/Kohlenhydrate warnen sollte:

Wenn nämlich infolge Kohlenhydratverzehrs der Insulin-Spiegel im Blute steigt, wird mit steigender Insulinmenge ein dort immer vorhandenes fettspaltendes Enzym, die sogenannte *Lipoprotein-Lipase* im zunehmenden Maße aktiviert, von den im Blute auf dem Wege zu den energiebedürftigen Körperzellen befindlichen Triglyceriden und Lipoproteinen Fettsäuren abzuspalten, die nun zusätzlich zu den im Blute vorhandenen freien Fettsäuren in großer Zahl zu den Zellen des Fettgewebes gelangen. Die Folge? Im potenzierten Umfange Fettbildung!

Erst die Kohlenhydrate machen's möglich! Fleisch und Fett ohne Kohlenhydrate? Wir könnten davon soviel essen, wie wir wollen! Die vielen Fettsäuren können nie Fett bilden. Der Körper trennt sich von ihnen elegant, indem er sie nur bis zur Keto-Stufe »verbrennt« und dann als noch energiegeladene, jedoch nicht mehr abbaubare »Keton«-Körper über Niere und Schleimhäute ausscheidet (Seite 79)!

11.19. Ein Resümee über Fett
Eines der wichtigsten!

Zum fundamentalen Verständnis der Stoffwechselvorgänge und des *Schlankheitskonzeptes* wollen wir festhalten:

– daß der Verzehr von Fett unmöglich »fett« machen, also nicht zum Fettansatz führen kann, solange wir auf den Verzehr von insulinabhängigen Kohlenhydraten verzichten!

Als Umkehrung dieses Phänomens wollen wir uns merken,

– daß die Kombination »Fett jeglicher Art/insulinabhängige Kohlenhydrate« aus jedem Menschen mit normal reagierendem Stoffwechsel geradezu zwangsläufig eine »Schmalzlawine« machen muß, und zwar um so schneller, je dikker er ist, je ausgeprägter also bereits sein Übergewicht ist.

Insulinabhängige Kohlenhydrate
– sind zum Beispiel alle Kohlenhydrate, die in stärke- und rohr- oder rübenzuckerhaltigen Speisen und Getränken und im Obst enthalten sind.

Wir wollen uns ferner merken:
– Fette mit zwei- und mehrfach ungesättigten Fettsäuren sind für den Menschen lebensnotwendig.
Der Mensch kann sie jedoch während seines Stoffwechsels nicht aus anderen Substanzen herstellen.

Daher muß er diese Fette, die in höherem Maße in hochwertigen, mit Vitamin E geschützten Pflanzenölen und in Diätmargarinen enthalten sind, seinem Körper mit der Nahrung zuführen.

Unterläßt der Mensch dies, da er entweder zu fettarm oder aber auch zuviel tierisches Mastfett mit geringem Gehalt an mehrfach ungesättigten Fettsäuren ißt, so verarmt das Fett seines Körpers, das immer einen Teil dieser Fettsäuren in artspezifischer Weise enthalten muß, an ungesättigten Fettsäuren.

Eine derartige Verarmung führt zu hochgesättigtem Menschenfett, das artfremd ist. Wie wir in Kapitel 16 verstehen werden, muß dies zu schwerwiegenden sklerotischen Veränderungen im menschlichen Körper führen. Eine der häufigsten Folgen davon: *Herzinfarkt!*

11.20. Proteine — was sie sind

Proteine
- sind Eiweißstoffe, deren Elementarbausteine Aminosäuren sind,
- bilden das Baumaterial des Strukturgerüstes sämtlicher Zellen unseres Organismus – sie sind sozusagen der »Stahl« der Zellen, wie die Stahlträger beim Stahlskelettbau,
- sind wesentlich am Aufbau der Enzyme, zahlreicher Hormone und anderer körpereigener Stoffe beteiligt,
- binden auf Grund ihrer kolloidalen Beschaffenheit Wasser und transportieren es im Körper – denken wir nur an den Proteingehalt des Blutes (70 g Eiweiß/Liter),
- haben amphotere Eigenschaften, können also je nach ihrer Umgebung als saure oder basische Elektrolyte wirken, weswegen sie hervorragende Pufferungssubstanzen zur Stabilisierung des Säure/Basen-Haushalts unseres Organismus sind,
- dienen für den Betriebsstoffwechsel des Körpers als Energiequelle.

Proteine

– sind essentielle Nahrungsstoffe, da es für den Erwachsenen 8, für das Kleinkind und den Heranwachsenden sogar 10 der insgesamt 25 im Körper des Menschen nachgewiesenen Aminosäuren gibt, die sein Organismus nicht
selbst bilden kann.

Wir schließen daraus, daß Eiweiß somit als essentieller
Bestandteil der Nahrung dem Körper regelmäßig zugeführt
werden muß, damit schwerwiegende Mangelerkrankungen
im »Wurzelbereich« unseres Lebens vermieden werden.

In Kapitel 18 werden wir erkennen, daß tierisches Eiweiß
eine ungleich höhere »biologische Wertigkeit« für den Menschen hat als pflanzliches Eiweiß. Daher ist eine ausreichende Versorgung des Körpers mit tierischem Eiweiß,
also mit Fleisch, Fisch, Ei oder vor allem auch mit preis-
wertem und vollwertigem Milcheiweiß (Quark, Käse) als
Aminosäuren-Lieferant unabdingbar erforderlich!

Was sind denn nun eigentlich Aminosäuren?

Wie der Name sagt, bestehen sie aus zwei charakteri-
stischen Teilen:

– der *Amino-Gruppe* [– NH_2], einer *Stickstoff*/Wasserstoff-
Verbindung, und
– der *Säuregruppe* [– COOH], die Bestandteil aller organischen Säuren, also zum Beispiel auch der Fettsäuren,
ist.

Eiweißstoffe enthalten im Vergleich zu Kohlenhydraten
und Fetten in ihrer Amino-Gruppe vor allem also auch
noch das chemische Element Stickstoff, das in den anderen
Nährstoffen unserer Nahrung fehlt.

In den einzelnen Eiweiß-Molekülen jedes pflanzlichen
und tierischen Organismus sind nun in einer für die betreffende Art typischen, sogenannten artspezifischen Reihenfolge mehr oder weniger zahlreiche, verschiedene und auch
untereinander teilweise gleiche Aminosäuren zu langen,
»girlanden«-ähnlichen Ketten miteinander verbunden, die
nach Art eines Seiles auch noch umeinander verschlungen
sein können.

Sehen wir uns die »Girlande« eines Eiweiß-Moleküls einmal an:

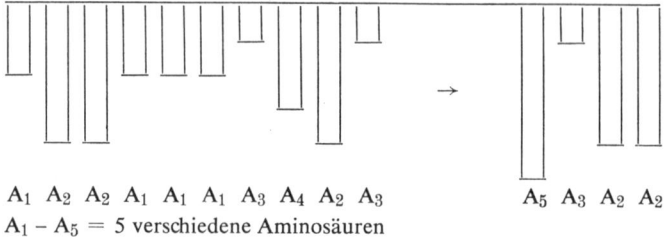

A₁ A₂ A₂ A₁ A₁ A₁ A₃ A₄ A₂ A₃   A₅ A₃ A₂ A₂

A₁ – A₅ = 5 verschiedene Aminosäuren

Abbildung 4: Aufbau eines Protein(= Eiweiß)-Moleküls (schematisch).

Zahl, Art und Reihenfolge der einzelnen Aminosäuren werden durch einen Code, wie er von dem genetischen Material jeder einzelnen Zelle der verschiedenen Individuen festgelegt ist, bei der Biosynthese neuen Zellmaterials im Zuge des ewigen Vergehens und Entstehens der Zellsubstanz des Organismus immer wieder reproduziert, so daß sich kein körperfremdes Eiweiß bilden kann.

Das Problem der Eiweißunverträglichkeit bei der Transplantation von Organen von einem Menschen auf einen anderen ist uns allen bekannt; in dem individuellen Code des genetischen Materials der *Immunglobuline* jedes einzelnen Menschen hat sie ihre Ursache! Kein Eiweiß ist wie das andere!

11.21. 28 Aminosäuren: Schlüssel zur Vielfalt der belebten Welt!

Mancher Leser wird sich nun fragen, ob sich denn wirklich der gesamte Variationsreichtum aller Pflanzen und Tiere, also des gesamten Lebens dieser Welt, lediglich aus der unterschiedlichen Anordnung von nur 28 verschiedenen Aminosäuren im Eiweiß-Molekül erklären läßt. Dies ist durchaus möglich, wie wir gleich verstehen werden:

Genauso, wie wir nämlich den Wörterbüchern der verschiedenen Sprachen entnehmen können, daß sich aus den 26 Buchstaben unseres Alphabets eine sehr große Anzahl verschiedener Wörter bilden läßt, genauso können wir uns vorstellen, daß sich auch aus den 28 als Protein-Bausteine bekannten verschiedenen Aminosäuren, von denen 25 im menschlichen Organismus nachgewiesen sind, eine kaum faßbare Zahl von verschiedenen Kombinationen, also verschiedenen Eiweißen, niederschreiben ließe.

Nun wollen wir uns einmal vorstellen, wie dick die Lexiken sein müßten, wenn die einzelnen Wörter der verschiedenen Sprachen nicht nur aus bis zu vielleicht fünfzehn Buchstaben bestünden, sondern aus bis zu 1000! Auch solche Wörter ließen sich ja durchaus aus den nur 26 Buchstaben des Alphabets bilden!

Damit sind wir aber bereits bei den Realitäten, wie sie bei den Proteinen vorliegen: Die Aminosäuren-Folge der »Girlanden« der Eiweiß-Moleküle in einer lebenden Zelle, die sog. Aminosäuren-Sequenz, besteht aus 50 bis rund 1000 teils untereinander verschiedenen, teils auch gleichen Aminosäuren, beim Chromoprotein des menschlichen Hämoglobins, des roten Blutfarbstoffs, zum Beispiel aus 146! Wie viele verschiedene Proteinarten insgesamt gebildet werden könnten? Stellen Sie sich eine 1 mit ungefähr 130 Nullen dahinter vor!

11.22. »Alles oder nichts!«: Die Devise der DNS

Wechseln wir in einem Worte nur einen einzigen Buchstaben aus oder lassen wir ihn fort, so ist bereits ein neues Wort entstanden. Genauso ist das auch bei den Proteinen: fehlt eine einzige Aminosäure im Organismus eines lebenden Individuums, so können bei der Biosynthese neuen Zellmaterials als Ersatz des zwangsläufig und unabänderlich immer zerfallenden Zellmaterials die entsprechenden artspezifischen Eiweiß-Moleküle nicht mehr gebildet werden:

Die Eiweiß-Substanz des betreffenden Lebewesens muß sich vermindern, denn die fehlende Aminosäure kann ja durch keine andere ersetzt werden, und artfremdes Eiweiß kann sich im Körper nicht bilden, da der Code des genetischen Zellmaterials, dessen Träger die sogenannten *Desoxiribonukleinsäuren (DNS)* sind, dies verhindert: »Alles oder nichts« heißt die Devise der DNS!

Nun wissen wir, daß von den 25 verschiedenen im menschlichen Organismus nachgewiesenen Aminosäuren für das heranwachsende Kind 10 und für den Erwachsenen 8 essentiell sind. Der Körper ist also nicht in der Lage, diese irgendwie selbst zu bilden, und auch von den beim Zellzerfall freigewordenen Aminosäuren stehen davon nicht genügend zur Verfügung: ein Teil von ihnen wird immer verstoffwechselt.

Wird der sich auf diese Weise ständig ergebende Fehlbestand an essentiellen Aminosäuren nicht in ausreichendem Maße aus der Nahrung ergänzt, so nimmt die Eiweiß- und Muskelsubstanz des Menschen ständig ab. Die Folgen? Trotz vielleicht sogar überkalorischer, jedoch eiweißverarmter Kost stellen sich Wachstumsstörungen, Hauterkrankungen, Anfälligkeit gegenüber Infektionen und Störungen des Eiweiß- und Gesamtstoffwechsels ein.

Und bei unzureichender Eiweiß-(= Aminosäuren)-Versorgung beim Hungern und bei »FdH«? Denken Sie einmal darüber nach, ob Sie sich dann Ihr Fett abhungern oder nicht auch noch etwas anderes! Lesen Sie Kapitel 19! Sie werden überrascht sein!

Eiweiß? Aminosäuren? Eine wirklich lebenswichtige Angelegenheit. Das *Schlankheitskonzept* trägt ihr Rechnung!

11.23. Eiweiß: Appetitzügler der Mutter Natur! Ein paar Worte zum Eiweiß-Stoffwechsel

Die riesigen Eiweiß-Moleküle können natürlich die Darmwand nicht durchqueren. Sie werden daher von speziellen Enzymen, den Proteasen, im Magen-Darm-Kanal in ihre Aminosäuren zerlegt, die die Darmschleimhaut durchdringen können. Im Körperinneren werden sie dann entweder zur Biosynthese neuen Zellmaterials oder als Energiequelle für den Betriebsstoffwechsel des Körpers verwendet.

Vom Standpunkte der Wirtschaftlichkeit her stellt Eiweiß, wie wir in Kap. 10, Seite 45, erfahren hatten, nun nicht gerade die beste Energiequelle dar. Doch sollten sich darüber die Übergewichtigen nicht ganz besonders freuen, zumal Eiweiß einen ganz besonders hohen Sättigungseffekt bewirkt?

Müßten die Übergewichtigen nicht geradezu ein solches Nahrungsmittel suchen? Liefert die Natur nicht bereits das, wovon ganze pharmazeutische Bereiche leben: Appetitzügler, die ein Sättigungsgefühl vermitteln, ohne daß die Energie-Bilanz des Körpers gedeckt ist?

Ein *Appetitzügler der Mutter Natur?* Im *Eiweiß* liegt es vor!

11.24. Hätten Sie immer daran gedacht?
Einige notwendige Worte

Der bedauernswerte Gichtkranke! Infolge einer – häufig vererbten – Stoffwechselstörung ist bei ihm die Konzentration der *Harnsäure* im Körper so hoch, daß sie in der Niere, im Gewebe und in und um seine Gelenke schmerzhafte Kristalle bildet.

Wo die Harnsäure herkommt? Sie ist das *Endprodukt* der Verstoffwechselung der Nuklein-Protein-Verbindungen des Kernmaterials der lebenden Zelle, also des *Nuklein-*Stoffwechsels, auch Purinstoffwechsel genannt. Harnsäure entsteht als Stickstoffverbindung also zwangsläufig bei der Verstoffwechslung praktisch allen tierischen und pflanzlichen Eiweißes – außer beim Abbau von Milch, Milcheiweiß-Produkten und Eiern. Dieses Eiweiß hatte noch nicht »gelebt«, also auch noch kein Kernmaterial gebildet, wie es bei der lebenden Zelle der Fall ist.

Natürlich kann man bei Gichtkranken durch Bevorzugung einer milcheiweiß- gegenüber einer fleischeiweißreichen Kost den Harnsäurespiegel in einem gewissen Umfange entlasten. Die Verfechter einer eiweißarmen Ernährung schießen nun aber weit über ihr Ziel hinaus, wenn sie unter Hinweis darauf behaupten, daß eine fleischeiweißbetonte Kost durch »Versäuerung« Gicht verursache oder durch Bildung von nicht näher zu definierenden »Stoffwechsel-schlacken« zu krankhaften Störungen des Körpers führe. Diese Behauptung ist ganz einfach falsch und in noch nicht einem einzigen Falle bestätigt, selbst bei proteinreichster normalkalorischer Ernährung nicht!

Ähnlich sieht es beim *Harnstoff* als *Endprodukt des Eiweiß-*

Stoffwechsels, also des Aminosäuren-Abbaus, aus. Hierbei bildet sich die Stickstoffverbindung Ammoniak im Körper, das bereits in verhältnismäßig geringer Konzentration als Zellgift wirkt. Jede gesunde Leber entgiftet jedoch den Körper sofort, indem sie Ammoniak mit Kohlendioxid zu Harnstoff synthetisiert, der über die Nieren ausgeschieden wird.

Die Frage, die sich im Zusammenhange mit einer eiweißbetonten Kost stellt, ist doch nur die, ob eine gesunde Leber durch eine solche Ernährung erkranken kann. Und diese Antwort muß mit aller Entschiedenheit »Nein« heißen! Das Gegenteil ist in noch nicht einem einzigen Fall bewiesen worden!

Offensichtlich wird bei der Argumentation gegen eine eiweißbetonte Kost immer wieder übersehen, daß der menschliche Organismus als Äquivalent zum Verlust des beim Zellzerfall verlorengegangenen Eiweißes durch Biosynthese täglich etwa 300 g Eiweiß = 1,56 kg magerstes Steak (!) neu bilden muß. Nun verwendet er hierzu, wie wir inzwischen wissen, einen Teil der beim Zellzerfall frei werdenden Aminosäuren aufs neue. Aber eben auch nur einen Teil, da eine gewisse Menge der freien Aminosäuren stets verstoffwechselt, also z. B. »verbrannt« wird. Der Pool des Körpers an essentiellen Aminosäuren würde also mit zunehmender Zellteilungsrate verarmen, wenn nicht ständig für entsprechenden »Nachschub« gesorgt wird. Wieviel Eiweiß hierfür Tag für Tag mit der Nahrung als Minimum »nachgeschoben« werden muß?

Ein Experten-Komitee der Weltgesundheits-Organisation hat empfohlen, diese Minimalmenge für Männer mit 0,57 g und für Frauen mit 0,52 g pro kg Körpergewicht höchstwertigen Proteins festzusetzen. Das ergibt für einen 70 kg schweren Mann immerhin 40 g Eiweiß = 210 g höchstwertiges Steak!

Dies wäre also etwa die Menge an »Fleisch«, die unser Organismus Tag für Tag »verbraucht«, auch im Hunger, beim Teilfasten oder bei einer Eiweiß-Mangelernährung: dann eben durch »Verzehr« seiner eigenen Eiweißreserven in Zellfunktionsregulatoren und Muskulatur!

Werden also dem menschlichen Körper essentielle Aminosäuren nicht oder im unzureichenden Maße zugeführt, wie es zum Beispiel bei Bevorzugung einer stark pflanzeneiweißbetonten Kost mit stets geringerem Gehalt an essentiellen Aminosäuren oder natürlich auch bei der Null-Diät der Fall ist, so tritt recht bald eine Verarmung an ihnen ein mit der Konsequenz, daß die aus dem ständigen Zerfall körpereigenen Eiweißes stammenden Aminosäuren wegen der »Alles-oder-nichts«-Devise der DNS nicht mehr zu Biosynthesen neuen Zellmaterials verwendet werden können. Sie sind überzählig und fallen zwangsläufig dem weiteren Abbau anheim. Die Folge? Trotz fleischeiweißfreier oder -verarmter Kost können Harnsäurespiegel und Harnstoffausscheidung steigen! Hätten Sie immer daran gedacht?

Nun mag es bei ohnehin *Stoffwechselerkrankten* einige wenige Grenz- und Übergangsfälle geben, in denen der Organismus zwar eine kleinere Menge von Nahrungseiweiß gerade noch »normal«, ein größeres Eiweißangebot jedoch nur noch so verstoffwechseln kann, daß eine Erhöhung insbesondere des Harnsäurespiegels im Serum von vornherein nicht ausgeschlossen werden kann. In Fällen, in denen in der Familie schon einmal Gichterkrankungen bekannt geworden sind oder in denen Verdacht auf eine Störung des Eiweißstoffwechsels besteht, empfiehlt es sich, den Hausarzt aufzusuchen, welcher den Harnsäurespiegel im Serum überprüfen kann. Sollte dieser dann wirklich erhöht sein, stehen zur Beseitigung der sichtbar gewordenen Stoffwechselstörung wirksame Medikamente bereit, die früher oder später ohnehin hätten eingesetzt werden müssen. Im übrigen sei dieser eng begrenzte Personenkreis noch einmal auf den Wert des nukleinsäurefreien Milcheiweißes (Quark, Käse) hingewiesen, durch dessen Bevorzugung bei der täglichen Kost die Harnsäurekonzentration im Serum günstig beeinflußt wird. Auch in den so angesprochenen Fällen braucht also auf eine Ernährung nach dem *Schlankheitskonzept* nicht verzichtet zu werden.

Im übrigen wird, und dies sollte bereits an dieser Stelle festgehalten werden, durch die Bevorzugung von insbesondere magerem tierischen Eiweiß bei der an insulinabhängigen Kohlenhydraten stark verarmten Ernährung nach dem *Schlankheitskonzept* das natürliche Sättigungsempfinden so schnell aktiviert, daß nach allen vorliegenden Erfahrungen die täglich verzehrte Eiweiß-Menge die bei einer kohlenhydrathaltigen Kost empfohlene praktisch *nicht* übersteigt.

Auch gehen jedwede Bedenken in Richtung auf eine zu hohe Belastung des sog. *Säure-/Basen-Haushaltes* unseres Organismus an der Realität vorbei. Gewiß sind die vom *Schlankheitskonzept* empfohlenen Lebensmittel säureüberschüssig, wie viele andere der täglichen Kost der Bewohner der Industrienationen auch. Während des Stoffwechsels werden nun einmal schwefelhaltige Aminosäuren zu Schwefelsäure oxidiert, gewisse Phosphatgruppen in Form von Phosphatsäure freigesetzt und Kohlenhydrate und Fette bis zu Ketosäuren, Milchsäure und anderen organischen Säuren abgebaut. Die so entstehenden Wasserstoffionen = Protonen werden zum Teil wieder verbraucht bei der Verbrennung organischer Citrat-, Malat- und Oxalat-Verbindungen, die aus Früchten und Gemüsen stammen. Verzichten wir auf den Verzehr der uns bei unseren Abnahmebemühungen störenden Früchte und Gemüse, so muß sich zwangsläufig der Protonenüberschuß vergrößern. Doch wie sieht das zahlenmäßig aus?

Hat eine normale gemischte Kost, eine Kost also, die einen gewissen Anteil der sog. Basenbildner Obst und Gemüse beinhaltet, i. a. einen Säureüberschuß von ca. 50 mval (= Milliäquivalent) Protonen, so kann der Säureüberschuß bei extrem säureüberschüssiger Nahrung bis auf das Dreifache dieses Wertes ansteigen. Demgegenüber ist die Niere eines Gesunden in der Lage, etwa 1000 mval Protonen ohne jede Gesundheitsstörung auszuscheiden. Die mögliche Belastung des Säure-/Basen-Haushaltes bei einer Ernährung nach dem *Schlankheitskonzept* liegt beim Gesunden also mit großer Sicherheitsreserve völlig innerhalb der Regulationsbreite der Nieren.

Außerdem werden, wie wir noch sehen werden, eine ganze Reihe von Basenbildnern (Apfelessig, natürlicher Zitronensaft, Magnesium-Tabletten) empfohlen, die in Verbindung mit der auf ca. 2 Liter erhöhten Trinkmenge sämtlich in Richtung auf eine Entlastung des Säure-/Basen-Haushaltes wirken. Jedwede Bedenken in diese Richtung können also mit Recht in den Bereich der unwissenschaftlichen Fabel verwiesen werden.

11.25. Ein Resümee über Eiweiß

Zum Verständnis für das *Schlankheitskonzept* wollen wir zum Kapitel Eiweiß folgendes festhalten:

– Tierisches Eiweiß ist wegen seines hohen Gehaltes an essentiellen Aminosäuren für uns lebenswichtig. Es kann durch pflanzliches Eiweiß nicht ersetzt werden.

– Der gesunde Organismus verstoffwechselt tierisches Eiweiß auch in größeren Mengen ohne jede Schwierigkeit.

– Selbst proteinreichste Ernährung führt zu keinerlei krankhaften Störungen:
Ein Stoffwechselgesunder ist überhaupt nicht in der Lage, soviel Eiweiß zu essen, bis eine Schädigung seiner Leber oder Nieren zu erwarten ist: der natürliche, bei Eiweißverzehr glänzend funktionierende Sättigungsmechanismus stellt eine unüberwindbare Schranke gegenüber einem »Zuviel« an Eiweiß dar.
Ein Stoffwechselkranker dagegen kann zu hohe Mengen Harnsäure und Harnstoff auch bereits aus dem beim ständigen Zellzerfall seines eigenen Körpereiweißes entstehenden Eiweißfragmenten erzeugen, die aus Mangel an essentiellen Aminosäuren nicht zu Biosynthesen neuen Körpereiweißes verwendet werden können und daher zwangsläufig weiter abgebaut werden müssen. Der tägliche »Selbstverzehr« beträgt bei Abwesenheit entsprechender essentieller Aminosäuren etwa 40 g reines Eiweiß, wie es z. B. in 210 g höchstwertigem Steak enthalten ist.

– Der stoffwechselgesunde Organismus ist ohne Schwierigkeiten in der Lage, Eiweiß auch als Energiequelle zu nutzen, wobei dem Schlankheitsbewußten der hohe Sättigungswert der eiweißhaltigen Nahrungsmittel besonders zustatten kommt.

Wie die Kohlenhydrate die eigentlichen »Hungermacher« von Mutter Natur sind, so ist tierisches Eiweiß der »Appetitzügler«, den eben diese Natur für uns bereithält.

12. Der Mensch - ein Mischköstler. Ein Mischköstler? Historische und andere Betrachtungen.

12.1. Stumme Zeugen — beredte Sprache!

Stand eine der Wiegen der Menschheit in Afrika, im äthiopisch-kenianisch-nordtransanischen Grenzraum, in der Nähe von Omo-Fluß, Rudolf-See und Olduwai-Schlucht?

Den zahlreichen, durch vulkanische Aschenschichten von 30 bis 600 m Dicke konservierten, durch Faltung der oberen Erdschichten wieder in die Nähe der Erdoberfläche gebrachten und nach der vulkanischen Zeittafel des *Kalium-Argon-Verfahrens* zuverlässig datierbaren Funden von entsprechenden Bein- und Schädelknochen nach zu urteilen, könnte es wohl so gewesen sein.

Bernard Campbell, physiologischer Anthropologe an der Universität von Kalifornien in *Los Angeles*, errichtete im Jahre 1972 einen Stammbaum der Menschheit, der wohl am widerspruchslosesten die verschiedenen Forschungsergebnisse der Anthropologen und der beiden Immunologen *Vincent Sarich* und *Allon Wilson* von der Universität von Kalifornien in *Berkeley/San Francisco* unter einen Hut bringt. Danach dürfte die Abspaltung Mensch/Menschenaffe vor mehr als 14 Millionen Jahren erfolgt sein: die Zeiger der die ältesten Funde von Kieferfragmente und Zähne bedeckenden Vulkan-Aschenuhr waren vor 14 Millionen Jahre stehengeblieben! Der Name dieses Wesens? *Ramapithecus* wurde es getauft. Ob es schon aufrecht ging? Wir wissen es nicht, Mensch oder Nicht-Mensch: das ist hier fast noch keine Frage.

Aus diesem Ur-Ahn Ramapithecus, der im Vergleich zu den Affen bereits weniger weit vorspringende Kieferknochen besaß und der wohl schon mit aufgehobenen Steinen und Stöcken gelegentlich seine Feinde bedrohen konnte,

entwickelten sich ganz offensichtlich verschiedene »Sippen«:
So muß es vor ca. 4 bis 1 Million Jahren in dem genannten afrikanischen Gebiete mindestens drei derartiger »Sippen« gegeben haben:

– *Eine,* deren Sippschaft von großer Statur (Gewicht ca. 90 kg) war und die sich, ihrem Gebiß nach zu urteilen, ausschließlich *vegetarisch* ernährte, und

– *zwei andere,* deren Angehörige kleiner waren (Gewicht ca. 50 kg) und die sich *vorwiegend von Fleisch* ernährten.

Während die »Riesen« große Mengen rohen Pflanzenfutters verschlangen und sich, wie auch die heute auf der Welt vegetarisch lebenden Menschen, eher phlegmatisch – wohlwollend auch als transzendental/verinnerlicht bezeichnet – gaben, lernten die »Kleinen« Steinwerkzeuge und Waffen zu bearbeiten und zu benutzen und sich als geschickte Jäger Fleisch zu »besorgen«, wobei sie sich zur Verteidigung, Jagd und Verteilung der Beute zur Gruppen- und Familienbildung zusammenfanden und damit die Grundlage zum *Beginn der sozialen Evolution* legten.

Ein erst vor kurzem in China gefundener, behauener faustgroßer Stein, der genau in die tödliche Fraktur der rechten Hälfte des neben ihm liegenden ca. 2 Millionen Jahre alten Elefantenschädels paßte (Gai Pei & Wei Qi; Vertebrata Palasiatica, Peking, 1974, Nr. 1) stellt unter Beweis, daß auch in Nikowan in Nordchina Vettern von ihnen gelebt haben müssen, die sich aufs Jagen mit Steinschleudern verstanden: anders hätte der schwere und massive Schädelknochen gar nicht zertrümmert werden können!

Warum dies alles? Weil es uns zeigt, daß erst der Einzug des tierischen Proteins mit seiner hohen biologischen Wertigkeit in die menschliche Ernährung die große Beschleunigung in die Entwicklung der Menschheit brachte. Nachdem -zig Millionen Jahre kaum umwerfende Ergebnisse der Genese des Menschen brachten, kam mit dem Moment der Entdeckung des tierischen Proteins als Nahrungsquelle der entscheidende Durchbruch:

Zwei Millionen Jahre haben genügt, die Sehnsucht des Menschen, es den Vögeln gleichzutun und sich von der

Schwerkraft der Erde zu lösen, ja sogar ihrem stillen Begleiter einen Besuch abzustatten, in Erfüllung gehen zu lassen!

Und die vegetarisch lebenden »Riesen«? Vor 1 Million Jahre mußten sie ihre Höhlen den jagenden »Zwergen« überlassen: *sie starben aus!*

Der Mensch – ein Mischköstler? Er kann, aber sollte er? Urteilen Sie selbst!

12.2. Elefantensteak mit gemischtem Salat. Oder?

Werden Gorillas, die sich in der Freiheit normalerweise von Nüssen, Wurzeln und Pflanzentrieben ernähren, in der Gefangenschaft mit Fleisch gefüttert, so lassen sie das vegetabile Grünzeug sehr bald liegen und entwickeln einen ausgesprochenen Heißhunger auf Fleisch! Ganz ähnlich muß es unseren Vorfahren vor 1 bis 2 Millionen Jahren gegangen sein, als sie sich zu immer ausgeprägteren Fleischessern entwickelten.

In dem Maße, in dem unsere Urahnen dann den klimatisch ausgeglicheneren Savannengürtel verließen, um die nördlicheren Gefilde der Erde mit ihren jahreszeitlichen Schwankungen zu bevölkern, waren Jagd und Versorgung mit tierischen Proteinen und Fett keine Frage mehr nur der Vorliebe für tierische oder vegetabile Kost. In jenen Gebieten, in denen die »Salatplatte« für rund zwei Drittel des Jahres oder länger leer blieb, blieben diese die einzige Nahrungsquelle!

So wissen wir, daß vor gut 400 000 Jahren, also zur Zeit des *Heidelberger Menschen,* in Mitteleuropa große Elefantenjagden (!) abgehalten wurden. Woher wir das wissen?

Nun, in der *Sierra de Guadarrama,* 150 km im Nordosten von Madrid, finden sich die Beweise: der *Marqués de Cerralbo,* ein Amateurarchäologe und einer der vornehmsten Granden seiner Zeit, trug um die Jahrhundertwende von den Hügeln *Torralba* und *Ambrona* die Überreste von mindestens 25 Elefanten zusammen, und im Jahre 1961 wurden von *Clark Howell,* Anthropologe an der Universität von *Chicago,* und seinem Mitarbeiter, *Freeman jr.,* an den gleichen Stellen die Relikte von weiteren 50 Elefanten gefunden!

Na ja, Spanien! Kein Wunder, bei der Hitze dort! Die »Salatplatte« muß ja ebenfalls gut gefüllt gewesen sein: Elefantensteak mit gemischtem Salat! Also doch ein Mischköstler, unser Vorfahr.

Nein! Bei der Untersuchung fossiler Pollen der betreffenden Erdschichten stellte sich heraus, dach das damals dort herrschende Klima demjenigen ähnelte, wie wir es heute im nördlichen Alaska antreffen: der Erdboden zeigt in entsprechender Tiefe noch heute die typischen Frostmuster, und der Sonne gelang es lediglich für kurze Zeit, die obere Erdschicht aufzutauen. Eiszeitliche Klimaschwankungen sind die Erklärung!

Gemischter Salat? Fehlanzeige! Elefantensteak solo. Vor 400 000 Jahren!

12.3. Die große Anpassung!

Nach *Heberer* (»Die Evolution der Organismen, Ergebnisse und Probleme der Abstammungslehre, I und II«, 1959) müssen wenigstens 250 000 Jahre vergehen, bis sich im Zuge der Evolution eine neue Rasse bilden kann – bei so gravierender Umstellung der Ernährungsgewohnheiten vom noch vorwiegend grünzeugverzehrenden, an der Beute der Jagd allmählich Geschmack findenden »leichtgewichtigen« Vorfahren bis zum eineinhalb Millionen Jahre später in Spanien Elefanten jagenden und sich fast ausschließlich von Fleisch und Fett erlegter Tiere ernährenden »homo erectus« wohl auch gebildet haben sollte:

Der Verdauungstrakt des Menschen müßte sich doch auf die gravierende Veränderung der Ernährungsgewohnheiten eingestellt haben!

Hat er auch! Sehen wir uns doch dazu in Tabelle 18 einmal die Darmlängen verschiedener pflanzen- bzw. fleischfressender Säugetiere im Verhältnis zur Länge ihres Körpers an! Wir werden eine Überraschung erleben!

Säugetier	Verhältnis Darmlänge/Körperlänge
Fleischfresser	
Löwe	3 bis 4/1
Tiger	3 bis 4/1
Katze	3 bis 4/1
Marder	4/1
Wiederkäuende Pflanzenfresser	
Rind	21/1
Schaf	25/1

Tabelle 18: Verhältnis Darmlänge/Körperlänge bei einigen Säugetieren.

Und der Mensch? Rechnen wir einmal:

Länge Dünndarm:	6–7	m
Länge Dickdarm:	1,5	m
Länge Mastdarm:	0,2	m
Gesamte Darmlänge:	7,7–8,7	m

Körpergröße:	1,8 m
Verhältnis Darmlänge/Körpergröße beim Menschen:	4,3 bis 4,8/1

Und nun ordnen Sie bitte selbst den Menschen ein: Fleischköstler? Mischköstler? Pflanzenköstler?

Ein *Fleischköstler* hat sich da in einigen Hunderttausend Jahren entwickelt!

Ja aber, wird mancher Vegetarier und Gemüsefanatiker sagen, das war der Vergleich gegenüber Wiederkäuern! Wie sieht der Vergleich zu nichtwiederkauenden, säugenden Pflanzenfressern aus?

Diese bauen die Pflanzenzellulosen mit Hilfe entsprechender Bakterien in ihrem Blinddarm ab, der dann das erforderliche, oft ein respektables Volumen hat. Im übrigen leben die Pflanzenfresser auf diese Art und Weise gar nicht einmal schlecht vom tierischen Eiweiß, nämlich von demjenigen ihrer Helfer, der Bakterien, die sie verdauen und verstoffwechseln, sobald sie ihr Lebenslicht ausgehaucht haben. Doch das nur am Rande, denn Bakterien-Eiweiß ist für den Menschen ohnehin nur von geringer biologischer Wertigkeit!

Also zurück zu den Blinddärmen! Sehen wir uns in Tabelle 19 einmal die Länge der Blinddärme einiger nicht-wiederkauender Säugetiere an!

Säugetier	Länge des Blinddarms
Pferd	1,20 m
Känguruh	= Körperlänge
Nagetier	= Körperlänge
Mensch	6–8 cm

Tabelle 19: Länge des Blinddarms einiger Säugetiere.

Wir erkennen, daß sich an der Zuordnung des Menschen nichts ändert: sein Verdauungsapparat hat mit den Pflanzenfressern sehr wenig und mit den Fleischfressern sehr viel gemeinsam!

Spezielle Enzyme, und im geringeren Umfange auch Bakterien, versetzen den Menschen zwar in die Lage, trotz seines kurzen Darmes und des kleinen Blinddarmes auch Kohlenhydrate verstoffwechseln zu können, gewiß. Aber wir wissen inzwischen auch, in welchem Umfange dies geschehen kann und was dabei offensichtlich erreicht werden soll: nur allzu bald beginnt die »Kohlenhydrat/Hunger«-Schaukel (Kapitel 14, Seite 133) zu schwingen, auf daß der Mensch sich seinen »Winterspeck« anfuttere!

Das dem jahreszeitlichen Wechsel unterworfene und insgesamt viel sparsamere Angebot von nicht lagerfähigen, auch weniger insulinabhängigen Kohlenhydraten bewahrte unsere Vorfahren über viele Hunderttausend Jahre hinweg davor, daß aus ihrem Winterspeck ein Dauerspeck wurde, wie es bei zahllosen »modernen« Menschen als Bewohner der »Zuckerindustrie«-Nationen der Fall ist.

Stünden wir vor der Aufgabe, den Menschen *anhand der anatomisch/physiologischen Daten* seines Verdauungsapparates entlang einer gedachten Skala mit den beiden Endpunkten Fleischfresser und Pflanzenfresser/Kohlenhydratverzehrer einordnen zu müssen, so wäre er *ganz dicht bei den Fleischfressern* zu placieren.

Tierisches Protein in den Vordergrund der Ernährung zu stellen, heißt die Losung für die optimale Ernährung des Menschen!

Teuer? Preiswertes Milcheiweiß tut's auch, es muß ja kein Frucht-Yoghurt sein!

Natürlich sollte wohl auch erwartet werden können, daß sich der Verdauungsapparat der Menschen im Laufe der Zeit an die heutigen Kostformen anpassen würde. Die beträchtlich *verringerte Lebenserwartung* des »Kohlenhydrat-Mast«-Geschädigten weist in die Richtung eines von jedem davon Betroffenen für sich gewiß nicht gewünschten *Ausleseprozesses!*

Aber wie war das doch gleich? Bis vor etwa 10 000 Jahren waren unsere Vorfahren nomadisierende Jäger: Fleischköstler! Und Professor Heberer hat dargelegt, daß mindestens 250 000 Jahre bis zu einer entsprechenden neuerlichen Anpassung vergehen müßten!

Mit Kalorienreduktion ist das heutige Übergewichtsproblem als Folge der Kohlenhydrat-Mast also physiologisch und dauerhaft nicht zu lösen!

Ernährungsanpassung an die physiologischen Gegebenheiten des menschlichen Organismus heißt die Devise des *Schlankheitskonzeptes!*

13. Unser Fettgewebe – ein selbständiges Organ

Vor kurzem machte man ein sehr interessantes Experiment, das sich jederzeit wiederholen läßt:

Ein Stück der Bauchhaut eines Menschen wurde samt Unterhaut auf seinen Handrücken transplantiert – und dann wurde der Mensch gemästet.

Was geschah? In dem Maße, in dem seine Leibesfülle zunahm, bekam auch sein Handrücken einen »Bauch«!

Das Experiment zeigt uns, daß das Fettgewebe ein autonomes Organ wie Lunge, Herz und Leber ist. Genauso verschieden wie diese von Mensch zu Mensch sind, genauso wenig gleich sind die Fettgewebe der einzelnen Menschen, genauso unterschiedlich reagieren sie: der eine Mensch wird schneller dick, der andere langsamer, das Fettgewebe des einen Menschen ist gegenüber Kohlenhydraten empfindlicher als dasjenige eines anderen, und bei dem einen Menschen liegt die »Kohlenhydrat-Schwelle« (Kapitel 14.2., Seite 138) höher, beim anderen tiefer.

Die Fettgewebs-Organe der einzelnen Menschen unterscheiden sich voneinander vor allem durch die mehr oder weniger große *Anzahl der Fettzellen,* aus denen sie bestehen. Diese Zahl ist *das eigentliche Charakteristikum* eines Fettgewebes und nicht dessen »Größe« oder Gewicht!

Gewicht und Größe des Organs Fettgewebe entwickeln sich erst, wenn die Fettzellen anfangen, aus Kohlenhydraten oder aus Fett in Gegenwart von Kohlenhydraten (Kapitel 11.18., Seite 105) Fett zu produzieren: dann können sich die Fettzellen bis etwa zum Fünf- bis Achtfachen ihrer »normalen« Größe mit Triglyceriden (= Neutralfett = Körperfett) »aufpumpen«, sie werden »prall wie ein Ballon« und bestimmen so Dicke und Gewicht des Speckes.

Je mehr Fettzellen ein Mensch hat, um so dicker kann er werden und um so leichter nimmt er zu. Umgekehrt gilt natürlich: ein Mensch mit weniger Fettzellen neigt weniger zum Dickwerden und wird stets entsprechend schlanker sein.

Die Anzahl der Zellen des Fettgewebes eines Erwachsenen ist gewiß auch erblich bedingt. Aber nicht ausschließlich! Wir werden nämlich gleich erkennen, daß diese Fettzellen-Zahl dem Menschen auch noch auf andere Weise in die Wiege gelegt werden kann.

Nimmt man nämlich zum Beispiel von einem Wurf Ratten einige Tiere fort, so daß dem verbleibenden Rest mehr mütterliche Nahrung zur Verfügung steht, so werden diese Ratten nicht nur dicker, weil sich ihre Fettzellen stärker »aufpumpen«, sondern es liegt bei ihnen später auch die Anzahl der Fettzellen deutlich über derjenigen ihrer fortgenommenen Geschwister!

Na ja, Ratten, wird man vielleicht meinen! Nein, auch Menschen: in *New York* hat *Dr. Jerome Knittel* vom *Rockefeller-Institut* vor wenigen Jahren Fettgewebsproben von 20 übergewichtigen Kindern mit denjenigen von normalgewichtigen Altersgenossen verglichen. Das Ergebnis? Die dicken Kinder wiesen eine auffallend größere Anzahl von Fettzellen auf als die anderen. Nun, auch das allein besagt noch nichts, denn wo liegt hier Ursache und Wirkung?

Nun hat in der *Bundesrepublik Deutschland* der Göttinger Erbforscher Professor *Widukind Lenz* festgestellt, daß das Gewicht Neugeborener in deutlicher Beziehung stand zu demjenigen ihrer Mutter: »Dicke Mutter, dickes Kind«! Das Gewicht des Vaters spielte praktisch kaum eine Rolle! Es war die Ernährungsgewohnheit der Mutter, die in erster Linie den Ausschlag gab!

Nach heutigen Erkenntnissen kann man davon ausgehen, daß die für die spätere Neigung zu Übergewicht so entscheidende Anzahl der Zellen des Fettgewebes in wenigen »Wachstumsschüben«, und zwar sowohl bereits vor der Geburt, wie auch vor allem in den ersten 24 Lebensmonaten des neuen Erdenbürgers neben der erblichen Anlage durch die Art der Ernährung während dieser Zeit bestimmt wird:
– durch Erbanlage wird die Anzahl der Fettzellen nach unten hin begrenzt,
– durch die Ernährungsweise der Mutter vor der Geburt ihres Kindes und dessen Ernährung hauptsächlich in den

ersten Lebensmonaten wird diese Zahl dann nach oben hin festgelegt.

Danach ändert sich an der Anzahl der Fettzellen des Fettgewebes nicht mehr all zu viel. Seine Wachstumsschübe lassen nach, und bis zum Abschluß des Längenwachstums gegen Ende der Pubertät ist die Anzahl der Fettzellen endgültig fixiert: *der Mensch hat »sein Fett weg«!*

Ob die Mütter wissen, was sie tun, wenn sie ihre Säuglinge »gut in Schuß« halten und stolz sind, wenn diese schon in den ersten 3 bis 4 statt erst in sechs Monaten ihr Geburtsgewicht verdoppelt haben?

Sie haben ihren Kindern einen lebenslangen Kampf gegen Übergewicht oder aber die in seinem Gefolge stehenden »Zivilisations-Krankheiten« beschert!

Die meisten der dicken Säuglinge werden zeit ihres Lebens eine viel ausgeprägtere Empfindlichkeit gegen Kohlenhydrate haben als die schlankeren, und wir wissen ja, was das bedeutet: schnellere Fettbildung!

Wir wissen inzwischen zwar: ohne Kohlenhydrate kein Fett (Kapitel 11.18., Seite 105)! Aber wissen das die kleinen Erdenbürger später auch? Werden sie immer daran denken? Man sollte ihnen das *Schlankheitskonzept* gleich mit in die Wiege legen!

Im Kapitel 11.16., Seite 99, hatten wir erfahren, daß der menschliche Organismus aus dem Depotfett-Bildner Kohlenhydrat nur das wenig wertvolle und reaktionsträge Mastfett mit ausschließlich gesättigten Fettsäuren bilden kann!

Wenn wir den Abbau des reaktionsträgen Kohlenhydrat-Mastfettes unseres Fettgewebes etwas erleichtern wollen, sollten wir den Verzehr von Ölen und Fetten mit mehrfach ungesättigten Fettsäuren, die dann nach und nach in unser Körperfett eingebaut werden und dadurch seine »Aktivierung« bewirken, im Rahmen unseres Fettverzehres betont in den Vordergrund stellen! Nach den Erfahrungen des Verfassers haben sich in diesem Zusammenhange Erzeugnisse aus Maiskeim-Ölen besonders vorteilhaft erwiesen. Der Erfolg: wir nehmen spürbar schneller ab, nach dem *Schlankheitskonzept* mehr als ein Pfund täglich, und zwar Fett!

Natürlich besteht unser Fettgewebe nicht nur aus Fett, sondern auch aus Bindegewebs- und Gefäßzellen: schließlich müssen Glucose (= Traubenzucker) und Fettsäuren ja durch unendlich viele kleine und kleinste Gefäße zu den Zellen des Fettgewebes erst transportiert werden! Im Gegensatz zu der Zahl der eigentlichen Fettzellen kann sich die Zahl dieser beiden Zellgruppen mit der Größe des Fettgewebes durchaus verändern, so daß hier wohl auch die Vorstellung vom Wasser, das im Fettgewebe »gespeichert« ist, ihre Wurzeln hat. Die Fettzellen selbst enthalten kein Wasser!

Daher bewirkt auch ein »Austrocknen« des Körpers durch irgendeine der »gängigen« Methoden (Sauna, »Sauna-Wäsche«, Schwitzen usw.) überhaupt keine Veränderung des Körperfettes etwa in Richtung seiner Verminderung. Sie bringt eher Nachteile mit sich: bei jeder echten Gewichtsabnahme ist eine gute »Durchspülung« des ganzen Organismus über die Harnwege zum Abtransport der Fett-Abbauprodukte zwingend erforderlich, sollen gesundheitliche Störungen vermieden werden!

Es müßte also eher etwas mehr als zu wenig getrunken werden: 2 bis 3 Liter kalorienfreier Flüssigkeit (Mineralwasser, Tee mit Zitrone und ähnliches) sind wünschenswert (Kapitel 20, Seite 194)!

Mit diesen Bemerkungen sollen die Betrachtungen über das Organ, das vielen von uns so viel Kummer bereitet, abgeschlossen werden. Wir wissen jetzt, daß der Keim zum Dickwerden wahrscheinlich bereits in unserer frühesten Kindheit von unseren Müttern gelegt wurde. Wir sollten ihnen deswegen nicht gram sein. Sie haben's nur gut gemeint und wußten's nicht besser. Nützen wir unsere jetzigen Kenntnisse über das Ernährungsgeschehen und meinen wir's mit unseren Kindern besser! *Für uns gibt es keine Entschuldigung!*

Die in unserer frühesten Kindheit fixierte »Überzahl« von Zellen unseres Fettgewebes sollte jedoch auch für uns kein Alibi sein für ewiges Übergewicht!

Das *Schlankheitskonzept* weist uns den Weg, mit diesem Problem dauerhaft fertig zu werden!

14. Iß - und werde hungrig!

14.1. Wenn die Hormone »schaukeln«:
Die »Kohlenhydrat/Hunger«-Schaukel

Wir wissen alle, welche Bedeutung der »richtige« Blutzuckerspiegel für uns hat: ist er zu hoch, stellen sich recht
bald die Symptome der »Zucker«-Krankheit bis schlimm-
stenfalls hin zum diabetischen Koma, der tiefen, lebensgefährlichen Bewußtlosigkeit ein, und umgekehrt führt auch
seine abnorme Erniedrigung, die sogenannte Hypoglykämie,
zu schweren Störungen des Allgemeinbefindens bis gleichfalls zu einer lebensgefährlichen Bewußtlosigkeit, dem hypo-
glykämischen Schock.

Der »richtige« Blutzuckerspiegel ist also das A und O
für unser Wohlbefinden. Doch wodurch wird der Blutzuk-
kerspiegel »stabilisiert«, wodurch wird er unabhängig von
unserer momentanen Ernährungs- und Stoffwechsellage
stets innerhalb gewisser, für den geregelten Ablauf der
Funktionen unseres Organismus erforderliche Grenzen gehalten? *Durch das Wechselspiel gegeneinander wirkender,*
blutzuckersenkender und blutzuckererhöhender Hormone!

So steht auf der einen Seite das *blutzuckersenkende,* in
den Inselzellen der Bauchspeicheldrüse produzierte Hormon *Insulin,* das u. a. bei Fettgewebe und Muskulatur
durch Erhöhung der Durchlässigkeit der Zellwände für
Glucose dieser den Übertritt von Blut in das Zellinnere
überhaupt erst ermöglicht, wodurch die Abnahme ihrer
Konzentration im Blute bewirkt wird.

Auf der anderen Seite ist eine ganze Gruppe von Hor-
monen bekannt, die in die entgegengesetzte Richtung wirken und auf unterschiedliche Weise den *Blutzucker erhöhen,*
wie das

— *Glukagon,* ein ebenfalls von der Bauchspeicheldrüse als
   direkter Gegenspieler zum Insulin erzeugtes Hormon,
   das insbesondere die in der Leber gespeicherte mensch-

lich/tierische Stärke in Glucose (= Blutzucker = Traubenzucker) zurückverwandelt und durch Aktivierung der fettspaltenden Enzyme des Fettgewebes eine ausgesprochen lipolytische, also fettauflösende Wirkung entfaltet.

- *Somatotrope Hormon (STH)*, das im Hypophysenvorderlappen gebildete Wachstumshormon, das den Abbau von Blutzucker erschwert und die Verbrennung der vom Glukagon verstärkt freigesetzten Fettsäuren in der Muskulatur fördert und gleichzeitig die Fettbildung behindert.

- *Cortisol,* ein in der Nebennierenrinde gebildetes Hormon, das insbesondere die Glykogenbildung der Leber aus Nichtkohlenhydraten, vor allem aus Aminosäuren, also aus Eiweiß, fördert und die periphere Glucose-Verwertung hemmt.

  Diesem Hormon haben wir es vor allem zu verdanken, daß der Glykogen(= Stärke)-Gehalt der Leber als Reserve-Kohlenhydrat für den Blutzucker nie unter einen bestimmten Minimal-Wert absinkt. Im Fettgewebe fördert Cortisol die Lipolyse und »animiert« das STH, seine an sich nicht allzu starke lipolytische Wirkung zu aktivieren. In Haut-, Lymph- und Fettgewebe behindert Cortisol die Aufnahme von Glucose, »drückt« sie also ins Blut zurück und wirkt somit exakt entgegengesetzt vom Insulin.

- *Adrenalin,* ein Hormon des Nebennierenmarks, das durch Aktivierung bestimmter Enzyme sowohl die Glykogen-Depots der Leber als insbesondere auch diejenigen der Muskulatur zwecks Stabilisierung des Blutzuckers mobilisieren kann. Darüber hinaus aktiviert es die Fettgewebslipase, also das in unserem Fettgewebe stets vorhandene fettspaltende Enzym, so daß es eine ausgesprochen lipolytische Wirkung hat.

  Adrenalin ist ein Streß- und Notfallhormon, das neben seiner biochemischen Wirkung auch noch pharmakologische Effekte bewirkt: im Gegensatz zu den kohlenhydrathaltigen, kalorienreduzierten »Hunger«-Diäten, in deren Gefolge Müdigkeit, Schlappheit und allgemeine Unlust auftreten, wirkt die leichte Erhöhung des Adrenalin-

Spiegels auf die Motorik des nach dem Schlankheitskonzept *sein Gewicht reduzierenden Figurbewußten anregend: Antrieb, Leistungswillen und Leistungsfähigkeit werden gesteigert!*

Diese beiden Hormongruppen sind es, die im Spiel- und Wechselspiel den Blutzucker senkend und erhöhend wirken und hin und her »schaukeln«, je nach der allgemeinen Stoffwechsel- und Ernährungssituation, mal mit Übergewicht in Richtung Blutzuckerabbau oder -Umbau in Glykogen (= menschlich/tierische Stärke) und Fett, mal in Richtung Blutzuckerbildung durch Rückumwandlung von Stärke, Fett und Eiweiß in Glucose (= Blutzucker).

Doch warum funktioniert nun diese »Hormon-Schaukel« beim Übergewichtigen offensichtlich nicht richtig, warum sieht es bei ihm so aus, als ob die Blutzucker erhöhend wirkenden Hormone zu spät gegen die blutzuckersenkende Wirkung des Insulins »gegensteuern«. Warum schüttet die Bauchspeicheldrüse bei ihm nach Verzehr insulinabhängiger Kohlenhydrate zuviel Insulin ins Blut (= Hyperinsulinismus), so daß sein Blutzuckerspiegel so stark absinkt, daß er aufs neue Hunger bekommt, und zwar insbesondere wieder auf Kohlenhydrate? Warum funktioniert also beim Übergewichtigen der Sättigungsmechanismus gegenüber Kohlenhydraten nicht? Warum wird bei ihm aus der normal funktionierenden *»Hormon-Schaukel«* eine *»Kohlenhydrat/ Hunger«*-Schaukel?

Fragen über Fragen. Einbildung? Willensschwäche? Seelische Motivation? Kummerspeck? Man tut den meisten Übergewichtigen Unrecht! Sie können nicht anders! Leben Sie einmal ständig gegen Ihre Hormone! Beim Übergewichtigen funktioniert das Wechselspiel der Hormone nicht mehr! Er hat, oft schon als Säugling, einen Stoffwechsel bekommen, der atypisch reagiert. Und eine kohlenhydrathaltige Reduktions-, also Hungerdiät hilft da gewiß nicht weiter.

Die Wurzel seines Übels liegen nicht nur im *»Zuviel«,* sondern vor allem im *»Falsch«!* Das *Schlankheitskonzept* hilft weiter!

14.2. Ein aufschlußreiches Experiment

In den USA hat man vor kurzem normalgewichtige, stoff-wechselgesunde Gefängnisinsassen nach allen Regeln der Kunst gemästet, bis sie aus den Nähten platzten. Wie das geschah? Wir brauchen eigentlich nur unsere Dicken zu fragen: eine Stunde vor jedem Essen Obst – weil's ja so gesund ist (?), zum Beispiel Weintrauben, Bananen oder Äpfel, und dann eine proteinarme und kohlenhydrat- und fett-reiche Kost bei gleichzeitig begrenzter körperlicher Aktivi-tät, der Sauerstoff-Verarmung (!) wegen. Alles andere ging dann von alleine.

Das Ergebnis überraschte! Alle gezielt fettsüchtig = überge-wichtig gewordenen Gefangenen zeigten die gleichen Stoff-wechselreaktionen und -störungen, wie sie bei allen anderen, »lebenslang« Übergewichtigen auch auftraten: hoher Insu-linspiegel im Blut, also Hyperinsulinismus, hohe Blutfettwer-te und Beeinträchtigung der Glucose-Verwertung (s. Kapitel 11.13., S. 86: Das »ernährungsphysiologische Paradoxon«).

Damit war man sich sicher, für all diese anomalen Er-scheinungen die *Ursache* gefunden zu haben, nämlich das übermäßig ausgebildete *Organ Fettgewebe*. Die bisherigen Auffassungen wurden durch dieses Experiment auf den Kopf gestellt, nahm man doch bis dahin an, daß die un-mäßige Ausdehnung des Organs Fettgewebe die Folge der nicht normalen Stoffwechselreaktionen des Organismus war. Sobald das Fettgewebe ein bestimmtes Ausmaß erreicht hat, kommt offensichtlich ein Prozeß in Gang, der im Hy-perinsulinismus seine Wurzel hat und sichtbarer Ausdruck davon ist, daß der normale Regulationsmechanismus des Stoffwechsels nicht mehr funktioniert, daß also aus der »Hormon-Schaukel« eine »Kohlenhydrat/Hunger«-Schau-kel geworden ist.

Dabei hat es den Anschein, als ob mit den sich »aufpum-penden«, »praller« werdenden Fettzellen, also auch mit erheblich größer werdender Oberfläche ihrer »Hüllen«, eine entsprechend größere Insulinmenge erforderlich ist, um die so insgesamt erheblich gewachsene Fläche aller Zellmembranen für Glucose durchlässig zu machen. Die Bauchspeicheldrüse scheint sich auf dieses pro Glucose-Einheit erforderliche »Mehr« an Insulin einzustellen und auf einen bestimmten Reiz hin entsprechend mehr Insulin zu produzieren!

Sobald dann ein gewisser »Schwellenwert« der Durchlässigkeit der Zellmembranen für Glucose überschritten ist, »saugt« das Zellinnere die Glucose ein, und zwar, das wollen wir beachten, durch eine gegenüber »normal« wesentlich vergrößerte Zelloberfläche. Der Effekt? Es verschwindet spontan zuviel Glucose aus dem Blute. Der Blutzuckerspiegel »sackt« ab, der Übergewichtige bekommt aufs neue Hunger. Worauf? Als Reaktion auf den niedrigen Blutzuckerspiegel natürlich auf Kohlenhydrate. Was ißt er? Erinnern Sie sich? – Noch ne' Frucht-Yoghurt, eine halbe Tafel Schokolade usw. usw. Das Spiel beginnt von vorne: die »*Kohlenhydrat-Hunger*«-Schaukel schwingt!

Hyperinsulinismus, Glucose/Insulin-Mechanismus, »Kohlenhydrat/Hunger«-Schaukel: es ist alles dasselbe! In einem solchen Falle hilft nur eins: *sofort aufhören, Kohlenhydrate zu »knabbern« oder zu trinken (!)* und – nein, nicht hungern, was doch über kurz oder lang wieder zum Glase Wein oder Bier nebst Erdnüssen oder Chips o. ä. führen würde, *sondern Eiweiß essen,* zum Beispiel Hartkäse, also gereiften (!) Emmentaler, Greyzer, Sbrinz, Chester, mittelalten bis alten Holländer, Schinken, Rühr- oder Spiegeleier, Schnitzel, gebackene Scholle oder auch Schlagsahne. Sie sollten dann alles essen, nur nicht ein Gramm (!) Kohlenhydrat: Die letzten Kapitel weisen uns den Weg!

Ja aber die Kalorien? Vergessen Sie diesen Begriff und alles, was damit zusammenhängt, und prägen Sie sich die Kohlenhydrate ein! Nur sie sind die Übeltäter, und zwar bereits in kleinsten Mengen! Sie bringen unseren Sättigungsmechanismus durcheinander, sie lassen die »*Kohlenhydrat/Hunger*«-Schaukel schwingen, je dicker wir sind, um so mehr!

Und die *Schlanken?* Die dürfen natürlich mehr Kohlenhydrate essen, solange sie noch kein Fettgewebe haben, denn dies ist ja die eigentliche Ursache für die Stoffwechselentgleisung der Dicken. Der sicherste Weg, einen Untergewichtigen »auf Gewicht« zu bringen? Nun, denken Sie an die Gefängnisinsassen, unsere Versuchspersonen: eine Stunde vor jeder Mahlzeit ein halbes Pfund Obst – süßes Obst –, proteinarme, kohlenhydrat- und fettreiche Ernährung, und alles andere kommt von alleine. Nur muß der beneidenswerte Schlanke aufpassen: Die kritische »Kohlenhydrat-Schwelle« wird er bald erreicht haben.

»Ja, dann müßte ich ja auch wieder anders essen können, wenn ich normalgewichtig bin?« wird sich mancher Übergewichtige fragen. Natürlich, kann er auch – mit kleinem Vorbehalt, denn »sein Fett«, nämlich die Anzahl der Fettzellen, hat er weg (Kapitel 13, Seite 131). Aber immerhin: Professor *Hellmut Mehnert, München-Schwabing,* deutscher Diabetes-Experte in der Welt-Gesundheitsorganisation, hat vor wenigen Jahren zwanzig übergewichtige Zukkerkranke konsequent auf ihr Normalgewicht gebracht mit dem Ergebnis, daß bei fast allen eine ganz wesentliche Normalisierung der Insulin-Gegebenheiten eingetreten war und die medikamentöse Insulinergänzung reduziert oder eingestellt werden konnte. Auch Professor *Karl Jahnke, Wuppertal,* berichtete schon 1968, daß sogar ein bereits manifest scheinender Diabetes durch entsprechende Gewichtsreduktion wieder in die Latenz zurückgedrängt werden kann.

Übergewicht und Diabetes haben aber die gleiche Wurzel: eine Fehlreaktion der Bauchspeicheldrüse, Insulinproduktion am tatsächlichen Bedarf vorbei. Genauso, wie eine Normalisierung beim Diabetiker eintrat, so ist dies auch beim Übergewichtigen, der häufig seinen Diabetes bereits hat, ohne daß er es überhaupt weiß, der Fall: Die »Empfindlichkeit« des Fettzellengewebes gegenüber Insulin nimmt bei kleiner werdenden Zellen wieder zu, die Bauchspeicheldrüse stellt sich auf eine entsprechend kleinere Insulinproduktion pro »Zucker«- oder »Brot«-Einheit ein, der Hyperinsulinismus verschwindet allmählich, der Blutzuckerspiegel sackt nach Verzehr insulinabhängiger Kohlenhydrate nicht mehr so tief ab, der Mensch wird schneller satt, die »Kohlenhydrat/Hunger«-Schaukel schwingt nur noch sehr wenig. Der Weg dorthin? Das *Schlankheitskonzept* weist ihn uns.

15. Zucker zaubert?
Ein gefährlicher Irrtum!

»Zum Glück gibt's Zucker« lautet der Titel einer Broschüre, die in Deutschland die Centrale Marketinggesellschaft der deutschen Agrarwirtschaft mbH in Bonn über die
Verbraucherverbände dem breiten Publikum anempfiehlt,
im Jahre 1974!

Wollen wir uns doch mit diesem Glück einmal etwas näher befassen:

Der mehr oder weniger beleibte Autofahrer, der nach
dem Motto »Zucker zaubert« oder »Zucker bringt schnelle
Energien« glaubte, seine Müdigkeit am Steuer durch Verzehr von traubenzucker- oder zuckerhaltigen Produkten
besonders wirksam überwunden zu haben und alsbald als
Folge des Hyperinsulinismus bei Tempo 130 eingeschlafen
war, würde gewiß über das »Glück im Zucker« und die
weiteren Zuckermerksätze anders denken – wenn er dazu
noch in der Lage wäre, denn im Grabe bringt auch der
Zucker kein Glück mehr!

Wenn er noch könnte, würde er bei gleicher Situation
vielleicht den Rat befolgen, etwas Schinken oder Käse »sine
cum«, also ohne Brot und, wegen der leicht verdaulichen
mittelkettigen Fettsäuren (s. Kapitel 11.18., Seite 106), mit
Butter zu essen und statt Bier, Fruchtsaft, Cola oder süßer
Limo Mineralwasser, Tee mit Zitrone oder Kaffee mit Sahne
und Süßstoff zu trinken.

Und unser Fettleibiger, der inzwischen das »ernährungsphysiologische Paradoxon« (Kapitel 11.13.) kennt und
weiß, daß er seinen Wanst zum großen Teil dem Vitamin-
B_1-Räuber Zucker und den anderen »leeren« Kohlendrat-Konsorten verdankt, wird sich beim Gedanken an den
ihm bei zahllosen Gelegenheiten untergeschobenen Zucker
wohl auch kaum »glücklich« schätzen. Denn wer tut das
schon, der sich überlegt, wen er wegen »Kohlenhydrat-

Mästerei« und dadurch nicht von der Hand zu weisender Körperverletzung schadensersatzpflichtig machen könnte?

Da ist die Zigaretten-Industrie geradezu fein heraus! Ihr kann man nicht unterstellen, den Konsumenten heimtückisch unter die Erde zu bringen, denn hier weiß ja schließlich wohl jeder Raucher, daß er sich ruiniert und mit jeder Zigarette möglichem Siechtum und seinem Grabe ein gutes Stück näher kommt. Aber bei Frucht-Yoghurt, Limo & Cie.?

Da soll es in Deutschland in Rheinland-Pfalz einen offensichtlich gerecht denkenden Landesminister geben, der nicht einsah, weswegen die gesundheitsbewußt lebenden Bürger seines Landes, insbesondere die Nichtraucher, über die auch durch Folgekrankheiten des Rauchens astronomisch gestiegenen allgemeinen Krankenkosten das selbstzerstörerische Vergnügen der Raucher mitfinanzieren sollten und der daher vorschlug, die Zigaretten mit einer Art zweckgebundener »Gesundheitssteuer« zu belegen. Ein richtiger, ein goldrichtiger Vorschlag, der dann ja wohl auch prompt »unter den Teppich gekehrt« wurde!

Warum eigentlich? Man soll jedermann sein »Vergnügen« daran lassen, sich zu ruinieren, wenn dies heute offenbar in vielen Staaten der Welt unter den Begriff der persönlichen Freiheit fällt! Nur sollten die anderen nicht dafür bezahlen müssen! Da liegt doch das Problem!

Und beim Zucker ist es ähnlich. Den Preis vervierfachen und die Überschüsse zur Fleischsubventionierung verwenden. Genau das wäre der gesundheitspolitisch und volkswirtschaftlich richtige Weg! Einen »Zuckerberg« gibt es nicht. Aber Fleisch- und Butterberge stellen die Agrarstrategen jedes Jahr immer wieder vor neue Probleme! In welcher Welt leben wir?

Doch zurück zum Zucker-»Glück«! Nach dem Motto der Marketingstrategen der deutschen Agrarwirtschaft müßten die Schotten ein ganz besonders beglücktes Volk sein. Wenn wir auf ihre Zähne sehen, wissen wir auch, warum. Nur müssen wir uns dabei sehr beeilen, denn laut AFP London hat eine kürzliche Erhebung der schottischen Gesundheitsbehörde ergeben, daß mehr als 44 Prozent aller Schotten im Alter von mehr als 16 Jahren überhaupt keine Zähne mehr haben!

Dafür sind die Schotten jedoch mit die »süßesten« Bürger dieser Welt. Ihr Zuckerverbrauch? 55 Pfund pro Kopf und Jahr im statistischen Durchschnitt. Die Ursache des Zahnverfalls? Karies! Schotten? Süß und zahnlos!

Na ja, Schottland. Nun, in Deutschland betrug im Jahre 1850 laut Statistik der jährliche Zuckerverbrauch pro Kopf der Bevölkerung 3 kg, und 117 Jahre später in der Bundesrepublik Deutschland 32 kg! – Sie sehen: die Deutschen kommen!

Vielleicht auch zur Vernunft? Laut Mitteilung ihres Gesundheitsminister in einer Fragestunde des westdeutschen Bundestages vom April 1970 betrugen im Jahre 1968 in Deutschland die Kosten für die Beseitigung von Zahnschäden knapp 3 Milliarden DM, und etwa die Hälfte davon diente nur zur Sanierung von Karies-Schäden!

Und an dieser Entwicklung ist nicht etwa das fehlende Fluor im Trinkwasser schuld, so als ob da jemand um die Jahrhundertwende in den städtischen Wasserwerken den Hahn mit der Aufschrift »Fluor« zugedreht hätte. In diesem Falle wissen wir's ganz genau: weniger die Stärke, nicht das bis fast zur Aschelosigkeit ausgemahlene Feinmehl – je niedriger die Type-Zahl, desto stärker ausgemahlen – oder andere Kohlenhydrate sind die Schuldigen. Es ist praktisch ausschließlich der Zucker!

Denn als bald nach Beginn des Zweiten Weltkrieges die *Eidgenössische Kriegs-Ernährungskommission* den Zuckerverbrauch in der Schweiz von 100 g pro Tag und Kopf der Bevölkerung (= 36,5 kg im Jahr, etwa wie 1967 in Deutschland!) auf 40 g (= 14,6 kg pro Kopf und Jahr) herunterrationierte, nahm die Karies bei den Schulkindern prompt ab. In Zahlen? Laut schweizerischer Statistik mußten im Jahre 1944 nur noch die Hälfte an Zahnfüllungen und nur noch ein Sechstel (!) an Wurzelfüllungen gegenüber 1939 durchgeführt werden!

Und in Deutschland? In beiden Weltkriegen war eine

absolut parallele Abnahme von Zuckerkonsum und Karies zu verzeichnen! Ein schlagender Beweis! Nicht ganz ohne Einschränkung, wie wir gleich sehen werden, obgleich es nach den Kriegen dann auch bald wieder bergauf ging: mit Deutschland, mit Zucker, und mit der Karies!

Wie die Weltgesundheitsorganisation im Jahre 1975 bekanntgab, leiden rund 90 % (!) der Bevölkerung der westlichen Welt, also der »Zucker-Industrie«-Nationen, an Zahnfäule (= Karies) und Zahnverfall, und die Bundesrepublik Deutschland ist führend auch in diesem Bereiche.

Eine sorgfältige Überprüfung dieses Phänomens ergab allerdings, daß es weniger der Zuckerkonsum an sich ist, durch den die Karies verursacht wird. Wie sich nämlich zeigte, steigt diese nicht parallel zum Zuckerverbrauch an, wenn nach dem Verzehr süßer Sachen, also zum Beispiel auch von Obst, sofort die Zähne mit Wasser und Zahnbürste, die übrigens vollkommen dazu genügen, geputzt werden! Mit der »endogenen« Verursachung oder Begünstigung der Karies durch Zucker ist es also wohl doch nicht so weit her, wie dies auch heute noch immer wieder fälschlicherweise behauptet wird.

Voraussetzung für die Entstehung der Karies ist vielmehr, daß niedermolekulare Kohlenhydrate wie Lactose (= Milchzucker), Fructose (= Fruchtzucker) oder Saccharose (= Industriezucker) »längere« Zeit am Zahn selbst und zwischen den Zähnen »kleben«, denn nur so können diese Zucker durch Mikroorganismen, wie zum Beispiel Milchsäurebakterien – die gleichen, welche die Lactose der Milch zu Milchsäure »verdauen« und auf diese Weise die Milch »ansäuern«, also »sauer« werden lassen –, zu Milchsäure und anderen kariogenen Substanzen abgebaut werden.

Dabei erweist sich im übrigen der *Milchzucker* als mit Abstand *das »beste« Bakterienfutter* – kein Wunder, wenn wir an seine grundlegende Bedeutung bei der Genese des Camemberts denken! Und wenn man dies weiß, wird man sich auch gar nicht mehr darüber wundern, daß bereits Säuglinge Karies bekommen können, wenn sie zu lange mit der Flasche ernährt wurden: während des Trinkens bleibt zwischen Sauger und Zähnchen immer wieder Milch stehen, und die industriellen Säuglingsmilchen enthalten als »erstes« Kohlenhydrat im allgemeinen besonders viel Lactose!

So sind Karamellen, Toffees und andere klebrige Bonbons, Dattel- und Feigenreste, Honig und die nicht »weggespeichelten« Reste von abends vor dem Einschlafen als regelrechte Unsitte im Bett noch verzehrtem Obst, von Schokolade oder von anderen »Betthupferl« die eigentlichen Zahn-»Cracker«! Ja, ja, die Rahmtäfeli!

Und noch ein Beweis, zum Abschluß?

Vollkornbrot, häufig mit sogenannter »Couleur«, d. i. trokken erhitzter, gerösteter und daher schwarzbraun gebrannter Zucker, dunkel gefärbt, damit's »gesunder« aussieht und auch infolge des leicht süßlichen Karamelgeschmacks »verlockender« schmeckt, ist wesentlich kariogener als Brot aus feiner ausgemahlenem Mehl, dessen Stärke durch die Amylase des Speichels erst verzuckert werden muß: vom Vollkornbrot bleiben schon einmal eher Reste zwischen den Zähnen hängen als zum Beispiel vom Weiß- oder Roggenbrot – und Vollkornbrot, insbesondere die dunkleren Sorten, enthält nicht selten Zucker!

Zucker zaubert? Ganz gewiß: Hyperinsulinismus mit all seinen, zum Teil tödlichen Folgen und Folgeerkrankungen, das »ernährungsphysiologische Paradoxon« und Karies!

Alles zusammen wohl doch ein recht fauler und teurer Zauber, wenn man einmal die volkswirtschaftliche Gesamtrechnung aufmachen würde, vom Einzelschicksal, das vielleicht jeden von uns am meisten interessiert, ganz abgesehen!

16. Fett - zu unrecht verurteilt

16.1. Eine Richtigstellung zum Thema Fett

In diesem Zeitalter, in dem alle Welt von Fett pauschal als Übeltäter Nr. 1 spricht und alles schon als »gesundheitlich wertvoll« zu gelten scheint, wenn's nur fettreduziert ist, scheint ein demonstrativer Hinweis auf den Irrsinn solchen Tuns und auf den ganz besonderen Wert gewisser Fette für unsere Gesundheit mehr als angebracht!

Dabei soll hier nicht dem Fett schlechthin das Wort geredet werden. Das *Schlankheitskonzept* will ja schließlich seinen Lesern helfen und nicht unqualifizierte Behauptungen gegen entsprechende Weisheiten der »anderen Seite« stellen. So soll in diesem Abschnitt also nicht etwa empfohlen werden, daß fettes Fleisch und ebensolche Wurst gerade das richtige für den Schlankheitswilligen sind. Im Gegenteil! Kohlenhydrat-Mastfett haben die Übergewichtigen ja selbst genug, und sie sollten sehr darauf achten, diese Fette bei ihrer Ernährung eher knapp zu halten.

Mit vorstehenden Bemerkungen ist allerdings weniger an das Fett des Schweineschnitzels oder -Koteletts gedacht, das man ja sieht und das man dann schließlich auch liegenlassen kann, wenn's zuviel ist. Es ist auch weniger daran gedacht zu empfehlen, das Fett des Schweinebratens im »Römertopf« herauszuschmelzen und damit das Schweinefleisch seines Wohlgeschmacks und seines Vitamin-Trägers zu berauben (!). Auch das Fett des Steaks oder Rumpsteaks ist nicht gemeint, das diesen ja erst den letzten »Pfiff« verleiht, wenn wir ehrlich sind. Alle diese Fette liegen unter 30 % Gewichtsanteil am Gesamtgewicht des Fleisches und schaden kaum, weil man sie sehen und sich auf sie einstellen, sie also auch meiden kann.

Nein, hier sind in erster Linie die Würste o. ä. gemeint, oft regelrechte Kunstwerke, wenn man bedenkt, wieviel Mastfett in ihnen versteckt werden kann. Wieso, meinen Sie, früher sah man doch bei der Leberwurst zum Beispiel den Fettrand, und heute ist er verschwunden? Ist denn die Wurst nicht magerer geworden? Ganz und gar nicht! Emulgatoren und vor allem Phosphate als Fettstabilisatoren machen's möglich, größere Fettmengen in die Würste »hineinzuarbeiten«, ohne daß sie in Erscheinung treten. Bis zu welchem Prozentsatz?

Nun, es liegen aus der Bundesrepublik Deutschland Berichte von verschiedenen Nahrungsmitteluntersuchungsämtern vor, nach denen noch vor kurzem enthielten

Bratwürste	bis 54 % Fett
Schmierwurst	bis 65 % Fett
Teewurst	bis 70 % Fett
Leberwurst	bis 70 % Fett
Mettwurst	bis 74 % Fett

Diese Fett-Bomben also sind gemeint, wenn das *Schlankheitskonzept* vom Fett abrät, und zuviel Butter und Schmalz und die billigeren Haushaltsmargarinen ebenfalls!

Aber allgemein? Die Fette als Begleiter vom Eiweiß unserer Nahrung, als Träger mehrfach ungesättigter Fettsäuren, wie es die Diätmargarinen und insbesondere die vitaminierten Pflanzen- und Keimöle beinhalten, und auch das Fett als unentbehrliche Substanz unseres Körpers haben durchaus ihre Bedeutung von Rang. Und was ist schon ein Mensch ohne ausgewogenen Anteil von Fett an seinem Körper?!

16.2. Unser Körper — ohne Fett ein Torso

Wir wissen alle, daß wohlproportioniert verteiltes Fett dem menschlichen Körper ein besonderes Maß an Anziehungskraft auf das andere Geschlecht verleiht. So besitzt eine attraktive Frau stets auch die entsprechenden »Polster« an den richtigen Stellen, und es ist eigentlich kaum denkbar, daß ein Skelett von Mann eine vitale Frau begeistern kann! Ferner wissen wir alle, daß die menschliche Haut durch ihr Fettpolster gesund, weich und geschmeidig gehalten wird, eine ganz gewiß nicht nur nebensächliche Angelegenheit, wenn wir den Sensor Haut richtig würdigen.

Abgesehen von diesen im ästhetischen und »feinfühligen« Bereiche liegenden Eigenschaften und abgesehen davon, daß das Fett unseres Körpers als Wärme- und Organschutz (Nierenfett; das die Augen in den Augenhöhlen einbettende Fett; das den Körper gegen Schlag, Stoß und auch gegen Temperaturschwankungen schützende periphere Fett: je dicker ein Mensch ist, desto geringer ist infolge der Isolationswirkung des Fettgewebes seine Wärmeabstrahlung an die Umgebung!) auch durchaus wichtige physikalische und mechanische Aufgaben erfüllt, stellt Fett den wichtigsten Energieträger für uns überhaupt dar. Auch sollte man durchaus nicht übersehen, daß *bei einer eiweißbetonten und ausreichend Fett mit mehrfach ungesättigten Fettsäuren enthaltenden, entsprechend stark kohlenhydratreduzierten Ernährung* im wesentlichen *keine hormonelle Umstellung* des Organismus *von Tag- auf Nachtbetrieb,* von *lipophil* auf *lipolytisch* wirkende Hormone, erfolgt, der Organismus also während der nahrungsfreien Nachtzeit hormonell »in gleicher Richtung« marschiert wie am Tage. Die Folge? Rascheres Einschlafen und ein zwar kürzerer, jedoch erholsamer Tiefschlaf. »Morgenstund hat Gold im Mund'« und kein Blei an einer anderen Körperstelle, hier wird's Realität! Die Trägheit des Kohlenhydrat-Essers verschwindet!

Wir sollten uns eigentlich wirklich nicht mehr wundern, daß der Preis für die Bereitstellung von Körperfett aus Kohlenhydraten ein recht hoher ist: Hyperinsulinismus, paradoxe Reaktionen unseres Organismus, die »Kohlenhydrat/ Hunger«-Schaukel und in ihrem Gefolge die gefährlichen und teuren, durch Übergewicht und Kohlenhydrat-Mastfett verursachten Krankheiten unserer Zivilisation!

Dem heute Gewohnheit gewordenen Verfahren, den Fettbedarf des menschlichen Körpers vorwiegend über den Umweg Kohlenhydrat/Mastfett zu decken, sollte daher mit Nachdruck ein Ende bereitet werden, zumal die fundamentale Bedeutung der Fette für uns ja nicht nur darin liegt, daß sie hervorragende Energie-Quellen sind und uns die verhängnisvollen Folgen der Kohlenhydrat-Mast ersparen. Einige dieser Fette sind, wie wir in Kapitel 16.4. erfahren werden, vor allem auch wichtige Vitamin-Träger und wieder andere, wie wir bereits wissen, Lieferanten der lebenswichtigen mehrfach ungesättigten Fettsäuren, denen als Bausteine der Phosphatide in der physiologisch-biochemischen Dynamik des Zellgeschehens eine ganz hervorragende Rolle zukommt.

Damit sind diese Fette aber von der Thematik des *Schlankheitskonzeptes,* insbesondere auch im Hinblick auf ihre günstige Beeinflussung des Cholesterin- und Blutfettgeschehens, nicht zu trennen, so daß wir an diesem Punkte ein wenig verweilen sollten!

16.3. Der Versuch einer Erklärung

Wenn wir uns die Zellen unseres Körpers und seiner Organe einmal »näher« ansehen, stellen wir fest, daß sie von einer weniger als ein Hunderttausendstel Millimeter dicken, membranartigen Hülle, im folgenden häufig nur als Membran bezeichnet, gegenüber ihre Umgebung abgegrenzt werden. Folgt man der Permeabilitätsforschung (= Durchlässigkeitsforschung), so kann man von einer bienenwabenartigen Struktur der Membran aus kugelartigen Eiweißkörpern und sogenannten Glykoproteiden (= Additionsverbindungen zwischen Kohlenhydraten und Eiweiß) ausgehen, in deren »Ecken« mit Fettsäuren veresterte ein-, zwei- und dreiwertige Alkohole, nämlich Cholesterin, Phosphatide und Neutralfette, also Triglyceride, sowie auch komplexe Kohlenhydrat-Fett-Verbindungen (= Glucolipide) placiert sind.

Jeder Nährstoff, der in das Zellinnere zu seiner Verstoffwechslung gelangt, sowie jedes Stoffwechselprodukt, das die Zelle wieder verläßt, muß diese Zellmembranen passieren.

So interessant gewiß eine weitergehende Beleuchtung des Zellgeschehens auch wäre: wir sollten unsere Betrachtungen nur auf's *Cholesterin* und die *Phosphatide* konzentrieren, da dies zum Verständnis des *Schlankheitskonzeptes* genügen wird.

In ihrer Funktion als Bausteine der Zellmembranen

kommt den Phosphatiden und dem Cholesterin eine fundamentale Bedeutung im Rahmen des biochemischen Zellgeschehens zu. Dabei hat sich gezeigt, daß die Phosphatide als chemische Verbindungen zwischen dem dreiwertigen Alkohol Glycerin mit zwei Fettsäuren und einem Phosphorsäure-Rest neben einer gesättigten Fettsäure stets auch eine organspezifisch festgelegte ungesättigte Fettsäure besitzen.

Wie wir bereits mehrfach erwähnten, unterliegen die einzelnen *Zellen* unseres Organismus einem *ständigen Zerfalls- und Neubildungsprozeß*. Die bei dem unabänderlichen Zellzerfall freigesetzten Phosphatide werden nun nicht sofort wieder zur Biosynthese einer entsprechenden »Ersatz«-Zelle verwendet, sondern dem Pool des Organismus an Phosphatiden eingegliedert. Damit sind sie dem allgemeinen Stoffwechselgeschehen unterworfen, in dessen Verlauf sie teils in der Leber in Triglyceride verwandelt und als solche der »Verbrennung« zugeführt, teils aber auch in irgendwelche andere der zahllosen Produkte des Stoffwechsels umgewandelt werden.

Zumindest der »verbrannte« Teil der aus den »Membran-Phosphatiden« stammenden ungesättigten Fettsäuren, die sich ja im übrigen durch eine besonders hohe chemische Reaktionsfreudigkeit auszeichnen, also bevorzugt verstoffwechselt werden, steht für Biosynthesen neuen Zellmaterials nie mehr zur Verfügung. Da unser Körper aber, wie wir inzwischen wissen, nicht in der Lage ist, die für ihn so besonders lebensnotwendigen zweifach ungesättigten Fettsäuren aus Kohlenhydraten oder aus gesättigten und einfach ungesättigten Fettsäuren zu bilden (s. Kapitel 11.16., Seite 99), tritt recht schnell eine Verarmung an den lebensnotwendigen Fettsäuren ein, wenn wir sie nicht mit unserer Nahrung wieder ergänzen. Die Folge? Eine dem Zerfall entsprechende Anzahl organspezifischer Phosphatide kann nicht mehr gebildet werden. Da *unspezifische* »Lückenbüßer« an die Stelle der fehlenden Phosphatide treten müssen, entarten die für den Zellstoffwechsel, d. h. für die Ernährung der Zelle entscheidend wichtigen Zellmembranen.

Nach einem derartigen »Lückenbüßer« brauchen wir nicht

lange zu suchen: es ist das Cholesterin, uns bereits als weiterer Membranbaustein und auch als struktureller Bestandteil der Chylomikronen (s. Kapitel 11.18., Seite 108) in seiner Rolle als »Transporteur für Fettsäuren aller Art« vorgestellt. Dieser einwertige Alkohol verestert als »Lumpensammler« sozusagen mit allen Fettsäuren, »die gerade vorbeikommen« und besetzt so als unspezifischer Platzhalter die Stelle des fehlenden organspezifischen Phosphatids.

Bei einem Mangel an essentiellen ungesättigten Fettsäuren müssen sich also die membranartigen Hüllen der Zellen mit Cholesterin anreichern. Daher ist auch der Bedarf des Körpers an Cholesterin größer geworden, da es ja die »Lückenbüßer«-Rolle *zusätzlich* zu den ihm im Organismus normalerweise schon zukommenden wichtigen Funktionen (s. Kapitel 17, Seite 163) übernommen hat. Der Organismus, welcher im Regelfalle täglich zwischen 0,5 bis zu etwa 3 Gramm Cholesterin aus Kohlenhydraten und Nahrungsfett synthetisiert, ist gezwungen, die Cholesterin-Produktion zu steigern!

Die Folge ist uns bekannt: bei Mangel an essentiellen mehrfach ungesättigter Fettsäuren steigt der Cholesterin-Spiegel als Ausdruck des erhöhten Cholesterin-Bedarfs des Organismus zwangsläufig an!

Der Cholesterin-Spiegel sinkt erst wieder, wenn der Mensch Fette mit mehrfach ungesättigten Fettsäuren, also zum Beispiel Maiskeim-Öl und daraus hergestellte hochwertige Margarinen, im ausreichenden Umfange zum Bestandteil seiner täglichen Nahrung macht, so daß sich die organspezifischen Phosphatide wieder bilden können und Cholesterin als »Lückenbüßer« überflüssig wird. Er erreicht betont niedrige Werte, wenn der Kohlenhydratverzehr zugunsten einer eiweißbetonten Kost stark eingeschränkt wird, und zwar dann sogar trotz Verzehrs cholesterinhaltiger Nahrungsmittel!

Denn nicht nur der bevorzugte Verzehr von hochgesättigtem tierischem Mastfett oder auch gesättigten Pflanzenfetten, wie Cocos- oder Palmkernfett (s. Tabelle 17, Seite 102), treibt den Cholesterin-Spiegel in die Höhe, sondern ebenso der bei uns übliche vorzugsweise Verzehr von Kohlenhydraten, also von Zucker und Stärkeprodukten, durch den sich im übrigen auch die anderen Blutfett-Werte, insbesondere der Triglycerid-Spiegel, in signifikanter Weise erhöhen!

So kann man gar nicht nachdrücklich genug betonen, daß *Ursache* dieser bei den Bewohnern der »Zucker-Industrie«-Nationen im beängstigenden Ausmaße beobachteten hohen Blutfett-Werte *nicht pauschal ein Zuviel an Fett, sondern ein Zuviel an Kohlenhydraten und Mastfett* und vor allem *ein Mangel an Fetten mit mehrfach ungesättigten Fettsäuren* ist.

Dem Problem der überhöhten Blutfett-Werte als häufiger Ursache für Arteriosklerose und Herzinfarkt ist mit einer undifferenzierten Herabsetzung des Fettkonsums, womöglich noch – wie es heute in den Industrie-Ländern üblich ist – zugunsten eines gesteigerten Kohlenhydratverzehrs, nicht beizukommen, sondern vor allem mit einer Verringerung des Kohlenhydrat- *und* Mastfett-Anteiles an unserer täglichen Ernährung zugunsten einer Steigerung des Eiweiß-Konsums bei reichlicher Verwendung von Ölen und Margarinen mit mehrfach ungesättigten Fettsäuren! Mit Hungerdiäten und einer pauschalen Verteufelung des Fettkonsums ist die Problematik der Blutfett-Werte bis hin zum Herzinfarkt kaum zu lösen, jedenfalls nicht langfristig und nicht an der Wurzel.

Aber was soll das alles, wird vielleicht mancher »Lebenskünstler« fragen. Was scheren mich meine Blutfett-Werte! Die Wissenschaftler sind sich ohnehin nicht einig, denn erst war's das Fett, und jetzt sollen es die Kohlenhydrate, oder vielleicht auch beide sein. Für mich ist die Hauptsache, daß Essen und Trinken schmecken, und übrigens soll man ja Fett in Alkohol auflösen können! Sicher brauche ich nur entsprechend mehr zu trinken!

Gewiß, auch ein Standpunkt. Wer weiß auch schon, daß und wie sehr die »fettreinigenden« scharfen Sachen die Blutfett-Werte in die Höhe treiben! Und zugegeben, die angeschnittene Thematik ist noch sehr im Fluß, und weitere Forschungen werden zu neuen Erkenntnissen führen, welche die bisherigen Erklärungen der beobachteten Phänomene überholt erscheinen lassen. Dies ändert jedoch überhaupt nichts daran, daß die *Phänomene als solche gesichert* sind, mögen die Gedankenmodelle auch modifiziert werden müssen!

So kommen wir nicht an der Tatsache vorbei, daß Alkohol, Kohlenhydrate und Mastfett die Blutfett-, also die Triglycerid- und Cholesterin-Werte, in die Höhe treiben und daß erhöhte Blutfettwerte zu arteriosklerotischen Veränderungen des Gefäßsystems führen, die nur allzu häufig in einen Herzinfarkt oder in andere schwerwiegende Gefäßerkrankungen einmünden. Hierfür ein schlagendes Beispiel aus der neueren Geschichte? *Lenin* starb im Jahre 1924 nicht, wie vielfach gemeint wird, an einem klassischen Schlaganfall mit Hirnblutung, sondern an einem Hirninfarkt als Folge der Verstopfung der Carotiden, der beiden Halsschlagadern, aufgrund einer hochgradigen Arteriosklerose, wie die Obduktion ergab.

Pauschale Verteufelung der Fette? Allgemeine Reduktion der Kalorien?

Wir wollen abschließend festhalten, daß das Problem von Übergewicht und den mit ihm einhergehenden Zivilisationskrankheiten damit nicht an seiner Wurzel dauerhaft zu lösen ist. Ausreichend vom »richtigen« Fett, vermeiden des Mastfett-Bildners Kohlenhydrat und statt dessen Bevorzugung von hochwertigem Nahrungseiweiß heißt die Devise des *Schlankheitskonzeptes!*

Diese Ernährungsregeln sollten *Nordamerikaner* und *Europäer* ganz besonders beherzigen, da es außer Zweifel zu stehen scheint, daß vielen von ihnen die Veranlagung zu arteriosklerotischen Gefäßveränderungen bereits in die Wiege gelegt wurde. So hat Professor *Henry Neufeld* von der Universität *Tel Aviv* bei der Autopsie von Ungeborenen und von durch Verkehrsunfall ums Leben gekommenen Kindern europäischer Juden Veränderungen ihrer Herzkranzgefäße festgestellt, die Fetteinlagerungen begünstigen und beim Erwachsenen zum Herzinfarkt führen können. Bei Kindern von jemenitischen Juden waren diese Gefäßveränderungen nicht festzustellen!

Da die nach Israel eingewanderten europäischen und nordamerikanischen Juden bei gleichen Lebens- und Ernährungsverhältnissen eine etwa *dreimal* höhere Rate von Erkrankungen an Herzinfarkt und Angina Pectoris haben als die aus Asien und Afrika eingewanderten, liegt der Verdacht nahe, daß die bei den Kindern europäischer Juden festgestellten Gefäßveränderungen für die höhere Infarktneigung der entsprechenden Erwachsenen maßgebend sind, daß die *Neigung zu Arteriosklerose und Herzinfarkt* also *angeboren* ist.

Diese hochinteressanten Beobachtungen sollten daher insbesondere für die Bewohner der westlichen Industrie-Nationen nachdrückliche Mahnung sein, durch eine entsprechende Ernährung das Erkrankungs- und Infarktrisiko zu mindern. Es steht außer jedem Zweifel, daß eine Ernährung nach dem *Schlankheitskonzept* dies bewirkt!

16.4. Fett und Vitamine: ein Zweibund

Die fast zwangsläufig zur Kohlenhydrat-Mast führende pauschale Verteufelung der Fette unserer Nahrung führt gar nicht so selten zu Konsequenzen, die häufig übersehen werden und denen wir nicht zuletzt darum im Rahmen des *Schlankheitskonzeptes* einige Bemerkungen widmen wollen, Konsequenzen, die im Bereiche der Versorgung unseres Organismus mit Vitaminen liegen.

Die Vitamine lassen sich in zwei große Gruppen einteilen: in die Gruppe der *wasserlöslichen* und der *fettlöslichen Vitamine*.

Zu den *wasserlöslichen* Vitaminen gehören die Vitamine der B-Gruppe, Vitamin C, Pantothensäure und andere. Diese Vitamine sind häufig Bestandteile von Leber, Nieren, Hefe, vom Fleisch, vom vollen Getreidekorn, von Pflanzen-Keimlingen und Nüssen. Sie gehen im allgemeinen bei der »Konzentrierung« und »Reinigung« der pflanzlichen Kohlenhydrate für den Menschen verloren, finden sich dann als »Abfall« im Vieh-Kraftfutter wieder und kommen uns end-

lich doch noch zugute, wenn wir das Fleisch der damit gefütterten Tiere verzehren.

Wenden wir uns jetzt den *fettlöslichen* Vitaminen zu,
welche unserem Körper nur zusammen mit Fett zugeführt
oder von ihm nur in Gegenwart von Fett genutzt werden
können, und sehen wir uns ihre Zusammenstellung in der
Tabelle 20 einmal an!

Vitamin	Vorkommen	Mangelerscheinungen
A	Leber, Hühnereier, Milch, Butter, Emmentaler Käse	Sehstörungen, insbesondere beim Dämmerungssehen (Fernseh-Krankheit), Hemmung der Cholesterin-Synthese,
Provitamin A (Carotin)	Milch, Butter, Emmentaler Käse, Karotten, Kartoffeln, Erbsen, grüne Bohnen, Tomaten, Kopfsalat u. a.	Haut- und Schleimhauterkrankungen (daher Vitamin A auch »Schönheitsvitamin«, mit dessen Verabreichung bei Erkrankungen der Haare und Nägel erstaunliche Erfolge erzielt werden), Wachstumsverzögerungen, Knochen- und Nervenveränderungen
D Provitamin D$_3$ (Cholecalciferol)	Leber, Hühnereier, Milch, Butter, Emmentaler Käse, Lebertran	Störungen der Kalzium- und Phosphat-Resorption im Skelett: Rachitis (Knochenerweiterung), depressive Stimmungen
E (Tocopherol)	Fleisch, Leber, Milch, Butter, Hühnereier, Emmentaler Käse, Weizen, Roggen, Mais, Sojabohnen, Karotten, Kohl u. a.	Hautschäden, Empfängnisschwierigkeiten, Selbstoxidation mehrfach ungesättigter Fette
K	Fleisch, Leber, Hühnereier, Butter, Erbsen, Sojabohnen, Tomaten, Kohl u. a.	Störung der normalen Gerinnungsfähigkeit des Blutes, Neigung zu Blutungen

Tabelle 20: Fettlösliche Vitamine.

Ein Blick auf Tabelle 20 zeigt uns, daß eine kohlenhydratbetonte, fettreduzierte Kost nicht nur zu einer Unter-

versorgung des Organismus mit den lebensnotwendigen mehrfach ungesättigten Fettsäuren, sondern auch mit wichtigen Vitaminen der fettlöslichen Gruppe führen kann!

So läßt sich zum Beispiel ein bei Störungen des Dämmerungssehens (Fernsehkrankheit) und des Haar- und Nägelwachstums sowie bei verschiedenen Erkrankungen der Haut gar nicht so seltener Mangel an Vitamin A entgegen der weitverbreiteten Meinung nicht durch Verzehr von rohen Mohrrüben oder Karotten, die oft als Vitamin-A-Träger angesehen werden, beheben: Mohrrüben und Karotten sind nicht Träger von Vitamin A, sondern von dessen Provitamin, dem Carotin, von dem sie einen bemerkenswert hohen Anteil besitzen.

Die Umwandlung von Carotin in Vitamin A in der Schleimhaut des Darmes und die anschließende Resorption des Vitamins A erfolgt in quantitativ interessanten Mengen jedoch nur in Gegenwart von Fetten, also zum Beispiel bei in Butter gedünsteten Möhren. Beim Genuß von rohen Mohrrüben werden ca. 98 % des Carotins ungenutzt wieder aus dem Körper ausgeschieden!

Rohe Mohrrüben? Lieferanten von fast wertloser, gärfreudiger Zellulose, die eher einen unerwünscht blähenden, als einen signifikant positiven Effekt bewirken!

Ähnlich verhält es sich mit Vitamin D. Nach neuesten Forschungen, insbesondere im angelsächsischen Sprachraum, handelt es sich beim Vitamin D im eigentlichen Sinne nicht um ein Vitamin, sondern um ein Steroid-Hormon, welches je nach Bedarf unter dem Einfluß des Sonnenlichtes in der Haut aus dem aus der Eigenerzeugung oder aus der Nahrung stammenden Cholesterin gebildet wird.

Das hierbei entstehende Vitamin D_3, das Provitamincharakter hat und auch als *Cholecalciferol* bezeichnet wird, geht nach Hydroxilierung in einer ersten Stufe in der Leber und *in einer zweiten Stufe in der Niere (!)* in das sogenannte *1,25-Dihydro-Cholecalciferol* über und wird von der Niere wie ein Hormon in die Blutbahn gegeben. Dieses 1,25-Dihydro-Cholecalciferol ist die eigentlich wirksame Substanz des Vitamins D, die über die Bildung kalziumlösender Proteine den Transport des Kalziums durch die Darmwand hindurch und ebenso den Kalzium-Aus- und -Einbau bei den Zerfalls- und biosynthetischen Prozessen des Knochengewebes bewirkt.

Mit dieser noch jungen Entdeckung der unerwarteten Schlüsselstellung der Niere für den Kalziumstoffwechsel hatte man die Ursache für die bei chronischem Nierenversagen häufig beobachteten, bis dato nicht zu erklärenden schweren Knochenveränderungen gefunden. Wenn auch diese Erkenntnisse völlig neue Wege für die Behandlung der Rachitis in Kindheit und Alter eröffnen, so ändert sich nichts an der grundlegenden Tatsache, daß Resorption und weitere Verstoffwechslung des fettlöslichen Cholecalciferols als Provitamin D_3 eng mit einer ausreichenden Versorgung des Organismus mit Fett zusammenhängt!

Gewiß ließen sich noch eine ganze Reihe von interessanten Beobachtungen über das Kapitel »Vitamine und Fett« anstellen. Da eine ausführlichere Behandlung dieses hochinteressanten Themas den Rahmen des vorliegenden Buches sprengen würde, wollen wir uns hier mit den vorstehenden Darlegungen und den in der Tabelle 20 gemachten Angaben begnügen.

16.5. Ein dreifach Hoch auf's Fett

Zum Abschluß der im Kapitel 16 angestellten Betrachtungen über den Nahrungsstoff Fett, durch die seine zur Mode gewordenen pauschalen Verteufelung korrigiert wurde, sollten wir in Würdigung der Bedeutung einer ausreichenden Versorgung unseres Organismus mit den »richtigen« Fetten für unsere Gesundheit und für die Zurückdrängung zahlreicher überhandnehmender Zivilisationskrankheiten ein dreifach Hoch auf die für uns essentiellen Fette mit mehrfach ungesättigten Fettsäuren ausbringen, wie sie uns zum Beispiel die vitaminierten Keimöle und Diätmargarinen liefern, denn diese sind

als Energielieferanten erster Qualität,

als Träger und Förderer der Verstoffwechslung der fettlöslichen Vitamine und

als Lieferanten der mehrfach ungesättigten Fettsäuren

für uns unabdingbar lebensnotwendig!

Die Erzeugnisse aus *Maiskeimölen* haben sich aus verschiedenen Gründen in der täglichen Praxis besonders hervorragend bewährt, insbesondere wohl auch wegen ihres
vorteilhaft *ausgewogenen* Verhältnisses von ungesättigten
zu gesättigten Fettsäuren.

Das *Schlankheitskonzept* stellt sie daher in den Vordergrund seiner Überlegungen und hebt sie aus der Reihe der
übrigen ebenfalls wertvollen essentiellen Fette besonders
heraus.

17. Cholesterin - ein Alkohol!
Und was man sonst darüber wissen sollte

Man unternahm einen interessanten Versuch:

Alkohol wurde mit radioaktivem Kohlenstoff C_{14} markiert, und dann »hoch die Tassen«. Das Ergebnis? Der größte Teil des so markierten Alkohols war innerhalb der üblichen Zeit oxidiert und als Kohlendioxid und auch andere Stoffwechselprodukte ausgeschieden. *Nur die Leber »strahlte«.*

Die Leber? Dann muß sich ja der radioaktive Kohlenstoff dort angereichert haben? Man ging »näher« heran und stellte fest, daß die höchste Aktivität im Cholesterin gefunden wurde, und dann auch noch ein wenig in Fettsäuren, Protein und Glykogen = »Leber«-Stärke, sozusagen unter »ferner liefen«.

Nun wußte man schon vorher, daß 95 % des vom menschlichen Organismus im Normalfall zwischen 0,5 bis etwa 3 Gramm täglich gebildeten Cholesterins vor allem in der Leber und auch im Magen-Darm-Trakt entsteht. Überraschend war nur, wie schnell und in welchem Umfange sich der markierte Alkohol-Kohlenstoff im Cholesterin der Leber wiederfand. Sollte Alkohol die Cholesterin-Produktion steigern?

Nun, man setzte die Versuche an Ratten fort und stellte prompt eine direkte Abhängigkeit zwischen Alkohol und Cholesterin-Spiegel fest: beide stiegen und fielen im gleichen Rhythmus: *Alkohol läßt den Cholesterin-Spiegel steigen!*

Man machte einen anderen Versuch:

Hühner und Kaninchen wurden dazu gebracht, ihren gesamten Tagesbedarf an Futter in nur zwei Stunden zu fressen, also »unregelmäßig« und nicht über den Tag verteilt in kleinen Portionen zu sich zu nehmen, etwa so, wie es mancher Manager vielleicht tut, wenn er morgens in aller Frühe ins Flugzeug hetzt, den Tag über »durcharbeitet«, um die Abendmaschine heimwärts zu bekommen, wo er sich dann beim opulenten Nachtessen für den nächsten Tag stärkt. Was passierte bei den Tieren? Ihr Cholesterinspiegel verdoppelte sich! Und bei den Managern? Diese sollten einmal darüber nachdenken!

Oder man wollte wissen, wie sich der Cholesterin-Spiegel bei Menschen in einer *Streßsituation* einstellte. Das Ergebnis? Er konnte sich in kürzester Zeit um über 30 % des Normalwertes erhöhen! Und das ist viel.

Oder man beobachtete, daß bei gesunden Menschen allein der *Verzehr von Rohr- oder Rüben-* und auch von *Fruchtzucker* den Cholesterinspiegel erhöhte. Und daß bei einer überkalorischen, fettarmen, kohlenhydratbetonten Kost von der Art, wie sie bei breiten Massen der Bevölkerung der »Zucker-Industrie«-Nationen gang und gäbe ist, die Blutfettwerte ganz allgemein beträchtlich stiegen!

Oder man stellte fest, daß eine *Senkung des Eiweißanteils* an der täglichen Kost bei unverändertem Fettanteil regelmäßig zu einer Erhöhung des Cholesterin-Spiegels führte, und zwar auch dann, wenn die Nahrung völlig cholesterinfrei war!

Und umgekehrt konnte man registrieren, daß eine Erhöhung des Eiweißanteils an der Nahrung den Cholesterin-Spiegel signifikant senkte! Dies sollten Sie nicht vergessen: Dem *Schlankheitskonzept* liegt eine eiweißreiche Kost zugrunde!

Und beim *Rauchen?* Der Cholesterinspiegel steigt!

Ja und beim Fett? Wir denken, daß eine fettreiche Nahrung den Cholesterin-Spiegel erhöht? Alle Welt meint doch: Fettkonsum reduzieren heißt Cholesterin-Spiegel senken. Das ist, so allgemein gesagt, ganz einfach nicht richtig!

So haben wir vorstehend immerhin eine ganze Reihe von Beispielen kennengelernt, in denen völlig außerhalb des Bereiches Fett liegende Faktoren für einen höheren oder niedrigeren Blut-Cholesterin-Spiegel maßgebend waren, woraus wir nur den Schluß ziehen können, daß Untersuchungsergebnisse zum Thema Cholesterin-Spiegel außerordentlich vorsichtig interpretiert werden müssen, da der Cholesteringehalt des Blutes stets Ausdruck und Ergebnis des Zusammentreffens einer ganzen Reihe von Umständen ist, die zuverlässig und reproduzierbar zu erfassen nicht ganz einfach sein kann.

Man muß sich daher gar nicht wundern, daß es innerhalb dieser Thematik Befunde mit diametral entgegengesetzter Aussage gibt, die im einzelnen zu bewerten nicht Aufgabe des *Schlankheitskonzeptes* sein kann. Professor *Hans Glatzel* hat in der *Bundesrepublik Deutschland* in demonstrativer Form auf diese Dinge hingewiesen, und dem interessierten und etwas »vorbelasteten« Leser sei sein sorgfältig dokumentiertes, wenn auch nicht ganz billiges Buch »Die Ernährung in der technischen Welt«, Hippokrates-Verlag, D-7 Stuttgart, anempfohlen!

Aber immerhin läßt sich doch für die Mehrzahl der Bevölkerung der westlichen Industrieländer folgendes sagen:

1. Je höher der Verzehr von tierischem Mastfett und von anderen Fetten mit vorwiegend gesättigten Fettsäuren ist, desto höher ist auch der mittlere Cholesteringehalt des Blutes.
2. Auch außerhalb des Ernährungsbereiches liegende Umwelt- und andere Faktoren können den Cholesterin-Spiegel nachteilig beeinflussen: Depressive oder unter Leistungsstreß stehende Menschen besitzen ebenfalls einen erhöhten Blutcholesterin-Spiegel.
3. Fette mit mehrfach ungesättigten Fettsäuren senken den Cholesterin-Spiegel, wobei erwiesen ist, daß das diese Fette oft begleitende Vitamin A noch einen zusätzlichen Effekt in die gewünschte Richtung bringt.
4. Eiweißbetonte Kost erniedrigt Cholesterin- und Triglycerid-Spiegel!
5. Mit dem Cholesterin-Gehalt des Blutes wird nur einer der Blutfettwerte erfaßt. Der als Folge der Kohlenhydrat-Mast stets erhöhte Triglycerid-Spiegel (= Neutralfett-

Spiegel) des Blutes ist im Zusammenhange mit der Thematik »Koronarerkrankungen/Herzinfarkt« mindestens ebenso wichtig!

6. Die Blutcholesterin- und -Triglycerid-Werte liegen bei »Infarktkandidaten« im allgemeinen überdurchschnittlich hoch.

7. Durch eine Senkung des Cholesterin-Spiegels allein ist der Bereich »Koronarerkrankungen/Herzinfarkt« nicht optimal zu beeinflussen. Der bei kohlenhydratbetonter Kost im allgemeinen erhöhte Triglycerid-Spiegel ist für diese Thematik von gleicher Bedeutung!

Für den Übergewichtigen ist daher ein betont hoher Verzehr von Kohlenhydraten in ähnlicher Weise infarktgefährdend wie eine mastfettreiche Kost.

Wie sollte es auch anders sein: Kohlenhydrate sind ja für Mensch und Tier gleichermaßen der mastfettbildende Nahrungsstoff (Geflügel-, Schweinemast u. a.), und für den menschlichen Organismus macht es kaum einen Unterschied, ob er sein eigenes oder tierisches Kohlenhydrat-Mastfett verstoffwechselt. Für ihn ist minderwertiges Mastfett = minderwertiges Mastfett!

Welche Konsequenzen sollte nun ein Konzept zur Schlankheit aus diesen Fakten ziehen, und welche Konsequenzen zieht dementsprechend das *Schlankheitskonzept* aus ihnen?:

Reichlich Eiweiß	– sättigt und senkt den Cholesterin-Spiegel
Ausreichend »richtiges« Fett	– sättigt und senkt den Cholesterin-Spiegel
Wenig Kohlenhydrate	– führt nicht zur Appetitanregung und senkt den Triglycerid-Spiegel

Bilanz: Gesättigter Organismus bei niedrigen Blutfett-Werten! Was wollen wir eigentlich mehr?

Und Kalorien? Sie sind bei unseren Überlegungen nicht

zu berücksichtigen. Der Sättigungsmechanismus funktioniert bei dieser Kost hervorragend, solange wir die Kohlenhydrate bei unseren Speisen und Getränken sehr niedrig, zu Anfang gleich Null halten. Die »*Kohlenhydrat/Hunger*«-Schaukel kann nicht schwingen, Fett kann sich nicht bilden, der Fettabbau im Fettgewebe dominiert, wir nehmen ab: ca. ein Pfund täglich!

Und das mit unserer Nahrung dem Körper zugeführte Cholesterin?

Natürlich addiert sich der Cholesterin-Gehalt der Nahrung zu der »Eigenproduktion« unseres Körpers an Cholesterin. Der so zunächst erhöhte Blutcholesterin-Spiegel senkt sich jedoch nach kurzer Zeit wieder, da zumindest die *Leber bei Cholesterinzufuhr von außen ihre Eigenproduktion drosselt,* so daß sich das Cholesterin-Niveau des Organismus auf einen durchschnittlichen »körpereigenen« Wert einpendelt, der der »Gesamtlandschaft« aller den Cholesterin-Spiegel beeinflussenden Faktoren entspricht. So läßt sich, wie wir jetzt wissen, der Cholesterin-Spiegel signifikant durch Verwendung von Fetten und Ölen mit mehrfach ungesättigten Fettsäuren senken, kein Grund also, auf Fleisch und andere tierische Eiweißträger zu verzichten. Es muß ja nicht jeden Tag Leber mit 0,4 Gramm Cholesterin pro 100 Gramm sein!

Bekanntlich verfügen auch Eier über einen verhältnismäßig hohen Cholesteringehalt von etwa 0,22 Gramm pro Stück mittlerer Größe. Deshalb wurde auch lange Zeit von dem Verzehr von Eiern abgeraten oder eine starke Beschränkung des Eier-Konsums gefordert.

Essen Sie Eier, wann immer Sie Appetit darauf haben! Es müssen ja nicht unbedingt mehr als 2 Eier im Tagesdurchschnitt sein. Ihr Cholesterin-Spiegel wird dadurch nicht bleibend beeinflußt, wenn Sie sich an das *Schlankheitskonzept* halten und zum Beispiel für eine ausreichende Versorgung Ihres Organismus mit Maiskeim-Öl oder -Margarine sorgen.

Das *Ei* ist eines der wertvollsten Nahrungsmittel überhaupt! Sein Eiweiß hat die *biologische Wertigkeit 100* (s.

Kapitel 18.2., Seite 168), die höchste »Auszeichnung«, die überhaupt an irgendein Eiweiß vergeben werden kann. Abgesehen von seinem hohen, den Cholesterin-Spiegel senkenden Gehalt an höchstwertigem Eiweiß enthält ein Ei mittlerer Größe 5,5 Gramm Fett, wovon alleine 1,1 Gramm, also 20 %, mehrfach ungesättigte Fettsäuren sind, die ebenfalls den Cholesterin-Spiegel herabdrücken. Und die Natur hat noch eine weitere »Sicherung« eingebaut: ein mittelgroßes Ei enthält 580 internationale Einheiten Vitamin A, wie wir jetzt wissen, eine den Cholesterin-Spiegel ebenfalls günstig beeinflussende Substanz. Polyensäuren, also mehrfach ungesättigte Fettsäuren, plus Vitamin A sind in dieser Beziehung das wirkungsvollste, was uns die Natur überhaupt bieten kann, und Eier zeichnen sich, wie wir gerade erfahren haben, durch diese Kombination aus. Wir brauchen daher auf Eier wirklich nicht zu verzichten, wenn wir innerhalb des im vorgängigen Absatz gesteckten Rahmens bleiben und uns mit unserer übrigen Ernährung nach dem *Schlankheitskonzept* richten!

Abgesehen von den persönlichen Erfahrungen des Verfassers liegen in jüngster Zeit vereinzelt auch von verschiedener anderer Seite völlig gleichlautende Befunde vor, nach denen bei einer Kost von täglich zwei Eiern plus Steak plus Käse plus Sahne plus Öl und Margarine aus Fetten mit mehrfach ungesättigten Fettsäuren über mehrere Monate hinweg bei gleichzeitigem weitestgehenden Verzicht auf Kohlenhydrate der Cholesterin-Spiegel um ca. ein Drittel und der Triglycerid-Spiegel um rund die Hälfte auf Werte sanken, die ganz beträchtlich unterhalb den bisher gültigen Durchschnittsnormen lagen, so daß man sich durchaus fragen kann, ob diese selbst, als Folge einer weitgehend unrichtigen Ernährung breitester Bevölkerungsschichten, nicht reichlich hoch angesetzt sind!

Die *Kombination Mastfett/Kohlenhydrat,* die mal etwas mehr zu der einen und mal etwas mehr zu der anderen Seite verschoben sein mag, und der Mastfett-Bildner Kohlenhydrat für sich allein sind bei unseren Völkern der westlichen »Zucker«-Industrienationen bezüglich der zu hohen

Blutfett-Werte die eigentlichen Übeltäter. *Beide,* also die Mastfette und vor allem auch die Kohlenhydrate, in erster Linie also der Zucker in Speisen und Getränken (!), aber auch die Mehl und Stärke enthaltenden Nahrungsmittel, *sind zugunsten eines gesteigerten Eiweiß-Konsums drastisch einzuschränken,* und nicht Fett schlechthin und insbesondere nicht die Erzeugnisse aus den hochwertigen Keim-Ölen!

Bei einem stoffwechselgesunden Organismus wird sich dann alles andere, wie Übergewicht und keineswegs nur zahlreiche leichtere Formen des Diabetes erstaunlich schnell »wie von selbst« regulieren!

Cholesterin – ein Alkohol?

Ja, ein einwertiger Alkohol,

- welcher als »Transporteur« für Fettsäuren innerhalb des Organismus und dort vor allem auch durch Grenzflächen (z. B. Membranen) hindurch, für das Stoffwechselgeschehen von fundamentaler Bedeutung ist,

- welcher Ausgangsstoff für die bedeutende Gruppe der Steroid-Hormone ist, zu denen zum Beispiel auch die Geschlechtshormone gehören,

- welcher Basissubstanz für das den Kalzium- und Phosphor-Stoffwechsel entscheidend bestimmende Vitamin D ist,

- welcher zu den für den Fettstoffwechsel äußerst wichtigen Gallensäuren oxidiert wird,

- und welcher als Cholesterinester einen wichtigen Hautschutz darstellt.

Cholesterin – zweifellos eine interessante, hilfreiche und unentbehrliche Substanz unseres Körpers, vor der wir uns nicht zu fürchten brauchen, wenn wir Eiweiß, die »richtigen« Fette und wenig Kohlenhydrate verzehren!
Das *Schlankheitskonzept* weist uns den richtigen Weg!

163

18. Eiweiß zaubert?
Diesmal stimmt's!

18.1. Wir sollten's nie vergessen!

Was ißt ein Leistungssportler, von dem ein Höchstmaß an Konzentrationsfähigkeit, Reaktionsvermögen und Muskelkraft erwartet wird? Fleisch, tierisches Protein!

Wovon haben sich ganze Populationen, wie z. B. die Eskimos, über Hunderte von Jahren hinweg leistungsstark erhalten? Praktisch ausschließlich vom Fleisch und Fett in der freien Natur erlegter Tiere!

Wovon haben sich während Hunderttausender von Jahren unsere unmittelbaren Vorfahren ernährt? Ganz überwiegend vom Fleisch und Fett in freier Wildbahn erbeuteter Tiere!

Wovon ernähren sich auch heute noch die hochgewachsenen, ostafrikanischen Massai? Von tierischem Eiweiß, saurer Milch und einer proteinreichen Mischung aus Milch und Blut, das sie den Halsvenen ihrer Rinder zu entnehmen wissen, ohne die Tiere dabei zu töten. Kohlenhydrate essen sie praktisch nie. Ihr Cholesterin-Spiegel? An der untersten Grenze dessen, was man noch als Normalwert bezeichnen kann.

Was hat einen besonders hohen Sättigungswert? Eiweiß!

Was sättigt den Übergewichtigen bereits, bevor der Kalorienbedarf seines Organismus gedeckt ist, was ist somit der »Appetitzügler von Mutter Natur«? Tierisches Eiweiß! – Allerdings nur bei nicht gleichzeitigem Verzehr von – bekanntlich den Appetit steigernden – Kohlenhydraten!

Eiweiß zaubert? Diesmal stimmt's, und es ist kein »fauler« Zauber, wie bei Zucker und Cie.!

Ja, aber die Vitamine?

Es ist bedauerlich, daß wir unsere Vorfahren, die sich einige Hunderttausend Jahre lang so gut wie ausschließlich vom Fleisch und Fett der von ihnen mit viel Geschick, List und Steinschleudern gejagten Tiere ernährten, nicht nach ihren Vitamin-Mangelkrankheiten fragen können. Wenn wir jedoch im Zusammenhange mit diesen Gedanken die atemberaubende Entwicklung vor Augen haben, die die Menschheit seit Einzug des tierischen Proteins in ihre tägliche Ernährung nach vielen Millionen von Jahren relativer »Ruhe« genommen hat, in denen die seinerzeitigen Vegetarier ihr »Gemüse« von den Bäumen holten, so sollten wir wohl annehmen dürfen, daß diese Entwicklung gewiß nicht das Resultat einer mit gravierenden Mängeln behafteten Kostform war!

Fleisch, Fisch, Leber, Herz, Nieren, Eier und Milchprodukte wie Käse, Sahne, Quark usw., also Molkerei-Produkte, die im Sinne des *Schlankheitskonzeptes* liegen und nicht solche, die wie »Frucht-Yoghurt & Cie.« durch Zukkerbeimengungen in ernährungsphysiologischer Hinsicht »verunstaltet« wurden, sind die höchsten Vitamin-Träger überhaupt, vor allem solche Träger von Vitaminen, die in der Lage sind, diese dem menschlichen Organismus auch wirklich zukommen zu lassen! Was nützt zum Beispiel der relativ hohe Vitamingehalt mancher erntefrischer Früchte und ebensolchen Gemüses, wenn dieser bei der Lagerung bereits durch Oxidation beträchtlich vermindert, beim Kochen zum größeren Teil zerstört oder herausgelöst und mit dem Kochwasser fortgeschüttet wird?!

Und was nützt dem Menschen der höhere Vitamin-B_6-Gehalt einiger Getreidearten, wenn bis zu 90 % davon durch den Mahlprozeß in den »Abfall« wandern, der dadurch ein um so wertvolleres Vieh-Kraftfutter ergibt? Erst im Fleisch der damit gefütterten Tiere finden wir dann das Vitamin B_6 wieder. Und wenn wir unserem Körper Vitamin B_6 zuführen wollen, müssen wir dieses *Fleisch* und nicht Produkte aus dem ausgemahlenen und »entvitaminierten« Getreide essen!

Wo wir gerade beim Vitamin B_6, auch *Pyridoxin* genannt, sind: es ist an mehr als 40 enzymatischen Stoffwechselvorgängen unseres Organismus als Coenzym – wie wir wissen,

»Hilfsarbeiter« der Enzyme – beteiligt, und hat gerade beim »Cracken« der Aminosäuren eine Schlüsselfunktion. Daher wird Vitamin B_6 auch bei einer eiweißreichen Kost stärker benötigt. So empfiehlt der *Food and Nutrition Board – National Academy of Sciences, National Research Council, Washington*, USA, P. 1146, bei täglicher Zufuhr von 100 g Protein = 524 g Steak eine Vitamin-B_6-Ergänzung von 1,5 bis 2 mg pro Tag, ein Grund, weswegen das *Schlankheitskonzept* den Übergewichtigen »für alle Fälle« auf ein Vitamin-Präparat hinweist, welches neben dem unseren Cholesterin-Spiegel günstig beeinflussenden Vitamin A auch die Vitamine der B-Gruppe in für unsere Zwecke optimaler Kombination enthält (»Supradyn«, Hoffmann-La Roche AG, Basel).

Und die Mineralstoffe?

Ist es ein Zufall, daß das Kochsalz in der Historie der Menschheit immer dann irgendwo begehrt wird, wenn die Nahrung kohlenhydratreicher wird? Fleisch, Fisch, Eier, Milch und Milchprodukte sind ganz hervorragende Mineralstoff-Träger! Eine Ernährung nach Maßgabe des *Schlankheitskonzeptes* ist auch in dieser Beziehung optimal!

Vor allem aber wegen ihres Eiweißreichtums. Gerade in unseren »hochentwickelten« Ländern sind die sogenannten »Mehlnährschäden« bei Kindern und Erwachsenen – schwammig aufgedunsene, ödematöse Körper – häufig zu beobachten. Die Ursache? Eiweiß- und auch fettverarmte, dafür dann um so kohlenhydratbetontere Kost! Sehen Sie sich die Schulkinder vor den Kiosken und Buden einmal an, dann wissen Sie, wohin das Taschengeld fließt! Milch oder Cola? Würstchen oder Pommes frites? Das ist eigentlich, leider, schon gar keine Frage mehr!

Oder denken wir an die »*Zellulitis«!* Neben einem den Zellstoffwechsel nachteilig beeinflussenden Mangel an essentiellen Fettsäuren ist die »Erkrankung« in erster Linie Ausdruck und Folge einer ständigen Unterversorgung mit hochwertigem tierischem Protein, welches uns eine kohlenhydratbetonte Kost nun einmal nicht liefern kann. Oder haben Sie in unserem »Pommes-frites«-Zeitalter schon einmal gehört, daß Ketchup = Tomaten-Sirup (bis zu 25 % Zucker!) auch essentielle Aminosäuren enthält?

Oder erinnern wir uns an die schweren Eiweißmangel-Schäden, unter denen weite Teile der Bevölkerung Afrikas, Indiens und Zentralamerikas leiden: Störungen des allgemeinen Wachstums, Fettleber, Ödembildung an Händen, Füßen und im Gesicht sind Ausdruck dieser »Krankheit«, die man in Afrika unter der Bezeichnung »Kwashior Kor« – »roter Junge« kennt, da sich als Folge einer durch Eiweißmangel verstärkten Einlagerung von Eisen in die Haarsubstanz die Haare rot färben.

Damit berühren wir die Bedeutung des »Zauberers« Protein auch für die Haare. Diese haben offensichtlich auch ganze Industrien erkannt, wenn wir an die Reklame für proteinhaltige Haarpflegemittel in Fernsehen und illustrierten Blättern denken. Die betreffenden Mittel helfen sogar – in erster Linie den Bilanzen ihrer Hersteller.

Auf die Zuführung der Proteine mit der Nahrung kommt es an! Sie müssen über Verdauung und Stoffwechsel zu Biosynthesen neuen Zellmaterials herangezogen werden können, wenn sie eine nachhaltige Wirkung erzielen sollen!

Oder massieren Sie sich Ihr Steak, Ihr Schnitzel oder die Forelle blau durch die Haut?

18.2. Auf die biologische Wertigkeit des Proteins kommt's an

Die ganze Fragwürdigkeit der vorrangig quantitativen Bewertung der Nahrungsstoffe nach Kalorien wird uns gerade auch innerhalb der Nahrungsstoff-Gruppe Eiweiß vor Augen geführt, denn bereits bei Einzug dieses Jahrhunderts erkannte der deutsche Chemiker *Emil Fischer* in *Berlin,* daß noch nicht einmal alle Eiweiße untereinander gleich-

»wertig« sind, Eiweiß also keineswegs gleich Eiweiß ist, obwohl alle Eiweiße den gleichen Kaloriengehalt von 4,1 Kal./Gramm haben.

So besitzen die pflanzlichen Eiweiße eine wesentlich geringere *biologische Wertigkeit* als tierisches Eiweiß, und selbst die tierischen Proteine sind untereinander nicht vom gleichen Range.

Wieso nicht?

Wir erfuhren in Kapitel 11.22., daß bereits das Fehlen einer einzigen Aminosäure die Biosynthese artspezifischen Proteins verhindert. Die Konsequenz? Muskelschwund! Ob die betreffende Aminosäure fehlt, weil wir hungern, weil wir uns »unter«-ernähren (FdH) oder weil wir uns kalorisch eventuell sogar mit einem Eiweiß »vollpumpen«, dem jedoch gerade diese eine essentielle Aminosäure fehlt: solange der Mangel an dieser einen Aminosäure besteht, heißt das Ergebnis immer Muskelschwund. »Alles oder nichts« lautete die Devise der DNS, Kapitel 11.22. klärte uns darüber auf.

Nun ähneln die tierischen Proteine bezüglich der Zusammenstellung ihrer Aminosäuren dem Menschen-Eiweiß wesentlich mehr als die pflanzlichen Proteine. Beim Verzehr von tierischem Protein führen wir unserem Organismus also von vornherein eine wesentlich größere Mannigfaltigkeit von Aminosäuren zu, als dies bei pflanzlichen Eiweißen der Fall sein kann: tierisches Protein hat eine »höhere biologische Wertigkeit« als Pflanzeneiweiß. Sehen wir uns dies doch in Tabelle 21 einmal an!

Eiweiß-Träger	Biologische Wertigkeit
Ganzes Ei	100
Milcheiweiß (Kasein)	90
Fleisch	fast 90
Kartoffel (geschält)	70
Soja-Mehl	70
Weizen-Mehl	40
Mais-Mehl	weniger als 30

Tabelle 21: Biologische Wertigkeit einiger Eiweiß-Träger.

168

Wie wir feststellen, besitzt das Eiweiß des ganzen Hühnereies die für uns günstigste Aminosäuren-»Bündelung«. Daher setzte man dessen biologische Wertigkeit mit 100 fest und maß die Wertigkeiten der anderen Eiweiß-Träger an der Qualität des Hühnerei-Eiweißes.

Maßgebend für den Wert eines Eiweißes ist seine Reichhaltigkeit an verschiedenen essentiellen Aminosäuren und nicht sein pflanzlicher oder tierischer Ursprung. Insofern kann man auch zum Beispiel durch Kombination zweier geringwertigerer pflanzlicher Eiweißarten eine relativ hochwertige Mischung pflanzlicher Proteine herstellen, wenn sich die beiden Pflanzeneiweiße bezüglich ihrer Aminosäuren ergänzen.

So hat man zum Beispiel seit einiger Zeit in Ländern, deren Bevölkerung sich vorwiegend vegetabil vom Mais ernähren muß, durch Mischung von Mais- und Sojamehl ein relativ hochwertiges pflanzliches Eiweißerzeugnis hergestellt, das jedem, der Zentralamerika und Brasilien kennt, unter dem Namen *INCAP* bzw. *Fortifex* bekannt ist. Durch Zusatz der essentiellen Aminosäuren *Lysin* bzw. *Methionin* hat man beide Mehlmischungen noch zusätzlich aufgewertet.

Auch pflanzliches und tierisches Eiweiß können sich hervorragend ergänzen: Kartoffelbrei mit Ei ist in Bezug auf die Eiweißversorgung des menschlichen Organismus eines der optimalsten Gerichte und für den Idealgewichtigen allerbestens zu empfehlen. Dem Übergewichtigen allerdings muß von diesem sonst so hochwertigen Essen wegen der Kartoffelstärke als Kohlenhydrat dringend abgeraten werden, denn bei ihm ist zu befürchten, daß die appetitfördernde »Kohlenhydrat/Hunger«-Schaukel alsbald zu schwingen anfängt! Die Folgen kennen wir nur allzu gut.

So sollten die Übergewichtigen nach Möglichkeit innerhalb der tierischen Proteine kombinieren. Fleisch oder Quark plus 1 Ei stellt die beste Eiweißversorgung dar, die wir uns vorstellen können!

18.3. Eine ganz und gar berechtigte Frage

Wieviel Eiweiß enthalten denn nun eigentlich unsere Nahrungsmittel? Ein respektables Filetsteak von 300 g müßte ja eigentlich so . . . Nun, es enthält zunächst erst einmal 225,3 g Wasser, obwohl es gewiß nicht von einem ödematösen Ochsen stammt. Dann enthält es ca. 13,2 g Fett, vorbildlich wenig. Ja, und der Rest ist vorwiegend Eiweiß, ca. 57,5 g, also nicht ganz 20 %! Dafür allerdings von sehr guter biologischer Wertigkeit!

Bevor wir uns auf's Schätzen verlassen, tun wir gut daran, die Tabelle 22 nach dem Protein-Gehalt einiger Nahrungsmittel zu befragen!

Nahrungsmittel 100 g	Eiweiß-Gehalt g bzw. Prozent
Tierisches Muskelfleisch	15–20
Fisch	15–20
Vollei (100 g!)	13
Eigelb	16
Eiklar	11
1 ganzes Ei (~ 50 g)	6,5
Milch	3–3,5
Quark, fett	13
Quark, mager (!)	17 (!)
Emmentaler Käse	27,4
Edamer Käse	26
Camembert	18
Roggenbrot	6,5
Pumpernickel	9
Brötchen (100 g!)	6,8
Weizen Vollmehl	12
Weizen Feinmehl	10,5
Weizenkeime	26,5
Dr. Grandels Diät-Kleie	14–16
Maismehl	8
Sojabohnen	34
Hülsenfrüchte	20–25
Gemüse, Kartoffeln	1–3

Tabelle 22: Eiweiß-Gehalt einiger Nahrungsmittel.

Wollen wir also den Wert eines Nahrungsmittels für unsere Protein-Versorgung beurteilen, so müssen wir sowohl den Gehalt an Protein, wie auch dessen biologische Wertigkeit lt. Tabelle 21 berücksichtigen. Dabei erkennen wir, daß Fleisch, Fisch, Milcheiweiß und Eier sowie die daraus hergestellten Produkte in jeder Beziehung die höchste Wertstufe besitzen.

Wieviel Eiweiß der Normalgewichtige täglich braucht?

Der *Food and Nutrition Board* des *National Research Council,* USA, gibt die folgenden Empfehlungen für die tägliche Mindestzufuhr an Eiweiß, die in zahlreichen anderen Ländern von offiziellen und offiziösen Stellen, in der Bundesrepublik Deutschland zum Beispiel von dem Verein der *Deutschen Gesellschaft für Ernährung e. V., D-6 Frankfurt am Main,* übernommen wurden:

1 g   Eiweiß pro kg Körpergewicht
      für Erwachsene im »besten« Alter
1,2 g Eiweiß pro kg Körpergewicht
      für Erwachsene im Pensionsalter
1,5 g Eiweiß pro kg Körpergewicht
      für den körperlich und geistig hart
      arbeitenden Erwachsenen
      sowie für werdende Mütter ab 4. Monat.

Bei der letzten Gruppe sollte eine *Mindest*zufuhr von 50 g *tierischem* Eiweiß pro Tag gewährleistet sein. Das sind mindestens rund 300 g magerstes Fleisch oder Quark täglich zusätzlich zu rund 70 g anderem Eiweiß, bei 80 kg Körpergewicht. 70 g anderes Eiweiß liefern uns zum Beispiel 500 g Roggenbrot (= 33 g Eiweiß) plus 1,85 kg Kartoffeln und Gemüse (= 37 g Eiweiß). Dies soll natürlich für den Schlankheitswilligen keine Empfehlung sein, seinen Eiweißbedarf auf diese Weise zu decken!

Doch zeigt uns dieses Beispiel, wie schwer es ist, auch ohne Frucht-Yoghurt, Früchte-Quark und anderen »zuckerhaltigen Konsorten« mit wenig Eiweiß und viel Zucker seinen täglichen Eiweißbedarf zu decken, ohne nicht gleichzeitig enorme Mengen Kohlenhydrate, die eigentlichen »Mäster«, wie wir jetzt wissen, zu sich zu nehmen, zu sich nehmen zu müssen – wenn nicht der Anteil an tierischem Eiweiß, zum Beispiel durch Verzehr von zusätzlichem Fleisch, Fisch, Käse, Quark oder Eiern über die oben angegebenen Werte hinaus noch beträchtlich erhöht wird. Es muß ja nicht unbedingt Steak, es kann auch Mager-Quark sein!

Kinder und Heranwachsende sollten täglich zwischen 3 g Eiweiß pro kg Körpergewicht und den angegebenen Werten verzehren, je nach Alter. Ein Zwölfjähriger mit rund 45 kg Körpergewicht sollte zum Beispiel etwa 90 g Eiweiß = 530 Gramm Magerquark pro Tag zu sich nehmen, falls er sonst kein qualifiziertes Eiweiß ißt! Fritten, Ketchup, Cola und Cie. und Kuchen liefern die für sein Wachstum erforderlichen essentiellen Aminosäuren nicht!

Kostspielig? Wie gesagt, es müssen ja nicht ausschließlich Steaks sein. Käse und Quark sind optimale Eiweißlieferanten, insbesondere wenn man sie hin und wieder mit Eiern kombiniert. Und Fisch ist auch ein hervorragender, sättigender Eiweiß-Spender. Allerdings sollte man dabei auf das Paniermehl unbedingt verzichten!

Wenn Sie einmal nachrechnen, werden Sie schnell feststellen, wie preiswert das *Schlankheitskonzept* sein kann. Ob man teuere oder preiswertere Eiweiß-Spender verzehrt, ist für den Erfolg des *Schlankheitskonzeptes* nebensächlich! Die Hauptsache ist, Eiweiß, den Appetitzügler von Mutter Natur und grandiosen Zauberer, »satt«!

19. FdH - der programmierte Mißerfolg! Warum die Dicken nicht aussterben!

Für den *Normalgewichtigen* kann eine *kurzzeitige* Fastenkur zur »Entschlackung« und zur Behebung einer allgemeinen Stoffwechselträgheit durchaus von Vorteil sein. Führt man sie als Trink- oder Obstkur durch und ersetzt für *ganz wenige* Tage jede weitere Nahrung durch gesteigerten Verzehr mineralhaltiger Wässer, Trauben oder Orangen, also durch Früchte mit hohem Wassergehalt und *nicht durch zuckergesüßte Obstsäfte (!)*, so kann die Wirkung durchaus derjenigen entsprechen, die man sich von einem »Gesundbrunnen« erhofft: Der Körper reinigt sich und wird »durchgespült«. Ölwechsel mit Motorspülung und Kerzenwechsel würde man das wohl im Kraftfahrzeuggewerbe nennen!

Beim *Übergewichtigen* jedoch ist die Hauptzielrichtung eine völlig andere! Sein Übergewicht ist ja nicht nur Folge und Ausdruck eines erlahmenden, sondern vor allem eines fehlgesteuerten, »aus dem Ruder gelaufenen« Stoffwechsels, und da ist es lediglich mit einer »Spülung und Kerzenerneuerung« nicht getan. Bei ihm müssen Motor (= Stoffwechsel) und »Einspritzpumpe« (= Bauchspeicheldrüse) generalüberholt und neu eingestellt werden, und das kann man nicht erreichen, indem man das Gaspedal nur halb durchtritt (FdH) und gelegentlich mal neu schmiert!

Erst die Neueinregulierung von Motor- und Hilfsaggregaten (Drüsen; Hormone) und der Wechsel des Treibstoffs (= Ernährung) bringen den erwünschten Erfolg, nämlich »die Karre wieder in Schwung«!

Denn was passiert bei Reduktion von Kalorien, also »Unter«- oder »Mangel«-Ernährung?

173

Unzählige Übergewichtige wissen davon ein Lied zu singen!: Bei der ersten Anwendung einer kalorienreduzierten Diät war noch ein gewisser Fortschritt bei den Bemühungen, Gewicht zu verlieren, zu verzeichnen gewesen: »ausgewogene« Reduktion des Kalorienangebotes auf beispielsweise 70 %, des »Normalwertes« brachte innerhalb eines Monats vielleicht einen Gewichtsverlust von 5 kg der insgesamt vielleicht 15 kg Übergewicht. Doch Schlappheit, nachlassende Konzentrationsfähigkeit, Unlust wegen ständigen Verzichts, dauernder Kalorienrechnerei und Unterdrückung des Appetits erforderten nach vier heroischen Wochen eine Unterbrechung der Diät für einen Monat.

Und was zeigte die Waage bereits kurze Zeit nach Übergang auf Normalkost? In den meisten aller Fälle ein höheres Gewicht als vor Beginn der »Diät«.

Ja richtig, werden viele jetzt denken, genauso war's. Aber wieso eigentlich? Vielleicht habe ich eben doch gesündigt, wird sich mancher der in Wahrheit völlig normal reagierenden Schlankheitswilligen selbstkritisch fragen, der nicht weiß, daß er mit FdH in Wirklichkeit in die Irre geführt wurde.

Die Erklärung ist ganz einfach. Wir alle werden sie in diesem Kapitel verstehen lernen:

Der Stoffwechsel des Übergewichtigen hatte sich nämlich während der Zeit der »FdH«-Diät auf ein niedrigeres Niveau eingependelt – Grundumsatz und Leistungsumsatz, Kapitel 6 und 10, waren geringer geworden –, so daß nach Beendigung der »Hunger«-Kur bereits weniger Kalorien als vor der Diät zur neuerlichen Gewichtszunahme genügten. Der Übergewichtige mußte also zwangsläufig wieder zunehmen, obwohl er nun vielleicht sogar etwas weniger aß als vor Beginn seiner »ausgewogenen« Reduktions-Diät.

Diesen Effekt der Anpassungssenkung des Kalorienbedarfes des Organismus im »Hunger« oder beim »FdH«-Teilfasten hat jeder Übergewichtige, der schon einmal den Unsinn einer Reduktions-Diät mitgemacht hat, auch an sich selbst beobachten können, in zweifacher Hinsicht:

1. ist die Gewichtsabnahme in den ersten Tagen einer der-

artigen »Diät« am stärksten, und zwar nicht nur durch erhöhte Wasserausscheidung, die so oft als ein erster Erfolg gewertet wird, sondern auch durch Verminderung des zu Anfang jeder Mangel- und Unterernährung besonders starken Eiweiß-Selbstverzehrs: Der Körper »ißt« sozusagen sein eigenes Eiweiß, was wir alle gleich noch ausführlicher erfahren werden.

Nach den ersten Tagen werden die »Stufen des Erfolges« dann niedriger. Der »Gradient« der Gewichtsabnahme wird kleiner, würde der Mathematiker sagen. Man nimmt deutlich langsamer ab. Der Körper »ißt« dann auch weniger von seiner Muskulatur.

2. Sind die ersten Tage einer derartig unwürdigen Hungerei am schlimmsten. Nach etwa drei Tagen läßt der »Heißhunger« deutlich nach.

Beides ist aber nichts weiter als ein Zeichen dafür, daß der Organismus seinen Kalorienbedarf infolge »Ruhigstellung« seines Stoffwechsels auf das niedrigere Niveau nach Art eines »Notdienstes« heruntergeschraubt hat, so daß die Kalorienreduktion von ursprünglich 30 % jetzt vielleicht nur noch 10 % gegenüber dem nun reduzierten Bedarf ausmacht. Und das kann beim besten Willen nicht mehr das gewünschte Erfolgserlebnis bringen.

Abermalige Reduktion der Nahrungszufuhr = abermalige Hungerei hieße die Parole, damit weiterhin ein wirklich spürbarer Erfolg an Gewichtsabnahme verzeichnet werden kann, aber dann wird's auch bald kritisch, wie wir noch sehen werden.

Wenn nun der Übergewichtige nach diesen 4 Wochen anfänglich größerer, dann nachlassender Qual der Hungerei wieder anfängt, normal zu essen, wird die tägliche Kalorienzufuhr gemessen werden müssen an dem in diesen vier Wochen anerzogenen verminderten Kalorienbedarf seines Körpers. Das Ergebnis? Obwohl er womöglich weniger ißt als vor Beginn seiner Diät, nimmt er zu, muß er zunehmen, bis sich sein Stoffwechsel wieder auf das höhere Niveau »eingependelt« hat.

Die leidgeprüften Übergewichtigen wissen wohl fast alle, wie relativ lange diese Anpassung ihres Stoffwechsels auf die nun wieder höhere Kalorienzufuhr dauert. Sie brauchen sich nur daran zu erinnern, wie schnell sie ihr Ausgangsgewicht wiedererreicht haben, ohne daß sie etwa besonders viel gegessen oder aus Freude über ihren vermeintlichen Erfolg zum Abschluß der »Hungerei« nun vielleicht gar eine kleine kulinarische Orgie veranstaltet haben, denn auch so etwas soll ja schon vorgekommen sein!

Aber noch etwas ganz anderes passiert, das auch jeder Übergewichtige kennt, der sich schon mehrfach zu dem Irrsinn einer kalorienreduzierten Diät hat hinreißen lassen:

Obwohl er seine Nahrung »ausgewogen« kalorisch reduziert wie beim ersten Male, nimmt er beim zweiten, dritten oder weiteren Mal immer weniger ab. Dabei hat es den Anschein, als ob sich der Körper des Übergewichtigen sehr viel schneller als beim ersten Male auf das niedrigere Stoffwechselniveau einstellt, als ob er regelrecht »trainiert« wird, dies zu tun, so daß sich das Kaloriendefizit zwischen Angebot und Bedarf sehr schnell verkleinert.

Professor *Jean Trémolières, Paris,* hat als französischer Ernährungsfachmann nachdrücklich auf dieses Phänomen der Anpassung des menschlichen Organismus bis hin zu paradoxen Reaktionen hingewiesen, die uns nach Lektüre des *Schlankheitskonzeptes* wohl kaum noch überraschen.

Und wie sieht es in den anderen westlichen Ländern aus? Man macht es sich ja wohl hier doch oft recht leicht. Offensichtlich nimmt man die Übergewichtigen »nicht für voll«, hält sie für willensschwache Vielfraße und psychisch defekte oder lebensuntaugliche Personen, die mit ihren Sorgen nicht fertig werden und als äußeres Zeichen ihrer Hilflosigkeit wie eine Art Abzeichen ihren Kummerspeck mit sich herumtragen.

Die Verantwortlichen, die um das »Wohl« der Übergewichtigen besorgt sein und prüfen sollten, was ihnen »fehlt« – nämlich die richtige Ernährung –, erstarren, wie es scheint in Routine und versuchen, die sichtbaren Folgen einer mangelhaften Ernährung durch Empfehlung einer Vergrößerung eben jenes Mangels zu beheben, denn nichts weiter stellt ja wohl doch eine kalorienreduzierte Ernährung, also eine Unterernährung dar, die weder den Kalorienbedarf des Körpers noch vor allem seinen Bedarf an essentiellen Nähr- und Aufbaustoffen deckt!

Dabei liegen die wissenschaftlichen Grundlagen seit Jahren auf dem Tisch:

Wir wissen, daß *Eiweiß* der einzige Nahrungsstoff ist, welcher *Stickstoff* enthält: das Wort »Amino«-Säuren als Elementarbaustein des Proteins bringt seinen Stickstoffgehalt bereits zum Ausdruck. Was geschieht nun mit dem Stickstoff, der mit dem Eiweiß unserer Nahrung in den Körper gelangt? Er wird als wesentlicher Bestandteil der *Stickstoffverbindungen Harnstoff* und *Harnsäure* über die Nieren wieder ausgeschieden, sofern er nicht zum Aufbau körpereigenen Eiweißes, also z. B. von Zellfunktionsregulatoren (Enzyme, Hormone u. a.) und Muskulatur, gebraucht wird. Auch im Hunger scheidet unser Körper, wie wir im Kapitel 11.24., Seite 119, erfahren hatten, Harnsäure und Harnstoff aus, als sichtbares Zeichen des »Verzehrs« seiner eigenen Eiweißreserven.

Nun kann man den Auf- oder Abbau von Körpereiweiß sehr leicht feststellen, indem man die Differenz ermittelt zwischen dem mit der Nahrung aufgenommenen »Eiweiß-Stickstoff« und dem über die Ausscheidungsorgane des Körpers wieder ausgeschiedenen Stickstoff: ist diese Differenz positiv, so baut der Körper Eiweiß auf, ist sie negativ, scheidet der Körper also mehr Stickstoff aus als ihm mit der Nahrung zugeführt wurde, so baut er Eiweiß ab, »verzehrt« also seine eigene »Muskulatur«.

Und im Hunger, bei Mangelernährung, bei »FdH«? Natürlich ist dann die Stickstoff-Bilanz negativ, natürlich ist bei unzureichender Eiweiß-Zufuhr der unablässige, auch ohne Hungerei immer vorhandene Zellzerfall größer als die Biosynthese neuen Eiweißes unseres Körpers. Denn reduzieren wir »ausgewogen«, reduzieren wir also auch Eiweiß und führen wir dem Körper nicht genügend Aminosäuren zu – na, Sie wissen schon, »Alles oder nichts« hieß die Devise der DNS (Kapitel 11.22.): Muskelschwund = Eiweißverzehr ist die zwangsläufige Folge!

Und Fett? Nun, solange die Reduktionsdiät insulinabhängige Kohlenhydrate enthält, arbeitet die Bauchspeicheldrüse, produziert sie Insulin, werden die Zellwände der Fettzellen unseres Fettgewebes für Glucose durchlässig, kann sich neues Fett bilden, obwohl wir die Kalorien reduziert haben. Natürlich im allgemeinen nicht soviel, als wenn wir uns mit kohlenhydrathaltiger Nahrung normal- oder überkalorisch ernähren würden, aber immerhin: wenn wir an das »ernährungsphysiologische Paradoxon« (Kapitel 11.13.) denken, wissen wir, daß der Übergewichtige Kohlenhydrate auch im Hunger in Fett verwandeln kann. Die Kohlenhydrate eines einzigen Apfels genügen unter Umständen, auch im Hunger Fett zu bilden! Wir sollten uns wirklich nicht wundern!

Doch zurück zur Stickstoff-Bilanz! An ihr kann man nämlich ausgezeichnet die eingangs erwähnte Anpassung des Körpers an ein niedrigeres Stoffwechselniveau während kalorienreduzierter Diäten studieren:

Bei plötzlicher »ausgewogener« Nahrungsbeschränkung zu Beginn der »FdH«-Diät ist die Stickstoff-Bilanz zunächst deutlich negativ: der Körper »verzehrt« sein eigenes Eiweiß, der zwangsläufige Zellabbau kann wegen »reduzierten« Aminosäuren(= Eiweiß)-Angebotes durch Biosynthesen neuen Zellmaterials nicht kompensiert werden, der Mensch nimmt ab, in jedem Falle zunächst an Eiweiß!

Denn vom Fett kann man das so sicher nicht behaupten, solange die »Reduktions«-Diät Kohlenhydrate enthält: wie wir wissen, kann sich das Verhältnis Fett-Bildung/Fett-Auflösung (= Lipolyse) je nach »Insulin-Lage« des Körpers mal nach der einen und mal nach der anderen Seite hin verschieben, und wir haben im Kapitel 11.13., Seite 88, verstehen gelernt, daß das Fettgewebe sogar beim Teilfasten Fett bilden kann, wenn wir dabei Kohlenhydrate essen!

Doch zurück zum Eiweiß: die zu Beginn des Fastens als deutlich negativ ermittelte Stickstoff-Bilanz wird nach kurzer Zeit weniger negativ, obwohl an der Zusammensetzung der Reduktionskost nichts geändert, das Eiweiß-Angebot also nicht erhöht wurde. Das kann dann doch aber nur bedeuten, daß sich Zellzerfall, Biosynthese und Eiweißangebot bis zu einem gewissen Grade aneinander angepaßt haben, daß also die Zellzerfallsrate kleiner wird, sich die Lebensdauer der Zellen somit etwas erhöht, der Stoffwechsel eine Art »go slow« veranstaltet, der Grundumsatz sinkt.

So wissen wir jetzt, daß jede auch den Eiweiß-Verzehr einschränkende Reduktionsdiät zu Eiweiß-Abbau führen muß: zu Anfang der Diät stärker, dann langsamer. Insgesamt bringt sie jedoch einen beträchtlichen Eiweißverlust.

Sehen wir uns doch einmal etwas genauer an, was bei unzureichender Eiweiß-Versorgung, im Extremfalle also beim totalen Fasten, z. B. bei der sog. »Null«-Diät, passiert:

Nach den neuesten Erkenntnissen der modernen Ernährungswissenschaft werden zu Beginn einer derartigen Prozedur *zuerst* die sogenannten »labilen« Proteine, also diejenigen mit kurzer Halbwertszeit, »verbraucht«. Das ist nichts weiter als logisch: diejenigen Proteine, die schnell zerfallen – in Stunden bis Tagen –, können infolge Mangels an essentiellen Aminosäuren durch Biosynthesen nicht wieder ersetzt werden. Sie verschwinden zuerst. Welche Proteine das sind? Nun, wir wissen es schon: das sind gerade die *für unseren Stoffwechsel so wichtigen Enzyme der Leber, der Bauchspeicheldrüse und der Darmschleimhaut,* und natürlich viele andere auch.

Die Folge? Unser Körper ist alsbald nicht mehr in der Lage, die ihm angebotenen Nähr- und Baustoffe unserer Nahrung in der notwendigen Weise zu verwerten. Ein Teufelsrad beginnt sich zu drehen, das unter Umständen erst durch eine parenterale Ernährung, also eine künstliche Ernährung unter Umgehung des Magen-Darm-Traktes, zum Stillstand zu bringen ist. Aus diesem Grunde empfehlen verantwortungsbewußte und über diese Verhältnisse aufgeklärte Mediziner auch nie, den Nährstoffstrom zu unterbrechen, selbst nicht für wenige Tage, wenn dies nicht ganz besonders pathophysiologische Gründe erforderlich machen.

Aber was passiert weiter? Bereits nach kurzer Zeit werden im zunehmenden Maße die Eiweißreserven des Körpers mit längeren Halbwertszeiten angegriffen, wie sie z. B. in der Leber, den Eingeweiden, in Haut und Haaren und unserer Muskulatur vorhanden sind. Na, das wird schon nicht so schlimm sein. Wirklich nicht? Sehen wir uns dazu doch einmal einen Fall aus der Praxis an!

Folgende exakte Meßwerte liegen dazu vor, die sich in unzählige weitere Beispiele eingliedern:

Nach ca. 10 Tagen totalen Fastens betrugen bei einer Versuchsperson innerhalb von 24 Stunden

der Gewichtsverlust	860 Gramm
die Stickstoffausscheidung	11,5 Gramm
die Kohlenstoffausscheidung	177 Gramm

Einer Stickstoff-Ausscheidung von 11,5 g entspricht ein Protein-Abbau von 72 Gramm (1 Gramm $N = 6,25$ Gramm Protein) und einer Kohlenstoff-Ausscheidung von 177 Gramm entspricht bei gleichzeitigem Protein-Abbau von 72 Gramm – bei »leergefegten« Kohlenhydrat-Depots infolge mehr als ca. zwei Tage »Null«-Diät – ein Abbau von ca. 192 Gramm Fett. Wie wir das rechneten? Nun, exakte Messungen haben ergeben, daß bei der »Verbrennung« von 1 Gramm Protein 773,9 cm³ und von 1 Gramm Fett 1427,3 cm³ Kohlendioxid entstehen. Alles andere ist eine Rechnung, die jeder Abiturient anstellen kann, der im Chemie-Unterricht aufgepaßt hat und dem Begriffe wie *Avogadro,* Mol-Gewicht und Mol-Volumen nicht wieder fremd geworden sind.

Wie wir bereits wissen, werden mit fortwährendem Eiweißmangel im zunehmenden Maße Proteine unseres Körpers mit längerer Halbwertszeit »verzehrt«, also z. B. auch unsere Muskulatur. Unter der – zutreffenden – Annahme, daß bei fortgeschrittenem Fasten vorwiegend Muskulatur abgebaut wird und bei der – nicht ganz zutreffenden – *Vereinfachung,* daß *alles* abgebaute Protein Muskelprotein sei, würden die Verhältnisse folgendermaßen aussehen:

1 Gramm Protein entsprechen ca. 5 Gramm »Muskulatur«
72 Gramm Protein entsprechen also 360 Gramm »Muskulatur«.

192 Gramm Fett entsprechen ca. 240 Gramm Fettgewebe,
wenn wir – praxisnah – davon ausgehen, daß das Fettgewebe ca. 20 % Gewebeflüssigkeit enthält, wie es bei zahlreichen Übergewichtigen der Fall ist.

Unser »Null«-Diät-Erleidender hat, wie wir zu Beginn
dieser Betrachtungen feststellten, 860 Gramm Gewichtsverlust in 24 Stunden auf die Waage gebracht und war gewiß recht stolz darauf. Ob er das wohl noch wäre, nachdem
ihm jemand erklärt hat, was bei ihm wirklich verschwand?

Statt, wie er meint, 860 Gramm, hat er ganze 240 Gramm
Fettgewebe »verzehrt«, der Rest ist ungefähr 360 Gramm
»Muskulatur« (!) und 260 Gramm Wasser. Ganze 28 %
seines ach so stolzen Gewichtsverlustes entfallen auf Fettgewebe, das ist ein wenig mehr als ein Viertel!

Hätte er nach dem *Schlankheitskonzept* abgenommen,
so wären ihm seine kostbaren Eiweißreserven erhalten geblieben und er hätte nur Fettgewebe abgebaut, das etwa
20 % Gewebeflüssigkeit enthielt. Ca. 80 % seines Gewichtsverlustes wären also auf Fett-Abbau zurückzuführen
gewesen. Ein stärkerer und gezielterer Fett-Abbau ist überhaupt nicht möglich!

Wie hoch der Gewichtsverlust nur durch Fett-Abbau pro
Tag sein wird? Über 600 Gramm sind beobachtet. Ja aber,
wird manch neunmalkluger Ernährungsapostel sagen, das
geht ja gar nicht: 600 Gramm Fettgewebe zu 480 Gramm
Fett entsprechen ja 4464 Kalorien, und der Kalorienbedarf
liegt ja selten höher als 2600 Kalorien!

Das *Schlankheitskonzept* leistet eben mehr, als die dem
Kaloriendenken verhafteten Menschen auf den ersten Blick
verstehen werden: in der Ausscheidung der noch energie-
beladenen Ketonkörper über die Atem- und Harnwege findet sich die Erklärung. Wir »spülen« unser Fett weg! Wir
atmen's aus!

Doch warum: »FdH« – der programmierte Mißerfolg?
Weil sich bei einem Übergewichtigen, der nach »FdH« abge-

nommen hat, zwangsläufig die abgebauten Eiweißreserven zuerst einmal wieder aufbauen, sobald er wieder zur Normalkost mit einem auch höheren Eiweißangebot zurückkehrt.

Man sieht das an der Stickstoff-Bilanz sehr deutlich:

Wird nach einer Fastenzeit das Angebot an Nahrungseiweiß wieder erhöht, so ist die Stickstoff-Bilanz ausgeprägt positiv, d. h. es wird Stickstoff im Körper »verarbeitet«, es geht mehr hinein als ausgeschieden wird: Die lebenswichtigen Eiweißreserven des Körpers werden sofort wieder ergänzt. Bis zu dreiviertel seines abgehungerten Gewichtes hat der arme Schlankheitsbewußte also in kurzer Zeit wieder drauf, ohne daß er »fetter« geworden ist.

Über die schnelle Gewichtszunahme sollte er sich im Grunde genommen freuen, haben sich doch zunächst seine lebenswichtigen Eiweißreserven, die er ja eigentlich gar nicht angreifen wollte, wieder ergänzt, diesmal hoffentlich sogar ohne künstliche Ernährung.

Und das Fett? Der so ersehnte Fettverlust, für den der Übergewichtige so viele Entbehrungen, Qualen und vielleicht auch Spötteleien auf sich genommen hat?

Nun, wir wissen, Stoffwechselniveau und damit Kalorienbedarf des Körpers hatten sich der »Hungerei« angepaßt. Eine Rückkehr zu normalkalorischer Kost kann bis zur abermaligen Anpassung des Organismus an das höhere Stoffwechselniveau bereits überkalorische Ernährung bedeuten. Die Folge? Der Übergewichtige ist nach kurzer Zeit häufig dikker als vorher. Ein unglücklicher, frustrierter, ratloser Mensch!

Bis heute! Jetzt weiß er, daß er durchaus »normal« reagiert hat und daß die Ursache der Mißerfolge seiner Schlankheitsbemühungen nicht in einer anomalen Reaktion seines Körpers zu suchen ist, sondern bei der Methode »FdH« bis hin zur »Null«-Diät, die von vornherein auf Mißerfolg programmiert war!

Jetzt weiß er auch, warum ihm nur das *Schlankheitskonzept* dauerhaft helfen kann, das ihn viel Eiweiß und die richtige Menge vom »richtigen« Fett zu verzehren lehrt und ihm rät, auf Kohlenhydrate während der Zeit der gezielten Reduktion nur seines Körperfettes zu verzichten.

20. Das Schlankheitskonzept – Programm des Erfolges

20.1. Einige Bemerkungen vorweg

Das *Schlankheitskonzept* ist ein Ernährungskonzept, nach dem jeder stoffwechselgesunde *Übergewichtige* – und das sind 95 % aller Übergewichtigen – sein übermäßiges Fettdepot

– ohne jede Hungerei und Kalorienbeschränkung
– ohne Medikamente
– nur durch überall durchführbare Ernährungsmaßnahmen

schnell, zuverlässig und *dauerhaft* bei voller Erhaltung seiner wertvollen Muskulatur und bei erhöhter Leistungskraft abbaut, ja abbauen muß. Es geht nicht anders.

Die aufgestellten Ernährungsregeln gelten also für den genannten Kreis der Übergewichtigen.

Für den *Nicht-mehr-Übergewichtigen,* der sein Normalgewicht wieder erreicht hat, oder für den Normalgewichtigen, der nicht zunehmen möchte, sind im Kapitel 22 Hinweise gegeben, wie er seinen Erfolg sein Leben lang sichern und sich optimal und gesunderhaltend ernähren kann.

Der stoffwechselgesunde *Untergewichtige* schließlich findet ebenfalls im Kapitel 22 den Weg aufgezeichnet zu einer attraktiven Figur, zu der ja stets auch eine gewisse »Polsterung« an den richtigen Stellen gehört.

Wie in den vorgängigen Kapiteln ausführlich dargelegt wurde, ist der Übergewichtige in Wahrheit nicht über-, sondern mangelernährt: nicht-essentielle Kohlenhydrate und Mastfett haben die essentiellen Nahrungsbestandteile verdrängt. Einen Ernährungsmangel kann man aber nicht durch Vergrößerung des Mangels durch »ausgewogene« Unterernährung, also nicht durch Kalorienreduzierung und Hungerei dauerhaft beheben, sondern einzig und allein durch Behebung des Mangels selbst.

Wie wir in den vorhergehenden Kapiteln erkannten, muß eine nur das übermäßige Körperfett zum Verschwinden bringende Ernährung besonders *eiweißreich* sein, da der *Übergewichtige* ja schließlich sein überreichlich vorhandenes Fett abbauen will und nicht seine wertvolle Muskulatur. *Er hat schließlich zuviel Fett und nicht zuviel Muskulatur!*

Im Gegenteil: viele *Übergewichtige* sind mit allen Zeichen einer unterentwickelten Muskulatur markiert. Ihr schwammiges, ödematöses Gewebe verrät, daß ein großer Teil ihres Übergewichtes auf Wasser entfällt, welches als Folge von Eiweißmangel und Kohlenhydrat-Mast in ihrem Muskelgewebe übermäßig gespeichert wird. Strukturschwäche der Muskulatur als Folge von Eiweiß-Mangel! *Wasser statt Muskel* ist wohl das Schlechteste, was sich ein Mensch durch eine mit Eiweiß-Mangel behaftete überkalorische – und auch unterkalorische – Ernährung antun kann.

Und aus welchem Grunde ist die Ernährung so häufig überkalorisch? Weil das stark sättigende Eiweiß, der »Appetitzügler der Mutter Natur« (Kapitel 11.23., Seite 116), mit den Verführungskünsten des Appetitförderers Kohlenhydrat, der durch den Kohlenhydrat/Insulin-Mechanismus die »Kohlenhydrat/Hunger«-Schaukel (Kapitel 14.1., Seite 133) zum Schwingen bringt, nicht mehr fertig werden kann. Man kann beides nicht voneinander trennen und muß diesen Zusammenhang stets im Gedächtnis behalten!

Wir wissen inzwischen auch, daß die pauschale Verteufelung der *Fette* die größte Fehlleistung war, die in den vergangenen Jahren und Jahrzehnten von zahlreichen »Ernährungsberatern« erbracht wurde.

Erst durch die undifferenzierten Kampagnen gegen den allgemeinen Fettverzehr haben die Kohlenhydrate bei zahlreichen Menschen außer Fett auch Eiweiß in den Hintergrund der Ernährungskulisse gedrängt, da Fleisch und Fett nun einmal schwer voneinander zu trennen sind. Eine in die Tiefe des Bewußtseins des Konsumenten dringende Aufklärung über die tatsächliche Ursache seiner Mast ist bis heute kaum erfolgt. Bereits alles, was fettreduziert war, war in den Vorstellungen des Verbrauchers gut, so daß sich schließlich sogar der als besonders »gesund« geltende Yoghurt in Gestalt des Magermilch-Frucht-Yoghurts (Kapitel 11.8., Seite 64: ca. 24 g Zucker bei 4,5 g Eiweiß!) und andere fettreduzierte Erzeugnisse infolge der ihnen «untergeschobenen« Kohlenhydrate zu Mastmitteln ersten Ranges bei breiten Bevölkerungsschichten entwickeln konnten!

Selbstverständlich ist *tierisches Mastfett,* wie wir nach der Lektüre des *Schlankheitskonzeptes* jetzt wissen, ein *minderwertiges Nahrungsfett,* dessen Konsum möglichst beschränkt werden sollte! Es ist schon schlimm genug, daß wir bei unserer Gewichtsverminderung nicht darum herumkommen werden, unser eigenes Mastfett »verzehren« zu müssen, da uns dies niemand abnehmen kann. Zum Verzehr vom tierischen Mastfett jedoch kann man uns nicht zwingen!

Dabei ist weniger das Fett am Fleisch gemeint, das bei den üblichen Fleischsorten – wenn man vom Eisbein und Konsorten einmal absieht – selten mehr als 30 %, oft wesentlich weniger ausmacht und das als Vitamin- und Geschmacksträger sowie als Sättigungsfaktor absolut seinen Platz in unserer täglichen Ernährung behalten sollte. Darum ist auch die Verwendung des »Römertopfes« mit Zielrichtung Herausschmelzen des Fettes ein Unsinn. Gerade im oft dann verworfenen Fett sind sehr wertvolle Bestandteile Ihres Bratens! Essen Sie einen Teil des Fettes Ihres normal gebratenen Bratens mit und meiden Sie die Kartoffeln & Cie. wie Gift, und Sie werden sehen, wie schlank Sie werden oder bleiben! Fett kann ohne Anwesenheit von Kohlenhydraten in der Nahrung nie »fett« machen! Es geht ganz einfach nicht! In Kapitel 11.18., Seite 110, wurde erklärt, warum das so ist.

Es ist auch nicht das Corned beef gemeint oder der rohe oder gekochte Schinken, bei denen man den Fettanteil sofort sieht und beiseite lassen kann.

Es sind auch nicht die groben, harten Würste gemeint, bei denen man ebenfalls noch recht gut den Fettgehalt sehen kann und die man zurückweisen sollte, wenn sie zu hell sind, also zuviel Fett enthalten.

Nein, es sind Speck, fette Rippchen, Eisbeine und insbesondere die feineren Würste gemeint, die – streichfähig oder nicht – wahre Kunstwerke hinsichtlich des in sie mit Hilfe der Chemie unsichtbar und den ahnungslosen Verbraucher täuschend »hineingearbeiteten« Fettes von bis über 70 % Gewichtsanteil sind.

Diese sollte man strikt vom Speisezettel streichen, zumal sie in Verbindung mit Brot als Kohlenhydrat-Träger regelrechte Torpedos gegen sämtliche Schlankheitsbemühungen sind. Im Kapitel 16.1 konnten wir mehr über die Künste mancher Fleischer erfahren.

Und die anderen Fette? Zum Beispiel Butter, Margarine, Öl?

Butter, Diät-Margarine und hochwertige, vitaminierte Pflanzenöle sind das Beste, was uns die Natur zu bieten hat. Sie sind hervorragende Energiespender und enthalten wichtige Aufbaustoffe. Sie sind, wie Eiweiß, essentiell, also lebensnotwendig! Doch gibt es feine Nuancen hinsichtlich ihres Wertes für uns, und die sollte man beachten:

Der Übergewichtige hat als Resultat der ihm oft aufgezwungenen Kohlenhydrat-Mast (Kapitel 11.8., Seite 63 ff.) stets auch einen besonderen Mangel an essentiellen mehrfach ungesättigten Fettsäuren im Fettsäuren-Pool seines Körpers. Daher sollte er den hochwertigen vitaminierten Pflanzenölen und den aus ihnen hergestellten Diät-Margarinen den Vorzug geben. Diese allein haben einen besonders ausgeprägten Gehalt an mehrfach ungesättigten Fettsäuren, welche das hochgesättigte, inaktive und reaktionsträge Menschen-Kohlenhydratmast-Fett durch allmählichen Einbau dieser Fettsäuren »reaktivieren« können, es leichter abbaubar machen.

Diesen Effekt erzielen sämtliche Fette mit mehrfach ungesättigten Fettsäuren. Nach den Erfahrungen des Verfassers haben sich jedoch die Erzeugnisse aus Maiskeim-Ölen bei der Zielrichtung des *Schlankheitskonzeptes* ganz besonders und auffallend bewährt, und diese Erfahrungen werden aus den USA in allerjüngster Zeit eindeutig bestätigt.

Butter ist insbesondere für im Galle/Leber-Bereich Erkrankte ein sehr wertvolles Nahrungsfett, das sich durch seinen Gehalt von bis zu 15 % der den Stoffwechsel entlastenden kurzkettigen Fettsäuren (Kapitel 11.16., Seite 97, und Kapitel 11.18., Seite 106) auszeichnet, ganz abgesehen davon, daß Butter ebenfalls einige wenige Prozente an mehr als zweifach ungesättigten Fettsäuren enthält (Tabelle 17, Seite 102), auf die allein es ja bekanntlich ankommt!

Wenn also ein Normalgewichtiger Butter als einziges Nahrungsfett verwenden würde, so wäre wohl anzunehmen, das seine Versorgung mit den essentiellen mehrfach ungesättigten Fettsäuren sichergestellt wäre und daß er ein hervorragendes Fett verzehren würde.

Sobald er jedoch tierisches Mastfett, zum Beispiel in Verbindung mit selbst magerem Fleisch, Schinken oder gar Wurst ißt, ist es eher wahrscheinlich, daß sein Organismus bei Verwendung von nur Butter als Streichfett nicht mehr ausreichend mit den für ihn lebenswichtigen mehrfach ungesättigten Fettsäuren versorgt wird. Dann ist es erforderlich, durch zusätzliche Verwendung eines hochwertigen vitaminierten Keim-Öles mit mehrfach ungesättigten Fettsäuren oder daraus hergestellten Diät-Margarinen den Bedarf des Organismus an diesen Fettsäuren zu decken!

Die gleichen Verhältnisse ergeben sich natürlich auch, wenn der Übergewichtige sein eigenes Mastfett »verzehrt«! Daher werden die am *Schlankheitskonzept* und an dessen Erfolg interessierten Übergewichtigen mit Vorzug Maiskeim-Öl und die daraus hergestellte Margarine verwenden, auf deren besonders angenehme Verträglichkeit der Verfasser und andere bereits mehrfach hingewiesen haben.

Und warum nicht die billigeren Haushaltsmargarinen? Deren Fettsäure-Spektrum ähnelt im allgemeinen nur etwa demjenigen der Butter. Sie haben dieser gegenüber jedoch den Nachteil, nicht die besonders leicht verdaulichen kurzkettigen Fettsäuren zu besitzen. Für unsere Bemühungen sind sie also weniger geeignet, so sehr sie für normalgewichtige, wenig tierisches Mastfett verzehrende Gesunde ein durchaus empfehlenswertes, billiges Nahrungsfett darstellen.

Und die *Kohlenhydrate?* Sie sind für den Übergewichtigen nicht nur absolut überflüssig, sondern einzig und alleine
ihnen im Verein mit Fett oder auch als alleinige Mastfett-
Bildner hat er sein Übergewicht zu verdanken. Im Kapitel
11.11., Seite 77 ff.) haben wir zusammengefaßt gelesen, was
wir von ihnen zu halten haben. Sie sind, soll das *Schlankheitskonzept* den in Aussicht gestellten Erfolg bringen, in
Speisen und Getränken absolut zu meiden! Kohlenhydrate
praktisch gleich Null, d. h. sie dort fortzulassen, wo dies
überhaupt nur möglich ist: das ist eine *conditio sine qua
non!*

Denn wir wissen, daß es für den Erfolg des *Schlankheitskonzeptes* unabdingbar erforderlich ist, daß der Körper von
Kohlenhydraten »leergefegt« sein muß und daß bereits
kleinste Mengen Nahrungskohlenhydrat genügen, zualler-
erst den Kohlenhydrat-Pool Glykogen (= »Leber«-Stärke)
der Leber aufzufüllen. Das Resultat: der in Kapitel 14.1.,
Seite 133 beschriebene Hormon-Mechanismus kommt sofort zur Ruhe! Wir brauchen rund 2 Tage, bis das *Schlankheitskonzept* wieder »greift«.

Aber es kommt bei einer auch noch so kleinen Kohlen-
hydrat-»Sünde« noch mehr zur Ruhe, was bisher noch nicht
erwähnt wurde:

Infolge des rapiden Abbaus unseres Fettgewebes entsteht ein Überschuß an freien Fettsäuren im Körper, die
unser Organismus »auf normalem Wege« unter Umständen
gar nicht alle verstoffwechseln kann. Wir haben auf Seite 79
(Kapitel 11.11.) erfahren, daß er sich ihrer als elegante
Reaktion eines gesunden Organismus durch Bildung von
noch energiegeladene, über Schleimhäute und Harnwege
ausgeschiedene Keton-Körper entledigt, die wir mit Hilfe
der in jeder Apotheke erhältlichen Ketostix-Stäbchen der
Firma Miles GmbH, Sparte Ames, Frankfurt am Main,
als Zeichen dafür, daß wir Fettgewebe rapide abbauen,
bequem nachweisen können.

Diese freien Fettsäuren scheinen aber auch noch eine andere, uns höchst willkommene Reaktion auszulösen: es sieht

Rücken Sie überflüssigen Pfunden mit der richtigen Ernährung zu Leibe. MAZOLA gehört dazu.

MAZOLA-Keimöl

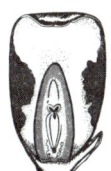

- Ausschließlich aus Keimen hochwertigen Gelbmaises gepreßt.
- Nach modernen Verfahren wertschonend hergestellt.
- Mit ausgewogenem Gehalt an Pflanzenkeim-Wirkstoffen
  - Essentielle Linolsäure
  - Vitamin-E-wirksame Tocopherole
  - Stoffwechselaktive Begleitstoffe, z. B. Sitosterin
- Mit ausgewogenem Verhältnis von gesättigten, einfach und mehrfach ungesättigten Fettsäuren. Dadurch keine Gefahr einer **überhöhten** Linolsäure-Zufuhr, die unter ernährungsphysiologischen Gesichtspunkten unerwünscht ist.

Die Wirkungen von MAZOLA-Keimöl sind wissenschaftlich erwiesen:
- Pflanzenkeim-Wirkstoffe aktivieren den Stoffwechsel.
- Pflanzenkeim-Wirkstoffe senken bzw. normalisieren einen erhöhten Cholesterinspiegel im Blut und erhalten dadurch Kreislauf und Gefäße elastisch.
- Pflanzenkeim-Wirkstoffe greifen regulierend in den Stoffwechsel der Leber ein.
- Pflanzenkeim-Wirkstoffe regen den Fettabbau an.
- MAZOLA-Keimöl ist gut bekömmlich.

MAZOLA soft Diätmargarine
- Mit hohem Gehalt an essentieller Linolsäure.
- Aus ungehärteten Pflanzenfetten auf Keimölbasis hergestellt.

Die Referenzen
- Zwei Jahrzehnte Fettstoffwechsel-Forschung.
- Eine Vielzahl wissenschaftlicher Veröffentlichungen in international anerkannten Fachzeitschriften.

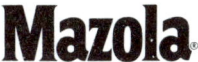 **Gesundheit aus Pflanzenkeimen**

so aus, als ob sie unsere Schilddrüse anregen, das Schild-
drüsen-Hormon *Thyroxin* etwas vermehrt zu produzieren,
wodurch der Grundumsatz des Körpers (Kapitel 6., Seite 30)
gesteigert wird, also zusätzlich Energie »verarbeitet« wird
zum Unterschied zu den Hunger-Diäten, bei denen der
Grundumsatz sinkt (Kapitel 19., Seite 174). Der Körper
setzt auf diese Art und Weise neben der Bildung von Keton-
Körpern, die auf unser Hungergefühl dämpfend wirken,
unseren Sättigungsmechanismus also aktivieren, noch an
einer zweiten Stelle den Hebel an, sich von den Fettsäuren
als Träger überschüssiger Energie zu trennen.

Abgesehen davon, daß wir dadurch schneller abnehmen,
wird zusätzlich unsere Motorik in angenehmer Weise leicht
angeregt. Statt müde und schlapp, wie bei den Hunger-
Diäten, sind wir mit dem *Schlankheitskonzept* leistungsbe-
reiter und leistungsfähiger. Adrenalin (Kapitel 14.1., Seite 134) und Thyroxin wirken gemeinsam in diese Richtung!

Erhöhte Leistungsfähigkeit des Eiweiß-Essers?

Trägheit, Bequemlichkeit und Eßbegierde des Kohlen-
hydrat-Verzehrers?

Hier sind wir an einer der Wurzeln des Geheimnisses!

20.2. Und was sollen wir essen?

Man könnte das *Schlankheitskonzept* auf folgende einfache Formel bringen:

- Tierisches Eiweiß so oft wie möglich!
- Maiskeim-Öl und -Margarine oder ähnliche hochwertige
  Erzeugnisse tunlichst zu jeder Mahlzeit!
- Kohlenhydrate nie, solange man abzunehmen wünscht!
  Weder in Speisen und Getränken, noch als Gemüse und
  Obst irgendwelcher Art, noch als Frucht-Yoghurt o. ä.,
  noch als Cola-, Limo- und Fruchtsaft-Getränke oder als
  naturreinen Fruchtsaft, weder als Eis, Kuchen o. ä., noch
  als Brot, Brötchen, Kartoffeln, Nudeln, Reis usw. usw.!

Außer den Kohlenhydraten und außer mehr als ca. 30%/₀ tierisches Mastfett enthaltende Wurst- und Fleischwaren dürfen und sollten wir alles essen, bis wir gesättigt sind, und zwar

sämtliche Arten von möglichst wenig fetthaltigem Fleisch, Fisch, Geflügel, Wild, Käse, Quark, Eier usw.

und die daraus hergestellten Produkte in jeder nur erdenklichen Zubereitung, möglichst mit den vorstehend angegebenen Fetten und vielleicht auch mal mit Butter. Scholle schmeckt nun mal mit Butter am besten!

Aber bitte nie paniert!! Nie mit Cointreau o. ä. flambiert!! Nie mit Früchten oder zuckerhaltigen Soßen. Sie wissen: Ketchup enthält bis zu 25 %/₀ Zucker! Jedoch zum Beispiel mit Sahne, Gewürzen, Kräuterbutter o. ä., aber ohne jedes Mehl zubereitet.

Auf Leber, Muscheln, Austern, echten und falschen Kaviar sollten wir in den ersten drei bis vier Wochen der Anwendung des *Schlankheitskonzeptes* wegen ihres relativ hohen Kohlenhydrat-Gehaltes (s. Tabelle 12, Seite 65 ff.) verzichten.

Hummer ohne Mayonnaise, also Hummer Churchill, Hummer Edison, Hummer Lord Randolph, Hummer à la bretonne ist erlaubt, wenn's unbedingt Hummer sein muß. Krabben ohne Mayonnaise: sie sind natürlich erlaubt!

Essen Sie mageres Fleisch, Fisch, Wild, Geflügel soviel und wie Sie es mögen, jedoch stets ohne Kartoffeln, Reis, Nudeln oder Gemüse. Das ist conditio sine qua non! (= unbedingt einzuhalten).

Die einzige Ausnahme vom totalen Gemüseverbot sind Zwiebeln, die in dem Umfange erlaubt sind, wie man sie zum normalen Würzen – meistens roh – verwendet, nicht jedoch in größeren Mengen, zum Beispiel als gedünstetes Gemüse. Und wenn jemand partout seinem Körper Ballaststoffe zuführen möchte, so sollte er vielleicht zweimal am Tage ca. 50 g rohes Sauerkraut verzehren (= 4 g Kohlenhydrate), aber dies bitte ohne Ananas, und kein Weinkraut! Und zur »Durchbürstung« des Darmes haben sich besser als alle rohfaserreichen Gemüse 3 mal 2 Teelöffel Kleie täglich bewährt, wie sie z. B. als *Dr. Grandels Diät-Kleie* von den Reformhäusern für uns bereitgehalten wird.

Essen Sie Rühreier, Spiegeleier, gekochte Eier, Sol-Eier, wie Sie sie mögen. Doch sollten Sie im Tagesdurchschnitt, wenn Sie vorsichtig sein wollen, tunlichst nicht mehr als zwei Eier essen, von Ausnahmen abgesehen.

Und essen Sie häufig! Sie essen dann insgesamt weniger, sind schneller gesättigt, und vor allem bleibt Ihr Cholesterin-Spiegel signifikant niedriger, als wenn Sie sich lediglich drei Mahlzeiten pro Tag leisten. Außerdem nehmen Sie auf diese Weise schneller ab – und natürlich auch nicht so schnell zu: Denken Sie an das »Kraftwerk«, welches bei jeder Nahrungsaufnahme »angeworfen« werden muß. Im Kapitel 10 über den Leistungszuwachs erfuhren wir, warum das so ist.

Essen Sie Quark, soviel Sie mögen, zum Beispiel 200 g Magerquark mit 2 bis 4 oder mehr Eßlöffel voll Maiskeim-Öl verrührt und mit etwas Salz, Meerrettich aus der Tube oder Kräutern aromatisiert, die Sie getrocknet in reichhaltigster Auswahl das ganze Jahr über in vielen Geschäften, in den Supermärkten und Lebensmittelabteilungen der großen Kaufhäuser bekommen, wenn uns die Natur keine frischen Kräuter liefert. Es ist ein ausgezeichnetes, sättigendes und preiswertes Gericht, das von den preisbewußten Schlankheitswilligen morgens, mittags und abends in immer neuen Variationen und in beliebiger Menge gegessen werden kann, bis sie gesättigt sind. Doch vergessen Sie das Öl nicht! *Der Quark schmeckt um so besser, je cremiger er verrührt wird.*

Meiden Sie jede Quark- oder Yoghurt-Zubereitung mit Früchten o. ä.! Sie können damit nicht abnehmen! Wegen ihres hohen Zuckeranteiles sind diese Produkte wirkungsvolle Mastmittel!

Essen Sie dagegen Schabefleisch, Schiergehacktes oder Tatar mit Maiskeim-Öl und mit oder ohne Ei angemacht und im normalen Umfange mit Pfeffer und Salz gewürzt, und wenn Sie es schätzen, mit Anschovis (= gesalzene Sardellen) garniert, soviel sie mögen! Auch gehackte Zwiebeln sind im »normalen« Umfange erlaubt. Aber bitte kein Brot! Auch nicht einen einzigen Bissen!

Essen Sie Käse jeder Art »sine cum«, also ohne jedes Brot, jedoch mit Margarine aus Maiskeim-Öl etwas »aufgefettet«, d. h. bestrichen. Sie sollten erleben, wie hervorragend das schmeckt und wie schnell Sie gesättigt sind!

Oder essen Sie Schinkenröllchen, nein, nicht mit Mayonnaise, die Kohlenhydrate enthalten könnte (!), garniert, sondern im Innern der Rolle, na Sie ahnen es schon, Margarine aus Maiskeim-Öl! Sie werden schnell gesättigt sein!

Oder essen Sie Corned beef, harte Wurst, die dunkel und nicht hell im Schnitt aussehen sollte (Fettgehalt!), und belegen Sie sie mit Margarine aus Maiskeim-Öl. Nein, Brot nie!

Essen Sie mittags Schnitzel, Kotelett, Filet oder Steak, die Sie häufig als Sonderangebote beim Fleischer und Supermarkt finden, aber ohne jede Beilage, und essen Sie das Bratfett aus Maiskeim-Öl-Margarine mit! Öl wird spritzen!

Sie dürfen alles, wirklich alles essen, auch sämtliche Fische, gebraten, gegrillt, gekocht oder gedünstet, jedoch nie paniert! Kohlenhydrate, also auch Panade, sind für den Übergewichtigen als Gift anzusehen!

20.3. Und die Getränke?

Milch? Sollten Sie unbedingt meiden, solange Sie als Übergewichtiger abnehmen wollen. Ein Liter enthält ca. 46 Gramm Milchzucker, das sind 3 Eßlöffel voll Zucker!

In den Kaffee? Flüssige Sahne, soviel Sie mögen, und wenn diese aufgeschlagen wird – was besser schmeckt! –, dann grundsätzlich ohne Fabrikzucker, also – so schade das auch sein mag – auch ohne Vanillezucker, höchstens mit einer Prise des nicht insulinabhängigen Fruchtzuckers, zum Beispiel *Fructusan,* den Sie in der Bundesrepublik Deutschland in jedem Reformhaus erhalten.

Schlagobers sagt der Wiener zur aufgeschlagenen Sahne: eine Köstlichkeit! Sie dürfen diese außer zum Kaffee auch »pur« essen, solange Sie sie in kleineren Mengen »genießen«, denn Sie nehmen ab *trotz* Sahne, *nicht* etwa *durch*

Sahne. Kondensmilch? Lassen Sie diese beiseite. Wie kann Kondensmilch denn auch neben Schlagobers bestehen?

Und zum Süßen? Natürlich kohlenhydratfreie Süßstoffe als Comprimé oder in flüssiger Form. Sie sind in den gebräuchlichen Mengen wirklich nicht schädlich und »versüßen« unseren Ernährungsalltag auf angenehme Weise!

Und an anderen Getränken? Keine Fruchtsäfte! Keine mit Zucker gesüßten Cola-, Limo- oder Fruchtsaft-Getränke. Dagegen jedes kohlensäurehaltige Mineralwasser ohne Geschmack, das ganz bewußt auch in größeren Mengen getrunken werden sollte! Etwa ein bis eineinhalb Liter davon pro Tag sind nicht zuviel! Sie spülen dabei Ihren Organismus »sauber«. Ferner können Sie zusätzlich auch Tee mit Zitrone oder Rahm trinken, jedoch lassen Sie den Kandis oder Zucker fort, so sehr Sie auch meinen, daß sie dazugehören. Süßstoffe tun's auch. Doch hüten Sie sich vor den viel Zucker enthaltenden schnelllöslichen Instant-Tees. Es wäre wirklich schade, wenn Sie Ihren Erfolg aufs Spiel setzten, denn Zucker und Kandis als »leere« konzentrierte Kohlenhydrate sind das bestimmt nicht wert. *Trinken Sie insgesamt so viel, daß Sie meinen, etwa 2 Liter Harn pro Tag auszuscheiden! Das ist gewiß nicht wenig. Es muß also betont viel getrunken werden. Ca. 3 Liter pro Tag!* Gewöhnen Sie sich an, 10 Minuten vor und während jeder Mahlzeit Mineralwasser zu trinken. Sie werden schneller und für einen längeren Zeitraum gesättigt sein!

20.4. Und Obst?

Obst? Nie! Bereits ein Apfel, eine halbe Banane sind zuviel! Riechen Sie dran, aber essen Sie ein Stückchen echten Emmentaler, Gruyère (= Greyerzer), Appenzeller, Sbrinz, mittelalten Holländer, mit Maiskeim-Öl-Margarine »aufgefettet«. Nur dann nehmen Sie ab. Fleisch und Käse sind neben Butter und Milch die höchsten Vitamin- und Mineralstoff-Träger überhaupt! Wenn Sie meinen, daß Obst gut schmeckt, dann ist das richtig. Es ist, wie wir jetzt ja wissen, seine ihm von der Natur zugedachte Aufgabe, uns Appetit

Wer mit natreen süßt, süßt ohne Kalorien und ohne Kohlenhydrate.

Wir kennen inzwischen die appetitfördernden Eigenschaften der wohlschmeckenden Kohlenhydrate und die nachteiligen Auswirkungen der Kohlenhydrat/Hunger-Schaukel.

Deswegen muß man jedoch nicht auf Süßes verzichten. Wir süßen einfach kohlenhydratfrei – mit natreen-diätsüße. Denn natreen süßt wie Zucker – mit reiner, feiner Süße – aber ohne jedes Kohlenhydrat. Unsere Getränke wie Kaffee oder Tee süßen wir mit natreen. Und für alle Süßspeisen verwenden wir natreen-flüssig, die kristallklare, kohlenhydratfreie Süße für erfrischende Säfte, Joghurt, Quark und vieles andere.

Deshalb, und natürlich auch wegen seiner Kalorienfreiheit, sollte natreen-diätsüße am Anfang unseres Kohlenhydrat-Sparplanes stehen.

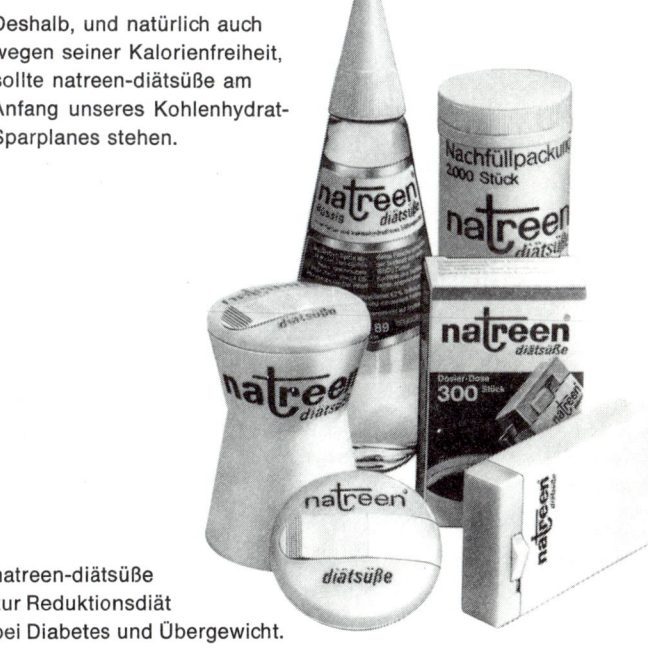

natreen-diätsüße
zur Reduktionsdiät
bei Diabetes und Übergewicht.

zu machen. Wegen der Vitamine jedoch? Völlig überflüssig! Fleisch versorgt uns mit ihnen hervorragend.

20.5. Und zum Frühstück?

Nun, der Phantasie sind keine Grenzen gesetzt, um den Tag »währschaft« zu beginnen! Essen Sie zum Beispiel zum ersten Frühstück

– 1 Rührei aus drei Eieren, mit Margarine aus Maiskeim-Öl zubereitet, jedoch möglichst nicht täglich (!), oder

– 1 Rührei aus zwei Eiern mit Schinken nach Belieben, zubereitet wie oben, oder

– 2 mittelfest gekochte Eier mit Schinkenröllchen, welche Margarine aus Maiskeim-Öl umhüllen, nach Belieben, oder

– 1 mittelfest gekochtes Ei plus 150 Gram oder mehr Tatar, mit Maiskeim-Öl zubereitet, oder

– 250 Gramm Tatar, wie vorstehend angemacht mit Salz und Pfeffer und Zwiebelringen, oder

– 200 Gramm Magerquark mit 2 bis 4 Eßlöffel Maiskeim-Öl zu einer geschmeidigen, cremigen Masse gerührt, gesalzen, mit Meerrettich aus der Tube, frischen oder auch getrockneten Kräutern oder anders gewürzt, zusätzlich eventuell noch 1 mittelfest gekochtes Ei oder eine Scheibe Schinken, o. ä., oder

– 150 Gramm Corned beef plus 1 mittelfest gekochtes Ei, oder

– 100 Gramm gut gereiften Emmentaler, Gruyère, Sbrinz, Appenzeller oder ähnlichen Hartkäse, mit Margarine aus Maiskeim-Öl bestrichen,

oder jede andere denkbare Kombination je nach Belieben, wobei allein schon der preiswerte Mager-Quark, in vielfältigster Weise gewürzt, eine große Variationsbreite von abwechslungsreichen Möglichkeiten eröffnet. Es ist wirklich keine Preisfrage, wenn man sein Übergewicht wirklich loswerden will! Bedenken Sie, was Sie in dieser Zeit durch Verzicht auf Brötchen, Kuchen, Cola, Bier, Obst, Gemüse, Milch, Schokolade, Chips u. v. a. sparen!

Die vorstehend angegebenen Mengen sind ungefähre Richtwerte. Das Sättigungsgefühl kann bereits bei kleineren oder auch erst nach größeren Portionen einsetzen. *Essen Sie, bis Sie sich gut gesättigt fühlen, nicht mehr, aber auch nicht weniger!* Sofern Sie kein Obst, keine Brötchen und keinerlei Brot o. ä. essen und weder Fruchtsaft (!) noch Milch trinken, sofern Sie weiterhin auf Marmelade und Honig (!) verzichten und Ihren Kaffee oder Tee weder mit Zucker noch mit Kandis süßen: Sie können ganz einfach nicht zunehmen, solange Sie keine Kohlenhydrate verzehren! Sie wissen nach der Lektüre des *Schlankheitskonzeptes,* warum Sie dann abnehmen müssen! Es geht nicht anders!

Süßen Sie Ihren Tee oder auch Kaffee statt mit Zucker mit Süßstoffen! Schwarzem Tee sollte vor Kaffee ein gewisser Vorzug gegeben werden, da ein Kaffee-Konsum von mehr als 3 bis 4 über den Tag verteilte Tassen aus verschiedenen Gründen während der kräftigen Gewichtsverminderung vermieden werden sollte, wenn auch der vollständige Verzicht bei allen Herz- und Kreislaufgesunden, welche auch sonst ihre Tasse Kaffee haben genießen dürfen, i. a. nicht erforderlich ist. Im Zweifelsfalle sollten Sie mit Ihrem Hausarzt Rücksprache nehmen. Und verwenden Sie keine Milch und auch keine Kondensmilch (!), sondern flüssige oder geschlagene Sahne mit mehr als 30 % Fettgehalt, oder zum Tee auch Zitrone!

Und vergessen Sie das 2. und 3. Frühstück nicht! Es hilft, Ihren Cholesterin-Spiegel niedrig zu halten. Wenn Sie darauf keinen Appetit haben, hatten Sie beim ersten Frühstück zuviel gegessen. Was Sie essen sollten? Ein Stückchen Käse, etwas Schinken oder Corned beef, vielleicht auch eine Portion geräucherten Fisch, jedoch möglichst keinen Bismarckhering, da die Sauermarinaden oft auch etwas Zucker enthalten. Oder essen Sie vielleicht ein Setzei auf Schinken oder auch pikant gewürzten mit Maiskeim-Öl angemachten Mager-Quark; Sie sehen, daß Ihrer Phantasie wirklich keine Grenzen gesetzt sind! Nur, wie gesagt, mehr als durchschnittlich zwei Eier pro Tag sollten von Vorsichtigen nicht verzehrt werden. Bis zu dieser Menge ist bei Beachtung der

Ernährungsweise nach dem *Schlankheitskonzept* in nicht einem einzigen Falle eine Erhöhung, sondern stets eine Erniedrigung des Cholesterin-Spiegels beobachtet worden. Zuverlässige Studien über das Verhalten des Cholesterin-Spiegels bei einem höheren täglichen Eier-Konsum während der Befolgung des *Schlankheitskonzeptes* liegen nicht vor, daher sollte dieser nicht empfohlen werden. Ein gelegentliches Rührei oder auch Omelette aus drei Eiern schadet gewiß nicht. Dagegen sind Apfelpfannkuchen o. ä. oder Omelette Surprise wegen ihres Kohlenhydrat-Gehaltes absolut tabu!

20.6. Und abends?

Und abends, wenn Gäste kommen? Käsehappen – aber ohne Pumpernickel, Keks-Unterlage und nicht mit Weintrauben garniert. Mit Oliven schmeckt's vorzüglich, und Oliven sind auch »solo« erlaubt, soviel Sie davon mögen! Auch anstelle von Erdnüssen empfehlen sie sich.

Salzgebäck, Mandeln und Nüsse? Für Ihre Gäste, wenn Sie diese mästen möchten, nicht für Sie! Für Sie sind Käse, Schinkenröllchen, Corned beef-Röllchen, Lachs, Stör usw. usw. das richtige. Aber keine Feinkostsalate, und wenn sie noch so verlockend aussehen und noch so exotisch klingen. Gift für Sie!

20.7. Und Alkohol?

Das ist ein Kapitel für sich (Nr. 21, Seite 215)! Bereiten Sie sich aber schon einmal auf Null-Promille vor, wie es ja einige Länder sogar gesetzlich von ihren Autofahrern verlangen. Seien Sie vernünftig. Lassen Sie ihn während der Zeit der hohen Belastung Ihrer Leber vollkommen beiseite. Die Leber, die bei jeder (!) Schlankheitskur stärker belastet ist, wird es Ihnen danken! Bedenken Sie, daß Sie nach unter Umständen jahrzehntelangen vergeblichen Bemühungen jetzt sehr schnell schlank werden, ohne auch nur eine Minute hungern zu müssen. Ist das nicht ein Angebot des *Schlankheitskonzeptes?*

Also: keinen Sekt, keinen Wein, keinen Sherry, keinen Porto, keinen Whisky, keinen Cognac, kein Bier, nichts von alledem! Mineralwasser heißt die Lösung, natürlich ohne Apfel- oder sonstige Fruchtsäfte!

Sie genieren sich vor Ihren Gästen? Nun, man kann auch mit schwarzem Tee »zaubern«, »kolorieren«, zum Leidwesen manches Schauspielers auf der Bühne, der sich dort vielleicht auch ganz gerne einmal einen echten Schluck zu Gemüte führen möchte. Und außerdem gibt's Apfelessig. Doch darüber dann etwas später (20.9.).

20.8. Und unterwegs?

Sie werden gewiß schon erkannt haben, daß Sie das *Schlankheitskonzept* auch unterwegs und während längerer Reisen ohne Schwierigkeiten befolgen können:

Brot und Brötchen kann man überall liegenlassen, und Käse, harte Wurst, Schinken, Rühreier, Spiegeleier, gekochte Eier, Butter, Diät-Margarine, manchmal auch Quark, erhalten Sie überall! Beim Rührei sollte man vielleicht auch manchmal mißtrauisch sein: man sieht nicht, ob nicht doch Kohlenhydrate »hineingezaubert« wurden! Sie wissen selbst, wie leicht das möglich ist, und Kohlenhydrate sind billig!

Und zwischendurch, auf Reisen?

Käse, Schinken, Wurst, vielleicht diesmal mit Butter »aufgefettet«, da ihre kurzkettigen Fettsäuren leichter und schneller zu verdauen sind, dem Autofahrer also etwas schneller neue Energien liefern, und als Getränk natürlich Tee mit Zitrone oder Kaffee mit Schlagobers, wie der Wiener, whipped cream, wie der Engländer, crème Chantilly, wie der Franzose, Schlagsahne, wie der Deutsche oder Schlagrahm, wie der Schweizer sagt, ist eine Köstlichkeit! Doch denken Sie daran: nie mit Zucker süßen, sondern stets nur mit dem einen oder anderen der gebräuchlichen Süßstoffe.

Und die fertig geschlagene Sahne unterwegs? In diesem Falle müssen wir wohl oder übel den an sich ja nur in sehr geringem Umfange zum Süßen der aufgeschlagenen Sahne verwendeten Zucker in Kauf nehmen, genauso, wie wir um die ca. 3 % Lactose (= Milchzucker) im Hartkäse auch nicht herumkommen. So ganz ohne Kohlenhydrate geht's also nie, darum müssen wir sie auch so konsequent überall dort meiden, wo es wirklich möglich ist.

Und mittags und abends, im Restaurant?

Nun, Fleisch und Fisch bekommen Sie überall, auch unpaniert, denn das ist, wie wir wissen, äußerst wichtig! Die Beilagen, also Gemüse, Brot und Kartoffeln, Reis oder Pommes frites, sowie die meist gezuckerten und angedickten Soßen, lassen Sie fort. Statt dessen bitten Sie um eine oder mehrere Portionen Butter, besser noch Kräuterbutter oder Doppelrahmkäse. Sie werden sich wundern, wie hervorragend dann das Fleisch schmeckt und wie schnell Sie gesättigt sind, wenn Sie sämtliche Kohlenhydrate fortlassen!

Denn Sie werden alsbald folgendes feststellen:

Zu Anfang der Umstellung Ihrer Ernährung werden Sie wahrscheinlich größere Eiweiß- und Fettmengen (Diätmargarine!) verzehren, als dies unter Umständen vorher der Fall war. Sie haben, insbesondere an Eiweiß, während der kohlenhydratbetonten Kost eher zuwenig gegessen, so daß Ihr Körper einen Nachholbedarf an essentiellen Aminosäuren hat. Diesen deckt er sofort, sobald Sie ihm dazu Gelegenheit geben. Sie werden also öfter »zwischendurch« mal einige Stückchen Käse oder eine oder auch mehrere Scheiben Schinken essen, und auch nachmittags schon hin und wieder Sehnsucht nach »etwas zwischen den Zähnen« verspüren!

Essen Sie dann, sobald Sie Appetit bekommen, damit aus ihm kein Hunger wird! Sie nehmen schneller ab, wenn Sie mehrmals am Tage kleine Portionen essen, als wenn Sie die gleiche Nahrungsmenge auf 2 oder 3 Mahlzeiten konzentrieren. Außerdem, es sei nochmals gesagt, bleiben Cholesterin- und Gesamtfett-Spiegel des Blutes niedriger, wenn Sie öfter essen (Kapitel 17., Seite 158). Sie nehmen auf diese Weise schneller und »gesunder« ab!

Nach wenigen Tagen des *Schlankheitskonzeptes* werden Sie dann feststellen, daß die »Verteuerung« Ihres Speisezettels einer erheblichen »Verbilligung« weicht, da Sie nach etwa einer Woche deutlich weniger essen werden. Wenn Sie dann nachrechnen würden, könnten Sie auch leicht ermitteln, daß Sie aller Wahrscheinlichkeit nach auch kalorisch insgesamt weniger essen als zur Zeit Ihrer kohlenhydrathaltigen Ernährung, obwohl die einzelnen Nahrungsbestandteile selbst jetzt höherkalorisch sind. Sie werden schneller gesättigt sein!

Eiweiß? Der Appetitzügler der Mutter Natur! Hierin ist die Begründung für das von Ihnen beobachtete Phänomen zu suchen. Sie essen weniger, da Ihr Körper jetzt qualifizierter ernährt wird, da er nicht mehr »mangel«-ernährt wird, sondern das bekommt, was er wirklich braucht, nämlich die essentiellen Amino- und Fettsäuren, die ihm die Kohlenhydrate als Träger »leerer« Energie nicht liefern können. Die »Kohlenhydrat/Hunger«-Schaukel (Kapitel 14.1., Seite 133) ruht und das »ernährungsphysiologische Paradoxon« hat keine Gelegenheit, seine »Zauber«-künste unter Beweis zu stellen. Das *Schlankheitskonzept* mündet so nach relativ kurzer Zeit in eine Kost ein, die im wesentlichen aus dem Fortlassen des Kohlenhydratanteils Ihrer bisherigen Ernährung besteht, sofern diese die essentiellen Nahrungsstoffe in ausreichendem Anteil bereits beinhaltet haben sollte.

Der »Appetitförderer« Kohlenhydrat ist fortgefallen, denn Sie wissen ja: »Der Appetit kommt beim Essen« – doch ohne Kohlenhydrate nie! Kapitel 11.12., Seite 80, und Kapitel 14.1., Seite 133, klärten uns darüber auf!

20.9. Und was man sonst noch tun sollte!

Eine proteinreiche Kost erfordert, wie wir uns erinnern werden (Kapitel 18.1., Seite 166), weniger Salz als eine kohlenhydratbetonte Ernährung. Das werden Sie sehr schnell feststellen, wenn Sie nach Geschmack und Bedarf und nicht nach Gewohnheit salzen! Ihr Salzkonsum wird ohnehin fühlbar sinken. Schränken Sie ihn nicht noch zusätzlich ein! Aus folgendem Grunde nicht:

Beim »Verbrennen« unseres Körperfettes entsteht »Oxidationswasser«, und zwar pro 100 Gramm Fett 107 Gramm Wasser, *salzfreies* Wasser. Dieses »belädt« sich mit Mineralsalzen und schwemmt sie über die Harnwege aus. Wieviel? Pro Liter z. B. mehr als 8 Gramm Kochsalz! Daher ist der »Nachschub« an Mineralstoffen, neben Kalium und Magnesium gerade auch von Kochsalz, wichtig. Die Empfehlung der Herabsetzung des Salzkonsums im Zusammenhange mit wirklich »greifenden« Schlankheits-Diäten ist daher als verantwortungsloser Unsinn zu werten!

Wir wissen, daß eine der Hauptursachen der Kopfschmerzen nach stärkerem Alkoholkonsum, des sog. »Katers«, die Verarmung des Organismus an Mineralstoffen infolge der mit der stärkeren Wasserausscheidung verbundenen »Ausschwemmung« von Salzen aus dem Körper ist. Zahlreiche in solchen Fällen genommene Kopfschmerzmittel wirken daher zu einem guten Teil allein schon durch ihren Mineralstoff-Gehalt, und es gibt spezielle »Kater«-Mittel, die wegen ihres betont hohen Salzgehaltes besonders gut wirken und international entsprechend beliebt sind. So würden häufig auch bereits eine gut gesalzene Bouillon oder eine stärker gesalzene Speise genügen, um der Plage ein Ende zu bereiten.

Ähnliches wie beim Kater kann sich unter Umständen, wie bei jeder wirklich erfolgreichen anderen Methode auch, auch bei der Anwendung des *Schlankheitskonzeptes* ereignen, wenn nicht für einen ausreichenden Salzkonsum gesorgt wird. Wenn der Schlankheitswillige also Kopfschmerzen bekommen sollte, so sollte er möglichst umgehend etwas Salziges essen oder trinken, zum Beispiel eine Tasse Bouillon oder, noch besser, Mineralwasser, welches noch mit einer Prise Salz zusätzlich aufgesalzen wurde. Mit großer Wahrscheinlichkeit werden die Kopfschmerzen danach sehr schnell wieder verschwinden, wenn nur ein Salzmangel und keine Neuralgie o. ä. ihre Ursache war.

Im Zusammenhange mit einer ständigen Mineralstoff-Versorgung zum Ausgleich des durch Oxidationswasser-Ausschwemmung möglichen Mineralstoff-Verlustes ist auch

der verstärkte Konsum von kohlensäurehaltigem Mineralwasser – das durchaus auch preiswert sein kann, sofern Angaben über die Analysenwerte gemacht werden – zu empfehlen. Dadurch werden nicht nur die Nieren gut durchgespült, auch die Mineralstoff-Versorgung des rapide Fett
abbauenden Organismus wird günstig beeinflußt!

Die Empfehlung, das Trinken während einer Schlank-
heits-»Kur« o. ä. einzuschränken, ist aus den beiden vorstehend genannten Gründen ein schwerer Fehler, der oft
noch dadurch verschlimmert wird, daß zur »Unterstützung«
der Schlankheitsbemühungen *Diuretika,* also harntreibende
Erzeugnisse, genommen oder zahlreichen Schlankheitsmitteln
zugesetzt werden. Ein auch nur einigermaßen kreislaufge-
sunder Organismus trennt sich von dem stärker frei werdenden Oxidationswasser von alleine und faßt sehr schnell
infolge der optimalen Versorgung mit essentiellen Amino-
und Fettsäuren und der rapiden Gewichtsverminderung
auch kreislaufmäßig Tritt! Sie sollten also auf jede diure-
tische, harntreibende Unterstützung Ihres Stoffwechsels
verzichten. Die Verwendung solcher Diuretika und Appetitzügler jedweder Art ohne ausgesprochenen ärztlichen Rat
wäre während der Befolgung des *Schlankheitskonzeptes*
absolut falsch! Trinken Sie also ca. 10 Minuten *vor* – und
nicht viel früher -- und dann *zu* jeder Mahlzeit Mineralwasser. Sie werden feststellen, daß Sie schneller und dauer-
hafter gesättigt werden.

Wenn es Ihnen irgendwie möglich ist, trinken Sie *Apfel-
bzw. Obstessig* aus ganzen (!) Äpfeln, aber bitte den, der
keinen Honig enthält, und lassen Sie den oft empfohlenen
Löffel Honig fort! Trinken Sie, wenn es Ihnen nicht zu
schwer fällt, jeden Morgen nach dem Aufstehen ein Glas
Mineralwasser mit einem »Schuß« – etwa 3 Eßlöffel voll –
von diesem honigfreien Obstessig. Ein solcher Morgen-
trunk erfrischt herrlich und beeinflußt den Säure-Basen-
Haushalt Ihres Organismus günstig. Gleichzeitig versorgen
Sie Ihren Körper mit Kalium, einem für das »Leben« Ihrer
sich dank der hervorragenden Proteinversorgung schnell bildenden Muskelzellen wichtigen Mineral. *Muskelbildung?*

Auch die Damen werden das sehr schnell feststellen: bei Anwendung des *Schlankheitskonzeptes* kräftigt sich der den Busen stützende Brustmuskel. Die Folge: der Busen hebt sich. Das werden die Damen an den bewundernden Blicken der »Herren der Schöpfung« gewiß auch recht bald merken können!

Mineralwasser mit einem »Schuß« Apfelessig ist auch tagsüber ein hervorragend erfrischendes Getränk anstelle von Cola, Limo & Cie., die nur die »Kohlenhydrat/Hunger«-Schaukel zum Schwingen bringen. Probieren Sie's mal, Sie werden sich gewiß dafür »erwärmen« können!

Und – dies nur ganz am Rande – *die werdende Mutter,* die täglich 1 Glas Mineralwasser mit 1 Eßlöffel Apfelessig trinkt, wird erstaunt erleben, daß ihr Baby einen starken, gesunden Haarwuchs und kräftige Fingernägel bekommt und daß es sein Köpfchen auf Grund der besseren Ausbildung seiner Muskulatur recht bald heben kann.

Zum Thema Apfelessig zum Schluß ein Tip: erst das Mineralwasser in's Glas und dann den Apfelessig, sonst geht's über den Rand!

Nehmen Sie auch *keine Abführmittel!* Ihr Stuhlgang wird sich bei Befolgung des *Schlankheitskonzeptes* nach kurzer Zeit hervorragend reguliert haben, auch wenn Sie bisher Schwierigkeiten mit Ihrer Verdauung hatten! Und wenn es wirklich nicht anders geht, sprechen Sie mit Ihrem Arzt und laborieren Sie nicht alleine! Milchzucker als Abführmittel zu nehmen ist bei unserer Zielrichtung absolut falsch! Glaubersalz und Rizinusöl lägen in der richtigen Richtung. Lassen Sie die gesamte »Chemie«, auch die »natürlichen« Mittel, in Ihren Schubladen! Schonen Sie Ihre Leber, wo Sie nur können! Wenn Sie unbedingt meinen, daß Ihnen nur »Ballast«-Stoffe helfen können, essen Sie zweimal pro Tag ca. 50 g rohes Sauerkraut. Aber nochmals: ohne Ananas, und kein Weinkraut! Und auch an dieser Stelle sei nochmals der Verzehr von 3 mal 2 Teelöffel Kleie täglich, z. B. in den Quark, ins Rührei oder ins Tatar verrührt oder drübergestreut, zur Darm-»Pflege« empfohlen, aber bitte die Kleie *ohne Laktosezusatz,* wie sie z. B. in *Dr. Grandels Diät-Kleie* vorliegt.

204

Wenn möglich, sollten Sie während der Zeit einer jeden »Diät« auf alle nur irgendwie entbehrlichen Medikamente verzichten, da sie fast alle von Leber und Nieren »entgiftet« werden müssen.

Auch auf Schlafmittel. Seien Sie nicht besorgt, wenn Sie während der Befolgung des *Schlankheitskonzeptes* weniger Schlaf benötigen. Sie schlafen nicht schlechter, jedoch kürzer. Und zwar werden Sie morgens früher aufwachen, und dann sofort »munter« sein. Die Trägheit des Kohlenhydrat-Essers weicht nämlich aus Ihrem Körper, da die Hormone während Tag und Nacht in »gleicher« Richtung marschieren. Der Körper ist »durchgehend« auf Energiegewinnung aus Eiweiß und Fett, tagsüber aus der Nahrung, nachts aus den Körperreserven, eingestellt. Der Wechsel von tagsüber lipophil auf nachts lipolytisch wirkende Hormone entfällt.

Sie werden feststellen, daß Sie abends ohne Schwierigkeiten einschlafen, morgens jedoch vielleicht sogar eine Stunde früher wach sind, und zwar ohne jede noch verbleibende Müdigkeit! Es wäre falsch, aus Sorge über dieses Phänomen zu Schlafmitteln greifen zu wollen. Wenn Sie trotz des *Schlankheitskonzeptes,* das Ihnen das Einschlafen eher erleichtert, meinen, zu wenig zu schlafen, reden Sie über dieses Problem mit Ihrem Arzt. Wahrscheinlich wird er Sie beruhigen können oder ein geeignetes, leberschonendes Mittel zur Hand haben. Der »Betthupferl« unserer Großeltern wäre das Falscheste, was Sie machen könnten, aber das wissen Sie längst!

Dreierlei hat sich zusätzlich bewährt:

1. Zur Entlastung der Leber und zur optimalen Versorgung Ihres Organismus mit Vitamin A und den Vitaminen der B-Gruppe sowie mit einigen Mineralstoffen sollten Sie zusätzlich ein Vitamin-Präparat nehmen, zum Beispiel »Supradyn« in *Kapseln* (!) der Firma Hoffmann-La Roche AG, Basel. Dieses Präparat verfügt über eine für Ihre Absichten besonders hervorragende Kombination dieser Substanzen, wobei es genügt, jeden zweiten Tag eine

Kapsel zu nehmen. Wenn Sie ein anderes Präparat vorziehen wollen oder wenn Ihnen Ihr Arzt ein anderes Präparat empfiehlt, achten Sie darauf, daß Sie es nicht als Brausetablette oder Dragée nehmen. Beide enthalten häufig Zucker. Sie sollten Vitamin-Präparate also stets in Kapseln zu sich nehmen!

2. Zur Aktivierung verschiedener Enzyme, insbesondere derjenigen, die an der oxidativen Phosphorylierung im Stoffwechsel beteiligt sind, hat sich die Einnahme von 1 oder 2 Magnesium-Lutschtabletten pro Tag bestens bewährt, die in den Apotheken rezeptfrei verkauft werden (in der Bundesrepublik Deutschland zum Beispiel Magnesium-Diasporal-Lutschtabletten der Firma Protina GmbH, München). An den Nieren Erkrankte sollten vorher mit ihrem Arzt sprechen.

3. Ferner sollten Sie mindestens jeden 2. Tag eine ausgepreßte Zitrone trinken, wenn Sie können pur, sonst mit Mineralwasser und Süßstoff gesüßt als Zitronensaft. Ohne Zucker! Und wiederum die Reihenfolge: erst das Wasser ins Glas, dann die Zitrone, sonst schäumt's über den Rand, wie beim Obstessig!

Warum die Zitrone? Nein, nicht nur wegen der Vitamine. Wir wissen, daß Fleisch, Fisch und die ungesüßten Molkereiprodukte hervorragende Vitamin-Träger sind und daß unsere Vorfahren aus ihnen und den Fetten ihren Vitamin- und Mineralstoff-Bedarf vorzüglich deckten. Außerdem nehmen wir ja Supradyn jeden zweiten Tag. Auf die Zitrone sollten Sie trotzdem nicht verzichten! Den Grund dafür lassen wir ein Geheimnis des *Schlankheitskonzeptes* bleiben! Die Erklärung würde den Rahmen dieses Buches sprengen.

Und essen Sie langsam, nie hastig! Bedenken Sie, daß das Sättigungsgefühl eine gewisse Zeit braucht, bis es sich einstellt. Hastige Esser schlingen in wenigen Minuten leicht ein Mehrfaches von dem hinunter, was sie eigentlich bis zur Sättigung brauchten. Man wird *nach dem Schlankheitskonzept nicht durch essen schlank, sondern trotz essen bis zur Sättigung.* Je weniger Sie dazu brauchen, desto schneller geht's!

20.10. Und wenn's trotz allem nicht so richtig klappen will?

Die Erfahrung hat gezeigt, daß sich der gewünschte Erfolg in sehr seltenen Fällen nur eher zögernd einstellt oder sogar auch ausbleiben kann, obwohl das *Schlankheitskonzept* korrekt befolgt wurde.

Die wenigen hiermit angesprochenen Leser sollten sich jedoch nicht gleich als »hoffnungslose« Fälle ansehen, welche wegen atypischer Reaktion ihres Stoffwechsels auf den vom *Schlankheitskonzept* naturgesetzlich garantierten Erfolg verzichten müssen. Sie sollten zunächst erst einmal die Ketonkörper-Probe machen. Fällt diese positiv aus, verfärben sich also die Ketostix-Stäbchen als äußeres Zeichen eines stärkeren Fettabbaues lila und »steht« trotzdem das Gewicht, so kann dies ein Zeichen dafür sein, daß sich die als Folge irgendwelcher unphysiologischen Ernährungsmaßnahmen (Teilfasten = »FdH« bis hin zur »Null-Diät«) verminderten Eiweißreserven unseres Körpers in demselben Maße wieder aufbauen, wie sich das übermäßige Fett abbaut.

Bedenkt man nämlich, daß zum Beispiel 4 Tage Fasten einen Verlust von ca. 1 kg »Muskulatur« bewirken (Kapitel 19, Seite 180/181), so erhält man eine Vorstellung über das Ausmaß des Abbaus von wertvollem Eiweiß bei einer über einige Wochen ausgedehnten Null-Diät oder bei eiweißvermindertem Teilfasten (FdH). Bei einer vollwertigen schlankmachenden Ernährung nach Maßgabe des *Schlankheitskonzeptes* regenerieren sich die durch derartige Diäten verminderten Eiweißreserven unseres Körpers zunächst erst einmal wieder. Dabei sollten wir froh und dankbar sein, wenn unser Organismus überhaupt noch in der Lage ist, die als Folge unsinniger Diäten abgebauten Eiweißbestände ohne künstliche Hilfsmaßnahmen, wie z. B. durch intravenöse Injektion essentieller Aminosäuren, aus eigener Kraft wieder aufzufüllen. Wie wir noch sehen werden, ist das keineswegs eine Selbstverständlichkeit.

Sollte sich also der eine oder andere Leser im Anschluß an eine Null-Diät oder an eine Fastenkur mit ungenügender Eiweiß-Versorgung nun nach Maßgabe des *Schlankheitskonzeptes* ernähren, so ist ein Stillstand seines Gewichtes trotz Ausscheidens von Keton-Körpern nichts Ungewöhnliliches. Das *Schlankheitskonzept* greift trotzdem. In diesem Falle zeigen Zentimetermaß und kleiner werdender Bauchumfang den Erfolg untrüglicher an als die Waage, deren Ausschlag in Extremfällen sogar auch eine geringfügige Gewichtszunahme erkennen lassen kann. Sobald sich die Eiweißreserven des Körpers regeneriert haben, liefert auch die Waage wieder den ersehnten Erfolgsnachweis: nach kurzer Zeit Gewichtsstillstandes wird sich ihr Zeiger bei immer niedrigeren Werten einpendeln.

Doch wie sind die noch selteneren Fälle zu erklären, in denen sich trotz Ausscheidens von Keton-Körpern das Gewicht auch über längere Zeit hinweg nicht rührt? Dies ist ein recht sicheres Zeichen dafür, daß die Ernährung für den betreffenden Organismus insgesamt zu fettreich ist. Denn wir wissen: »Fett macht fett« ist nur die halbe Wahrheit: Ohne Verzehr von insulinabhängigen Kohlenhydraten ist eine Bildung von Fett in unserem Fettgewebe nicht möglich (Kapitel 11.18., Seite 105 ff.).

Was soll unser Körper aber mit dem reichlich verzehrten Nahrungsfett machen, welches nicht »verbrannt« werden kann, da die Energiebilanz des Organismus längst gedeckt ist? Da dieses Fett als Fett nicht gespeichert und auch nicht in andere körpereigene Stoffe umgewandelt werden kann, muß es ausgeschieden werden. Wie das geschieht? Nun, auch dies wissen wir längst: in Gestalt von Keton-Körper über Harn- und Atemwege. Und jetzt verstehen wir auch, warum unser Organismus auch bei zu hohem Fettkonsum Keton-Körper ausscheiden kann, Keton-Körper, welche nur zum Teil, und im Extremfall überhaupt nicht vom Abbau unseres Fettpolsters stammen.

Wenn sich somit trotz nachweisbarer Keton-Körper unser Gewicht nicht rührt und wenn selbst Zentimetermaß und Spiegel keinen Erfolg zeigen, empfiehlt es sich, den Fettkonsum, und zwar auch denjenigen von hochwertiger Margarine und entsprechendem Öl, zu verringern und nur auf einige wenige Eßlöffel Öl, mit denen z. B. der Mager-Quark cremig angerührt wird, zu beschränken. Auf den Verzehr von Bratenfett und auf zusätzliches Auffetten von Käse und magerem Schinken mit hochwertiger Delikateßmargarine sollte man dann zugunsten eines eventuell etwas gesteigerten Konsums von magerem Fleisch, Fisch, Geflügel und Käse verzichten.

Und wenn nach einer derartigen Umstellung der Ernährung die Bildung von Keton-Körpern ganz aufhört, obwohl Spiegel und Waage untrüglich zeigen, daß wir noch zu stark gepolstert sind? Dann war der eigentliche lipolytische Prozeß überhaupt noch nicht in Gang gekommen. Die Keton-Körper hatten uns genarrt: sie stammten nicht vom Abbau unseres Fettgewebes, sondern ausschließlich vom Nahrungsfett!

Ein derartiges Verhalten des Stoffwechsels ist an sich sehr selten und wenn, dann praktisch nie bei Männern und jüngeren Menschen beiderlei Geschlechts zu beobachten, sondern fast ausschließlich bei Frauen, welche während einer Schwangerschaft im stärkeren Maße lösliche insulinabhängige Kohlenhydrate z. B. in Gestalt von Pralinen, Schokolade, Kuchen oder zuckergesüßten Getränken verzehrt haben, wobei unter letzteren insbesondere der nur bedingt als besonders gesund eingeschätzte Apfelsaft nicht vergessen werden darf, weil er pro Liter immerhin ca. 110 Gramm Zucker enthält.

Bei den hier erwähnten Müttern hat sich, offenbar begünstigt durch die besondere hormonelle Landschaft einer Schwangerschaft, das Enzym Phosphorylase im Fettgewebe angereichert, welches dort zu einem Mehrfachen des Normalwertes nachzuweisen ist. Die Anwesenheit dieses Enzyms im Fettgewebe verhindert die Bildung von Keton-Körpern, da es die Umwandlung von Fettsäuren/Glycerin in Glykogen (Leberstärke) und Glucose (Blutzucker) bewirkt. Der Kohlenhydrat-Pool in Leber (Glykogen) und Körperflüssigkeit (Glucose) kann somit nie so stark abgebaut werden, wie es erforderlich ist, damit die lipolytisch wirkenden Hormone in stärkerem Maße aktiviert werden: die hormonell induzierte Lipolyse kann nicht in Gang kommen, die Bildung von Keton-Körpern aus dem Fettgewebe unterbleibt.

Auch können Männer und Frauen, welche über einen längeren Zeitraum hinweg Heil und Hilfe in einer Null-Diät oder im eiweißverminderten Teilfasten gesucht hatten, die Bildung von Keton-Körpern im gewünschten Umfange vermissen lassen: wie wir inzwischen wissen (Kapitel 19, Seite 179), rühren die primären Stickstoffverluste bei Nahrungskarenz (Null-Diät) und mangelhafter Protein-Zufuhr (zahlreiche Formen des Teilfastens, z. B. FdH) nicht vom Abbau längerlebiger struktureller Proteine (Muskeleiweiß) her, sondern von solchen mit kurzer Halbwertszeit. Das sind nun aber gerade Hormone und die Enzyme der Bauchspeicheldrüse, der Leber und der Darmmucosa, also Proteine mit für den gesamten Stoffwechsel wichtigen Funktionen. Daher ist bei dem hier angesprochenen Personenkreis infolge der Unmöglichkeit der optimalen Verwertung von dem mit der Nahrung angebotenen Eiweiß das gesamte Hormongeschehen nicht selten nachhaltig gestört, was sich bei Frauen z. B. auch in Gestalt von Zyklus-Störungen dokumentiert.

In derartigen Fällen brauchen wir uns also nicht zu wundern, wenn die Aktivierung lipolytisch wirkender Hormone nicht regulär erfolgt. Erst die parenterale Verabfolgung von essentiellen Aminosäuren führt nach wenigen *Applikationen, die die meisten Hausärzte vornehmen können,* recht schnell zur Regeneration der Mucosa-Zellen des Darmes über den systemischen Kreislauf, also vom Körperinneren her. Damit erlangt der Organismus dann auch alsbald die Fähigkeit wieder zurück, Nahrungseiweiß normal zu verstoffwechseln: der Eiweißmangel verschwindet, und auch das Hormongeschehen normalisiert sich erstaunlich schnell wieder. Plötzlich sind die Zyklusstörungen, die von den Gynäkologen mit Hilfe verschiedener Pillen mit wechselndem Erfolg und oft auch vergeblich behandelt wurden, verschwunden, und auch die lipolytisch wirkenden Hormone lassen sich wieder ganz normal aktivieren.

Wie sich gezeigt hat, kann unter der Voraussetzung eines »normal« arbeitenden Hormonsystems auch jenen Menschen geholfen werden, bei denen sich das *Enzym Phosphorylase im Fettgewebe* angereichert hatte: nach mehrmaligem Einlegen *eines* Fastentages mit viel kohlenhydrat- und kalorienfreier Flüssigkeit nach jeweils 2 Tagen eiweiß-, besonders milcheiweißreicher, möglichst weitgehend kohlenhydratarmer Ernährung lassen sich auch bei diesen Menschen im Harn plötzlich Keton-Körper nachweisen als äußeres Zeichen dafür, daß sich ihr Fettgewebe der Phosphorylase »entledigt« hat. Diese ernährungsmäßige Wechseldusche (2 Tage vollwertige, kohlenhydratarme Ernährung mit allen essentiellen Nahrungsstoffen, 1 Tag Fasten usw.) ist nicht zu verwechseln mit dem üblichen Teilfasten bis hin zur unphysiologischen Null-Diät: ein Eiweiß-Abbau tritt im Unterschied zu diesen Diäten praktisch nicht ein. Die Eiweißreserven des Organismus regenerieren sich stets sofort wieder.

Wir wollen zum Abschluß dieses Kapitels also festhalten, daß sich schlankheitsbewußte und -willige Leser, bei denen sich der gewünschte Erfolg nicht sofort einstellt, in den allerwenigsten Fällen zu der wirklich sehr kleinen Gruppe von Menschen zählen müssen, denen das *Schlankheitskonzept* wegen atypischer Reaktion ihres Stoffwechsels die ersehnte Hilfe nicht bringen kann. Bei Beachtung der vorstehend gegebenen Hinweise werden auch sie sehr bald den Erfolg ihrer Bemühungen verzeichnen können.

20.11. Der gemessene Erfolg

Sie können Ihr tägliches »Erfolgserlebnis« in mehrfacher Weise haben:

Mit Hilfe der Ketostix-Stäbchen der Firma Miles GmbH, Sparte Ames, Frankfurt am Main, die Sie in jeder Apotheke erwerben können, sind Sie in der Lage, nach der beigegebenen Gebrauchsanweisung leicht und ohne Umstände an

Hand eines Farbumschlages Ihren Harn auf Keton-Körper hin zu prüfen!

Wie wir inzwischen ja erfahren haben, ist die Ausscheidung von Keton-Körpern das untrüglichste Zeichen für alle Übergewichtigen, daß ihr Körper so rapide sein Depot-Fett abbaut, daß er die frei werdenden Fettsäuren gar nicht alle auf dem normalen Wege »verbrennen« kann: sein Energiebedarf ist dazu viel zu gering.

Aus diesem Grunde scheidet der Körper, es sei zum wiederholten Male gesagt, in einer äußerst eleganten Reaktion seines stoffwechselgesunden Organismus die »überzähligen« Fettsäuren als nur bis zur Ketostufe verstoffwechselte Substrate, also als die noch energiegeladenen Keton-Körper aus. Diese Reaktion des stoffwechselgesunden Körpers ist nicht zu verwechseln mit derjenigen eines stoffwechselentgleisten Organismus, der ebenfalls Keton-Körper ausscheiden kann, diesmal jedoch als Zeichen einer im allgemeinen schwereren Erkrankung!

Allein das Auftreten von Ketonkörpern als bedenkliches Zeichen zu werten, entspräche dem Verhalten desjenigen, der im Winter nach der Feuerwehr ruft, weil er aus dem Schornstein eines Hauses Rauch aufsteigen sieht. Dabei »denkt« das Haus in keiner Weise daran, abzubrennen, nur weil in seiner Heizungsanlage Energie »umgesetzt« wird. Der Rauch ist lediglich äußeres Zeichen dafür, daß die Heizungsanlage in Betrieb ist.

Wenn Sie Ihren Harn auf Keton-Körper hin prüfen wollen, so tun Sie dies am besten abends, da nach der Ruhe der Nacht die Reaktion weniger ausgeprägt zu sein pflegt. Wir werden im letzten Kapitel erfahren, daß man diese Reaktion des Organismus auch zur Ermittlung der persönlichen »Kohlenhydratschwelle« benutzen kann.

Wenn möglich, sollten Sie eine Waage benutzen, natürlich nicht zum Abnehmen. Dazu brauchen Sie sie nicht. Aber zur Kontrolle! Nun ist das so eine Sache mit den Waagen: am verbreitetsten sind wohl in allen Ländern die kleinen Fußwaagen für's Badezimmer. Gefährliche Instrumente!

Denn was geschieht? Man stellt sich drauf, liest 104 kg ab – und ist entsetzt. Am nächsten Morgen dasselbe, jedoch bleibt der Zeiger bei 103 kg stehen. Große Freude: 1 kg abgenommen. Am Tage darauf: 104,5 kg! – Nein, Sie haben kaum 3 Pfund in 24 Stunden zugenommen: die Waage ist's. Steigen Sie dreimal unmittelbar hintereinander auf die Waage, so können Sie nicht selten drei verschiedene Gewichte ablesen – wenn Sie schwer sind! Die kleinen Waagen zeigen in dieser Gewichtsklasse meist nicht reproduzierbar an. Anders ist das bei den »Leichtgewichten« von etwa 50 bis 60 kg. Also was tun? Eine medizinische Waage zu kaufen, wäre das beste. Sie zeigt reproduzierbar auf 100 g genau an, kostet aber auch entsprechend viel.

Was machen, wenn man soviel Geld nicht ausgeben kann oder möchte? Vielleicht hilft es dann, wenn Sie sich morgens in Unterwäsche mehrere Male hintereinander auf Ihrer Fußwaage wiegen und den Mittelwert bilden. Ein wenig Rechnerei und guten Willen, dann geht's auch so.

Außerdem nehmen Sie nach dem *Schlankheitskonzept* so rapide ab, daß Sie Ihren Erfolg auch mit dem Zentimetermaß messen können, nach kurzer Zeit täglich!

Und ferner: der Spiegel zeigt's Ihnen auch schon sehr bald, und die erstaunten Gesichter Ihrer Freunde und Bekannten ebenfalls!

Empfehlen Sie Ihren Freunden das *Schlankheitskonzept!* Ihren Feinden bieten Sie weiterhin Kohlenhydrate an!

Das *Schlankheitskonzept* ist kein Koch- und Rezeptbuch und sollte dies auch nicht sein. Sein Ziel ist es, bei seinen Lesern ein breites Verständnis für die bei ihnen ablaufenden Ernährungsvorgänge zu erwecken und sie zu lehren, die Stoffe ihrer Nahrung nach Bedeutung und Qualität zu bewerten.

Die Möglichkeiten, sich gesund, schlank werdend und schlank bleibend zu ernähren, sind so vielfältig, daß sie ein jeder nach seinem individuellen Geschmack und nach seiner persönlichen Situation wahrnehmen wird und kann, wenn er nur verstanden hat, worum es geht! Die Tabelle 12, Seite 70 ff, über den Kohlenhydrat-Anteil der wichtigsten Nahrungsmittel wird dem Figurbewußten bei seiner Zielsetzung vermutlich weiter helfen als alle Kalorientabellen zusammen.

Das *Schlankheitskonzept* vermittelt seinen Lesern die Möglichkeit, schnell, zuverlässig und dauerhaft bei einer vollwertigen, optimalen Ernährung abzunehmen. Diese Ernährung könnte durchaus auch eine Dauerernährung sein, wie sie es bei den Eskimos und auch bei unseren Vorfahren über Hunderttausende von Jahren war – wenn wir uns seit unserer frühesten Kindheit auf diese Ernährungsweise eingestellt hätten. Das ist jedoch, außer vielleicht bei den Massais im Osten Afrikas und einigen wenigen Eskimos, die von den wohl manchmal auch eher fragwürdigen »Segnungen« der »modernen« Ernährung verschont geblieben sein mögen, bei den heutigen Menschen der technisierten »Zucker-Industrie«-Nationen nicht der Fall. Daher sollten wir uns nach einer angemessenen Zeit, in der wir unser Gewicht mit Hilfe des *Schlankheitskonzeptes* auf das Normalgewicht reduziert haben, wieder auf eine auch Kohlenhydrate beinhaltende Kost umstellen. Dies können wir um so leichteren Herzens tun, als unsere persönliche »Kohlenhydrat-Schwelle«, bei deren Überschreiten die »Kohlenhydrat/Hunger«-Schaukel (Kapitel 14.1., Seite 133) zu schwingen beginnt, nach Abbau des übermäßigen Depot-Fettes ein wenig höher liegt, wir also etwas mehr Kohlenhydrate essen können als zur Zeit unseres Übergewichtes, bevor sie uns zusätzlichen Appetit machen.

Über die nach Erreichen unseres Zieles optimale Normalkost werden wir in wenigen Worten im Kapitel 22 dieses Buches einiges erfahren.

21. Und noch einmal Alkohol
Einige notwendige Worte – nicht ganz ohne Trost

Der Tabelle 5, Seite 32, konnten wir entnehmen, daß über 25 % der bei unserem Grundumsatz verbrauchten Energie von unserer Leber umgesetzt wird und daß ihr Energiebedarf fast dreimal so groß ist wie derjenige, den unser Herz für seine so beeindruckende Pumpleistung einer täglichen Blutmenge benötigt, die dem Fassungsvermögen von 240 Bierfässern à 50 l entspricht.

Die Leber ist also schon im »Normalfall« ein außerordentlich stark beanspruchtes und wichtiges Organ. Bei jeder wirklich »greifenden« Diät jedoch verläuft ein Teil des Stoffwechsels sozusagen »rückwärts«, die Leber ist umprogrammiert: »volle Kraft zurück« heißt das Kommando, und wir sollten unserer Leber diese Umstellung wirklich so leicht wie möglich machen. Dazu gehört Verzicht auf alle von ihr zu »entgiftenden« entbehrlichen Medikamente und – auf Alkohol.

Denn was passiert bei Alkoholkonsum? Alkohol ist in Trinkmengen ein körperfremder Stoff, der in der Leber »entgiftet«, also in körpereigene Stoffe transformiert werden muß. Hierbei wird er zunächst unter Mitwirkung eines Enzymes, der *Alkohol-Dehydrogenase,* zu *Acetaldehyd* oxidiert.

Dieser Acetaldehyd ist das eigentliche Gift, das sich zum Beispiel bei Trinkern bei gleicher Alkoholmenge in höherer Konzentration im Blute findet als bei Nichttrinkern, wie Wissenschaftler des *Bronx Veterans Administration Hospital, New York,* USA, herausfanden.

Warum mag das so sein? Der giftige Acetaldehyd muß mittels eines weiteren Enzyms, der *Aldehyd-Dehydrogenase* weiter zu *Acetat (= Essigsäure)* oxidiert werden, um, auf diese Weise entgiftet, in den normalen Stoffwechsel eingegliedert werden zu können.

215

Sollte ein Mangel dieses Enzyms den Abbau des giftigen Acetaldehyds verzögern oder verhindern und dadurch beim Alkoholiker zu paradoxen Reaktionen führen, wie es infolge Mangels an TPP (s. Kapitel 11.13., Seite 87) beim Kohlenhydrat-Esser geschieht?

Nun, dies hier weiter zu diskutieren, ist nicht Aufgabe des *Schlankheitskonzeptes.* Es möchte seinen Lesern lediglich verdeutlichen, daß es nicht seiner Laune entspringt, wenn es ihnen für die Zeit einer jeden gewichtsreduzierenden Diät zur Einschränkung ihres Alkoholkonsums rät, und zwar um so konsequenter, je stärker der zu erwartende Erfolg sein wird, denn um so mehr hat die Leber zu leisten. Das ist nun einmal so!

Alkohol selbst macht nicht dick: er kann weder in körpereigenes Fett noch in Eiweiß, z. B. in Muskulatur, umgewandelt werden. Im Gegenteil: Trinker magern zum Skelett ab. Sie »verbrennen« sozusagen im Alkohol! Andererseits verfügt reiner Alkohol über einen Energieinhalt von 7 Kal./ Gramm, welchen unser Organismus vollwertig zur Deckung seines Energiebedarfs nutzen kann.

Die Alkohol häufig begleitenden »depotfähigen« oder aber in seiner Gegenwart als Erdnüsse, Chips und Salzstangen verzehrten Nährstoffe werden daher als Energielieferanten nicht gebraucht und wandern ins Depot des Körpers, also ins Fettgewebe. Um welche depotfähigen Begleit-Nährstoffe es sich handelt? Nun, wir wissen es: Kohlenhydrate in Gestalt von Frucht- oder Rübenzucker bei Sekt, Wein, Sherry, Porto, Bier usw. usw. (s. Tabelle 12, Seite 65 ff.). Wenn wir auf völlig leeren Magen Whisky, Cognac, Marc, Korn o. ä. trinken und dazu nichts essen und auch nichts trinken, also z. B. auf die »Steinpils«-Kur – 1 Steinhäger, 1 Pilsener, 1 Steinhäger, 1 Pilsener usw. – verzichten, so können wir auch nicht dick werden. Doch wer trinkt schon auf leeren Magen ausschließlich Korn, Grappa oder Marc?

Das *Schlankheitskonzept* beschert Ihnen eine echte Gewichtsreduktion von einigen Hundert Gramm täglich, je nach Ihrem Übergewicht und nach Ihrer Stoffwechsellage. Wenn wir einmal von 500 g täglich ausgehen, so nehmen

Sie in drei Wochen mindestens 20 Pfund und in einem Monat rund 30 Pfund ab, und zwar Fett, keine Muskulatur! Diese kräftigt sich ja bekanntlich bei einer Ernährungsweise nach dem *Schlankheitskonzept,* so daß Sie zu Ihrem Gewichtsverlust das Gewicht der neu gebildeten Muskulatur hinzurechnen müßten, um den tatsächlichen Fett-Abbau zu erkennen. Ist dieser Erfolg kein Angebot des *Schlankheitskonzeptes?* Es sollte Ihnen wirklich nicht schwer fallen, in diesen wenigen Wochen auf Alkohol zu verzichten und auf Mineralwasser, möglichst mit etwas Apfelessig aus ganzen Äpfeln (!) abgespritzt, umzusteigen!

Sind Sie mit dieser Empfehlung nicht einverstanden? Tun Sie's trotzdem! Vielleicht einmal probeweise nur für einige Tage. Dann haben Sie nämlich fast schon gewonnen! Sie werden dann erleben, was Sie nicht für möglich gehalten hatten: Ihre Freunde mit Alkohol zu bedienen und selbst zu verzichten, wird Ihnen zunehmend leichter fallen. Auch selbst starken Biertrinkern wird es so gehen!

Achten Sie darauf, immer genügend kohlensäurehaltiges Mineralwasser im Hause zu haben, damit Sie, sobald Sie Durst bekommen, davon trinken können. Es wäre völlig falsch, etwa aus Furcht vor »Wasseransammlungen« im Körper, nicht oder wenig zu trinken. Selbst das billigste kohlensäurehaltige Mineralwasser mit Analysenangabe ist hervorragend geeignet. Wasser aus der Leitung ist dagegen nicht zu empfehlen: Quellwasser enthalten die für uns so wertvollen Mineralstoffe als Begleiter, Leitungswasser im allgemeinen nicht!

Wenn es wirklich nicht anders geht und Sie bereit wären, lieber auf Ihre bisher so erfolgreichen Bemühungen um Gewichtsverminderung als weiterhin auf Alkohol zu verzichten, sollten Sie mit stärker verdünnten, möglichst zuckerfreien Getränken beginnen, zum Beispiel mit Whisky plus viel Wasser – ihn mit Mineralwasser und Eis zu trinken, ist keine gute Sitte! – oder mit einer Schorlemorle aus herberen Weinen. Ihre Leber wird Ihnen für jede Schonung dankbar sein!

Sekt und Bier und andere kohlenhydrathaltige Getränke

sollten Sie meiden! Sie brauchen bis zu zwei Tage, bis der Hormonmechanismus wieder in Gang kommt (Kapitel 14.1., Seite 133)!

Als Belohnung für Ihre Verständnisbereitschaft sei Ihnen ein Tip gegeben, wie Sie nach Übergang auf Normalkost lt. Kapitel 22 Ihre Alkoholverträglichkeit recht fühlbar steigern können: Essen Sie etwa eine Stunde vor Beginn der Party ca. 250 g Tatar, mit Maiskeim-Öl angemacht und gut gewürzt, oder sonst irgendetwas anderes, das – entgegen der vorherrschenden Meinung – vor allem Eiweiß und erst in zweiter Linie Fett enthält. Quark zum Beispiel würde es also auch tun! Und nehmen Sie etwa 1/2 bis 1 Stunde vor dem Alkoholverzehr eine Vitamin-C-Tablette mit 1000 mg Vitamin C. Der eingangs geschilderte enzymatische Abbau des Alkohols wird dadurch begünstigt, zumal, wenn Sie ihn etwas langsamer trinken und nicht »hinunterstürzen«!

Und gegen den Kater? Alkohol schwemmt aus, weswegen der Körper einen ziemlich ausgeprägten Verlust an Mineralstoffen erleidet: eine der Hauptursachen des Katers. Würzen Sie also während der Party besonders kräftig, essen Sie nicht nur Saures, sondern vor allem Salziges, und wenn Sie trotzdem nicht vom Kater verschont bleiben: eine kräftig gesalzene klare, möglichst fettarme Bouillon am nächsten Morgen tut Wunder! Und wenn auch das noch nicht hilft – was nicht sehr wahrscheinlich ist? Dann fragen Sie Ihren Arzt einmal nach *Pyritinol*. Er kennt es aus der Kinder- und Altersheilkunde. Nur vergessen Sie nie: *den Alkoholspiegel im Blute senkt es nicht!* Es macht Sie nicht fahrfähiger, sondern nimmt Ihnen lediglich die Beschwerden des Katers.

Sie mögen aus diesen Hinweisen ersehen, daß das *Schlankheitskonzept* Sie nicht zum Abstinenzler erziehen möchte. Es spricht – sich seines Erfolges bewußt – lediglich das aus, worum sich viele andere vordergründiger Motive wegen herumdrücken und es hofft, daß seine vernünftigen Leser sich als Normalgewichtige alsbald wieder ihren ihnen lieb gewordenen alkoholischen Genüssen widmen können!

22. Das Ziel ist erreicht!
Und wie geht's weiter?

Sie haben nach dem *Schlankheitskonzept* Ihre 30, 40, vielleicht – wie der Verfasser selbst – 50 oder noch mehr Pfunde verloren und stehen nun vor der Frage, wie es weitergehen soll. Was tun?

Nun, Sie haben an sich selbst auch unendlich viel studieren können und dabei
– den Wert von Eiweiß als Nahrungsstoff und als Appetitzügler der Mutter Natur,
– den Wert des mehrfach ungesättigten Maiskeim-Öles und der aus ihr hergestellten Margarine und ähnlicher hochwertiger Produkte,
– und die Gefahr des Dickwerdens kennengelernt, die mit dem Verzehr von Kohlenhydraten mit ihren verführerischen Künsten, der »Kohlenhydrat/Hunger«-Schaukel und dem »ernährungsphysiologischen Paradoxon« verbunden ist.

So entbehrlich die Kohlenhydrate für den Übergewichtigen sind: der heutige Mensch hat sich seinen ganzen Lebens- und Ernährungsumständen nach auf ihren Verzehr eingerichtet, und für den Normalgewichtigen, der nicht mehr sein überschüssiges Kohlenhydrat-Mastfett »verzehren« muß und kann, sind Kohlenhydrate nun einmal günstige Energie-Quellen und billige Kohlenstoffatom-Lieferanten für Biosynthesen.

Wenn wir als Normalgewichtige dann wieder zu kohlenhydrathaltiger Kost übergehen, werden wir sehr schnell feststellen, daß wir mehr Kohlenhydrate als früher verzehren können, bevor die appetitfördernden Wirkungen der Kohlenhydrate anfangen, sich zu entfalten und die »Kohlenhydrat/Hunger«-Schaukel zu schwingen beginnt (Kapitel 14.1., Seite 133).

Da jedoch kein Organismus dem anderen gleicht, wäre es absolut unsinnig, für alle Menschen gleichartige Ernährungs- oder gar Kalorienvorschriften zu erlassen. Der menschliche Organismus verbrennt die Nährstoffe seiner Nahrung nun einmal nicht wie ein Ofen, der sich mit einer einfachen Luftklappe regulieren läßt! Wir wissen jetzt, daß er einem unglaublich fein eingespielten Regelmechanismus gehorcht, den uns das *Schlankheitskonzept* ein wenig zu verstehen lehren wollte.

Während der Zeit unserer Gewichtsreduktion haben wir gelernt, uns intensiver zu beobachten. Dies vor allem sollten wir weiterhin tun! Sobald wir feststellen, daß mit dem Essen unser Appetit zunimmt und sobald wir nach einer reichlichen Mahlzeit schnell wieder hungrig sind, insbesondere auch auf etwas »Süßes«, schwingt die »Kohlenhydrat/ Hunger«-Schaukel: der Anteil von Kohlenhydraten an der Nahrung war für den betreffenden Organismus zu hoch!

Es wäre dann völlig falsch, nichts zu essen! Wir sollten unverzüglich etwas essen, und zwar das richtige: Eiweiß »sine cum«, also ohne Brot, Kartoffeln, Reis u. ä., mit hochwertigem mehrfach ungesättigtem Fett »aufgefettet«. Harter Käse, Schinken, Wurst, Quark und Maiskeim-Öl-Produkte würden uns helfen, und die Kohlenhydrate sollten wir für eine oder zwei Mahlzeiten fortlassen oder sehr stark einschränken!

Die Wirkung tritt sofort ein. Wir werden sehr schnell wieder gesättigt sein, denn die »schiebende Kraft« unseres früheren Fettgewebes von 20, 30, 50 oder mehr Pfunden Fett fehlt. Nach der uns jetzt geläufigen Methode verlieren wir ja auch sehr schnell wieder das eine oder andere Pfund »zuviel«, ohne zu hungern. Außerdem fällt der Heizkisseneffekt (= Wärmeisolation) unseres früheren Fettgewebes fort: wir strahlen mehr Wärme ab, ein größerer Teil der Energie unserer Nahrung wird in die Umgebung »verstrahlt«, wir können mehr essen, bis wir wieder zunehmen! Hungern oder die Anwendung irgendeiner der kalorienreduzierten Diäten wären also aus den in Kapitel 20 dargelegten Gründen nicht die geeigneten Methoden. Der Übergewichtige ist nicht »über«-, sondern »mangel«-ernährt, vergessen wir das nie!

Wir wissen auch inzwischen: Fett für sich alleine kann nicht »fett« machen. Es geht ganz einfach nicht! Die Gründe haben wir in Kapitel 11.18., Seite 105, erfahren. Nur bedenken Sie stets: sobald Sie zu Fett, natürlich auch zu dem hochwertigen Fett, nur einige wenige Kohlenhydrate, also zum Beispiel auch einen Apfel vor dem Essen oder hinterher, verzehren, oder sobald Sie ein kohlenhydrathaltiges Getränk zu sich nehmen, zum Beispiel auch ein Cola-, Limo- oder Fruchtsaft-Getränk, geht's in die Figur, und zwar um so schneller, je mehr überzähliges Fett Sie an Ihrem Körper bereits haben: Kapitel 13 klärte uns über diese Wirkung des Fettgewebes auf. Schlanke haben in dieser Beziehung fast nichts zu befürchten!

Durch Selbstbeobachtung wird jeder Schlankheitsbewußte seine »persönliche Kohlenhydratschwelle«, nach deren Überschreitung die »Kohlenhydrat/Hunger«-Schaukel zu schwingen anfängt, ziemlich exakt zu bestimmen lernen! Sie werden überrascht sein, wie schnell Sie ein Gefühl dafür bekommen. Essen Sie weiterhin eiweißbetont, fettausgewogen und kohlenhydratverarmt: Sie werden nie wieder übergewichtig werden! Ihr Sättigungsmechanismus funktioniert dann ausgezeichnet!

Ketostix-Stäbchen (S. 79) zeigen Ihnen Ihre »persönliche Kohlenhydratschwelle« chemisch: sobald der lila Farbumschlag verschwindet und sich die Reaktionszone der Stäbchen nicht mehr verfärbt, sind Sie aus dem ketogenen Bereich heraus. Sie werden als Normalgewichtiger jedoch erleben, daß Sie noch beachtlich an Kohlenhydraten »drauflegen« können, bevor diese wieder ihre appetitfördernde Wirkung entfalten. Erst danach wird's gefährlich für Ihre schlank gewordene Linie!

Aus diesem Grunde sollten Sie den Konsum von insulinabhängigen Kohlenhydraten in Grenzen halten, wo immer Ihnen dies möglich ist! In der Küche zum Beispiel mögen Sie auf Süßstoffe in flüssiger Form ausweichen, und beim Backen, wo Sie die klebrigen Eigenschaften des Zuckers brauchen, oder beim Rumtopf und ähnlichen Gelegenheiten, Fructusan, also Fruchtzucker oder einen anderen der insulinunabhängigen Zuckeraustauschstoffe, die die Reformhäuser für uns bereithalten, verwenden.

Zum *Andicken* empfehlen sich für zahlreiche Gelegenheiten *Bierhefe* und *Gelatine* an Stelle von Mehl oder Stärke. *Gelatine* ist Eiweiß. Es ist zwar ein für uns Menschen minderwertiges Eiweiß, erspart uns jedoch die Verwendung von Kohlenhydraten zum Andicken. *Bierhefe* besteht ebenfalls zu fast 50 % aus Eiweiß und enthält neben ca. 30 bis 40 % Kohlenhydraten einen hohen Anteil an wertvollen Mineralstoffen und Vitaminen, vor allem solchen des B-Komplexes.

Auch Kartoffeln, frische Salate und vielerlei Gemüse können Ihren Speisezettel wieder bereichern. Vielleicht sollten Sie die Tabelle 12 (Seite 65 ff.) mit dem Kohlenhydrat-Gehalt der wichtigsten Nahrungsmittel Ihrer Wahl zugrunde legen und die ausgesprochen kohlenhydrathaltigen Gemüse in etwas kleineren Portionen verzehren. Ihre schlanke Linie wird es Ihnen danken!

Kartoffeln, frische Salate und Gemüse haben allemal mehr Qualitäten als die »leeren« Kohlenhydrate des Industriezukkers und der Feinmehle sowie die aus ihnen hergestellten Produkte. Diese sollten Sie möglichst in den Hintergrund Ihres Ernährungsgeschehens verbannen! Industriezucker und Produkte, die ihn enthalten, wie Cola-, Limo- und Fruchtsaftgetränke, Frucht-Yoghurt u. ä. sind potente Gegner Ihrer zurückgewonnenen schlanken Linie! Vergessen Sie das nie!

Im Vergleich zu diesen Produkten ist selbst die Schokolade noch ein durchaus empfehlenswertes Genußmittel, enthält sie doch neben rund 57 % Kohlenhydraten ca. 33 % Fett und 9 % Eiweiß, ganz abgesehen von ihrem Vitamin- und Mineral-Reichtum!

Solange Sie kein Übergewicht haben und nach dem ersten Stückchen keinen unwiderstehlichen Drang bekommen, gleich eine halbe oder die ganze Tafel zu verzehren (»Kohlenhydrat/Hunger«-Schaukel), liegen Sie unterhalb der für Sie kritischen »persönlichen Kohlenhydrat-Schwelle«, die zu überschreiten erst Gefahr für Ihre Figur bedeutet!

Was Sie tun sollen, wenn's geschehen ist? Nun, eigentlich

wissen Sie das jetzt: sofort damit aufhören, und wenn der Appetit noch so groß ist.

Statt dessen vor allem Eiweiß essen, also Tatar, mageren Schinken, Wurst, Käse o. ä., diesmal jedoch möglichst fettarm und nicht »aufgefettet«: die noch nicht verstoffwechselten Kohlenhydrate begünstigen den »Einbau« des Fettes ins Fettgewebe, denn Sie wissen: Fett plus Kohlenhydrate sind Torpedos für die schlanke Linie!

Und vergessen Sie die dreimal über den Tag verteilten zwei Teelöffel Kleie nicht, welche zu sich zu nehmen Sie sich zur Gewohnheit werden lassen sollten, wo immer dies möglich ist. *Dr. Grandels Diät-Kleie* hat sich bestens bewährt. Ein bis ins hohe Alter hinein gesund gebliebener Magen-Darm-Trakt wird der Lohn für gute Pflege sein.

Und nun noch ein Wort zu den *Untergewichtigen,* welches auch für die Übergewichtigen vielleicht gar nicht so uninteressant ist:

Die Untergewichtigen essen meist so, wie sich die Übergewichtigen ernähren sollten: sie führen »Sahne-Kuren« durch, essen verhältnismäßig hochkalorische Produkte, die einen hohen Sättigungseffekt erzielen – und wundern sich dann, daß sie von alledem nicht zunehmen!

Umgekehrt wäre es richtig!

Also: 1/2 bis 1 Stunde vor jeder Mahlzeit einen oder zwei Äpfel, 1/2 Pfund Weintrauben, ein oder zwei Gläser süße Limonade, Cola, vielleicht auch eine Tasse recht süße Milchschokolade, ohne Sahne in diesem Falle, oder stark zuckergesüßten Kaffee, mit Kondensmilch oder mit Sahne. Oder auch einen Frucht-Yoghurt, hier wäre er angebracht!

Die Untergewichtigen sollten die »low calories«-Produkte, also die fettreduzierten, meist kohlenhydrathaltigen Produkte essen und statt der Speise-Gelatine zum Andicken Stärke nehmen:

Sie würden bald feststellen, wie Sie zuerst langsam und dann mit wachsendem Fett-Depot schneller zunehmen. Dann dauert es auch nicht lange, bis die »Kohlenhydrat/Hunger«-Schaukel bei Ihnen zu schwingen anfängt, und sie werden sich recht bald an das *Schlankheitskonzept* und an ihre frühere Ernährungsweise erinnern müssen, damit sie die sich bei ihnen nun zwangsläufig mit allen Konsequenzen einstellenden Folgen der Kohlenhydrat-Mast wieder in den Griff bekommen! Denken wir an die Erfahrungen mit den Gefängnisinsassen in USA (s. Kapitel 14.2., Seite 136)!

Damit sind wir am Ende unserer kleinen Lektion angekommen. Wenn es dem *Schlankheitskonzept* gelungen ist, seinen Lesern nicht nur zu Normalgewicht und untadeliger Figur verholfen, sondern darüber hinaus ihren Blick für das Ernährungsgeschehen geschärft zu haben, ist sein Zweck erreicht.

Erinnern wir uns zum Abschluß noch einmal an das Motto des *Schlankheitskonzeptes:*

Ogni dolore è dolore
Ma quello della tavola
         è il maggiore!

Jeder Schmerz ist ein Schmerz,
    aber der vom Tische (der Hunger)
        ist der größte!

In diesem Sinne wünscht Ihnen das *Schlankheitskonzept* viel Erfolg und stets

einen guten, aber den »richtigen« Appetit!

113 schmackhafte Rezepte »rund um die Uhr« für die schnelle und preiswerte Küche nach Dr. Felix

Wir haben jetzt erfahren, worauf es ankommt, wenn wir unsere lästigen Pfunde bei gleichzeitiger Schonung der wertvollen Eiweiß-Reserven unseres Körpers auf gesunde und wirksame Art loswerden wollen, und wir wissen auch, wie reichhaltig die Tafel hierfür gedeckt werden kann. Dabei sind unserer Phantasie kaum Grenzen gesetzt, wenn wir bei der Festlegung des Speiseplanes die entsprechenden finanziellen oder zeitlichen Möglichkeiten für eine »grande cuisine« haben. Doch was tun, wenn, aus welchen Gründen auch immer, aus der »grande cuisine« eine »petite cuisine« werden muß?

Für einen derartigen Fall wurden im folgenden als Anregung 113 Menü-Vorschläge »rund um die Uhr« für eine schnelle und preiswerte Felix-Kost zusammengestellt, die es einem jeden auch im Rahmen einer »petite cuisine« ermöglichen, seine Pfunde auf angenehme Weise schnell und sicher loszuwerden. Wir erkennen dabei, daß die gegebenen Vorschläge eine Ernährung ohne jede Wiederholung über einen Zeitraum von mehr als drei Wochen hinweg bei jeweils 5 Mahlzeiten täglich ermöglichen, wobei deren verschiedene Kombinationen eine schier unbegrenzte Vielzahl von abwechslungsreichen Menü-Tagesplänen ermöglichen.

Bei der Zusammenstellung der Tages-Speisepläne sollte man in Berücksichtigung der Cholesterinproblematik darauf achten, im Durchschnitt nicht mehr als zwei Eier pro Tag zu verzehren (s. Seite 161). Diese Vorsichtsmaßnahme dürfte bei der Vielfalt der Vorschläge ohne weiteres beachtet werden können. Außerdem sollte man die in Kapitel 20.9. gegebenen Empfehlungen beherzigen. Auch ist die Verwertung von Resten ohne Schwierigkeiten einzuplanen. Die für die morgendlichen Quarkspeisen »Lukull« oder »de Luxe« erforderlichen Mengen geschlagener Sahne lassen sich am Nachmittag zuvor von der für den Kaffee geschlagenen Sahne abzweigen und über Nacht im Kühlschrank aufbewahren. Dann geht's morgens schneller! Ferner empfiehlt es sich, zum Würzen von pikanten Quark- und anderen Gerichten Bierhefe anstelle von Kochsalz zu nehmen. Dabei dürften zwei Eßlöffel voll = 4 g pro Portion völlig genügen. 4 g getrocknete Bierhefe enthalten ca. 2 g Eiweiß, 1,5 g Kohlenhydrate und 14 Kalorien. Dem sehr geringen Kohlenhydratgehalt steht ein hoher Gehalt an Eiweiß und den wertvollen Vitaminen der B-Gruppe gegenüber.

Vergessen Sie nicht, die erforderliche Menge von 2 bis 3 Litern kohlenhydratfreier Flüssigkeit täglich zu trinken. Mineralwasser mit und ohne Apfelessig, Kaffee und Tee mit oder ohne Sahne, letzterer vielleicht auch mit Zitrone, aber stets ohne Zucker und stattdessen mit natreen gesüßt, sind die geeigneten Getränke.

Es sollte darauf geachtet werden, daß pro Tag 3 x 2 Teelöffel *Dr. Grandels Diätkleie* verzehrt werden. Dem Darm wird es dadurch erleichtert, Tritt zu fassen, und Verdauungsbeschwerden verschwinden alsbald selbst in hartnäckigen Fällen. Außerdem wirkt sich der Verzehr dieser Diätkleie günstig in Richtung auf Senkung des Cholesterinspiegels aus, da Kleie Cholesterin zu binden in der Lage ist.

Die Menü-Vorschläge enthalten auch Angaben über den Eiweiß (EW)-, Fett (F)- und Kohlenhydrat (KH)-Gehalt der einzelnen Speisen. Die angegebenen Mengen sind, soweit nichts anderes vermerkt wurde, für jeweils eine Person gedacht. Für ganz besonders Interessierte sind der Vollständigkeit halber die Brennwerte der Gerichte in Kalorien und Joule angegeben, wenngleich wir inzwischen wissen, daß diese im Zuge der qualitativen Betrachtung des Ernährungsgeschehens an Bedeutung verloren haben. Die Werte beziehen sich stets auf den genießbaren Teil eingekaufter Ware. Die entsprechenden Werte für *Dr. Grandels Diätkleie* (8 bis 12 g verwertbares Kohlenhydrat pro 100 g Kleie) wurden nicht berücksichtigt, da sie bei der geringen pro Tag verzehrten Menge nicht ins Gewicht fallen.

Und nun wünscht Ihnen das *Schlankheitskonzept* bei der Zusammenstellung Ihres »Felix-Kost«-Menü-Fahrplanes für die kleine und schnelle Küche viel Vergnügen!

24 Morgenmahlzeiten

Eierpfanne	KH (g)	EW (g)	F (g)	Kal.	Joule
2 Eier	–	14	12	168	703
1 Eßl. Mazola-Keimöl	–	–	8	74	310
2 Scheiben Kasseler Aufschnitt (60 g)	–	9	13	163	682
1 Eßl. Sahne (10 g)	–	–	3	30	126
Salz, Pfeffer, Paprika,					
1 Teel. Schnittlauch					
	–	23	36	435	1821

Kasseler Scheiben in dem Öl erhitzen. Eier mit der Sahne, Gewürzen und Schnittlauch verquirlen und darüber gießen. Das Rührei stocken lassen.

Quarkschaum	KH (g)	EW (g)	F (g)	Kal.	Joule
1 Eigelb	–	3	6	68	284
200 g Magerquark	4	34	2	176	736
1 Eiweiß	–	4	–	16	67
natreen-diätsüße, flüssig					
	4	41	8	260	1087

Quark mit dem Eigelb verrühren, das Eiweiß steif schlagen, zuletzt unter den Quark heben, mit natreen-flüssig süßen.

Roastbeef mit Meerrettich	KH (g)	EW (g)	F (g)	Kal.	Joule
150 g Roastbeef	–	38	21	350	1464
1 Teel. Meerrettich aus der Tube	–	–	1	10	40
	–	38	22	360	1504

Die Roastbeefscheiben mit Meerrettich bestreichen.

Meerrettichquark	KH (g)	EW (g)	F (g)	Kal.	Joule
200 g Magerquark	4	34	2	176	736
2 Eßl. geschlagene Sahne	1	–	6	60	251
2 Teel. Meerrettich aus der Tube	–	–	2	20	84
Salz oder Bierhefe					
	5	34	10	256	1071

Die geschlagene Sahne unter den Magerquark ziehen. Zum Schluß Meerrettich dazugeben. Mit Salz abschmecken.

Kalter Braten, garniert	KH (g)	EW (g)	F (g)	Kal.	Joule
100 g gemischter magerer Braten	–	18	23	288	1205
1 hartgekochtes Ei	–	7	6	84	351
	–	25	29	372	1556

Den Braten mit dem hartgekochten Ei garnieren.

Kräuter-Quark »de Luxe«

	KH (g)	EW (g)	F (g)	Kal.	Joule
200 g Magerquark	4	34	2	176	736
50 g geschlagene Sahne	2	1	15	151	632
1 Eßl. Mazola-Keimöl	–	–	8	74	310
diverse Kräuter nach Geschmack, z. B. Schnittlauch, Petersilie, Dill, Zwiebel, Kümmel u. a., Salz oder Bierhefe					
	6	35	25	401	1678

Quark mit dem Öl verrühren, geschlagene Sahne unter den Quark ziehen, mit Kräutern abschmecken.

Schinkeneier mit Pilzen

	KH (g)	EW (g)	F (g)	Kal.	Joule
50 g Champignons	2	2	–	11	46
1 Scheibe gekochter Schinken (50 g)	–	10	10	137	573
1 Teel. Butter	–	–	4	38	159
2 Eßl. Sahne	1	–	6	60	251
2 Eier	–	14	12	168	703
Salz, Pfeffer					
	3	26	32	414	1732

Pilze kleinschneiden, in Butter etwa 5 Min. dünsten. Schinken in Streifen schneiden und mit der Sahne zu den Pilzen geben, mit Gewürzen abschmecken. Alles in eine gefettete Auflaufform geben. Eier vorsichtig darüberschlagen wie zu Spiegeleiern. Im vorgeheizten Backofen backen, bis die Eier gestockt sind.

Ei mit Thunfisch

	KH (g)	EW (g)	F (g)	Kal.	Joule
2 Eier	–	14	12	168	703
50 g Thunfisch	–	12	67	152	636
1 kleine Zwiebel	3	–	–	13	54
Salz, Pfeffer					
1/2 Teel. Mazola soft Diätmargarine	–	–	2	19	79
	3	26	21	352	1472

Eine große Tasse mit Diätmargarine ausstreichen. Die Eier verrühren und in die Tasse füllen. Den fein zerkleinerten Thunfisch und die gewürfelte Zwiebel vermischen, über die Eier geben und mit Salz und Pfeffer würzen. Die Tasse mit Alufolie abdecken und in einen Topf mit kochendem Wasser stellen. 12–15 Min. garen.

Gefüllte Eier

	KH (g)	EW (g)	F (g)	Kal.	Joule
2 hartgekochte Eier	–	14	12	168	703
2 Teel. Kräuterbutter	–	–	8	77	322
Salz					
	–	14	20	245	1025

Die hartgekochten Eier halbieren. Das Eigelb mit der Kräuterbutter und wenig Salz verrühren und wieder in die leeren Eiweißhälften füllen.

Pikanter Frischkäse

	KH (g)	EW (g)	F (g)	Kal.	Joule
1 Doppelrahmfrischkäse (62,5 g)	1	9	19	222	929
2 Eßl. süße Sahne	1	–	6	60	251
Meerrettich, Schnittlauch, Salz, Pfeffer, Cayennepfeffer					
2 Scheiben gekochter Schinken (100 g)	–	19	20	274	1146
	2	28	45	556	2326

Frischkäse mit Sahne und etwas Meerrettich aus der Tube verrühren, Schnittlauch unterrühren und die Creme mit Satz, Pfeffer, Cayennepfeffer würzen. Dick auf die Schinkenscheiben streichen und aufrollen.

Quark mit Mazola-Keimöl

	KH (g)	EW (g)	F (g)	Kal.	Joule
200 g Magerquark	4	34	2	176	736
1 kleine Zwiebel	3	–	–	13	54
Schnittlauch					
2 Eßl. Mazola-Keimöl	–	–	16	148	620
Knoblauchpulver, Kräutersalz					
	7	34	18	337	1410

Den feinverrührten Quark mit feingeschnittenen Zwiebelwürfeln, Knoblauchpulver und Kräutersalz würzen. Mazola-Keimöl unterrühren und mit Schnittlauch überstreuen.

Käseomelett

	KH (g)	EW (g)	F (g)	Kal.	Joule
2 Eier	–	14	12	168	703
30 g geriebener Käse (45 % Fett i. T.)	1	8	8	112	468
2 Teel. Mazola soft Diätmarg. (10 g)	–	–	8	76	318
Salz, Pfeffer					
	1	22	28	356	1489

Die verquirlten Eier mit dem geriebenen Käse vermischen, salzen und pfeffern. Die Masse in eine Pfanne mit erhitzter Margarine gießen und bei ununterbrochenem Rühren stocken lassen.

Rührei holländische Art

	KH (g)	EW (g)	F (g)	Kal.	Joule
2 Eier	–	14	12	168	703
1 Teel. Magerquark (15 g)	–	6	–	29	121
1 Eßl. Mineralwasser, Salz, Pfeffer,					
1 Teel. Schnittlauchröllchen					
¹/₂ Ecke Schmelzkäse (30 g)	–	8	3	63	264
1 Teel. Petersilie					
	–	28	15	260	1088

Eier mit Quark und Mineralwasser gut verquirlen. Mit Satz und Pfeffer abschmecken. Schnittlauch und den in kleine Würfel geschnittenen Käse zufügen. In eine erhitzte, beschichtete Pfanne die Masse geben und bei mittlerer Hitze ein Rührei bereiten. Auf einer vorgewärmten Platte das Rührei mit Petersilie garniert anrichten.

Kräuterkäse

	KH (g)	EW (g)	F (g)	Kal.	Joule
120 g Limburger Käse	–	32	12	240	1004
4 Teel. Mazola soft Diätmargar. (20 g)	–	–	16	152	636
1 kleine Zwiebel	3	–	–	–13	54
Pfeffer, 2 Eßl. gehackte Kräuter, Paprikagewürz					
	3	32	28	405	1694

Den Käse und die Margarine mit einer Gabel zusammen fein zerdrücken. Den Käse mit den feingehackten Zwiebelwürfeln, dem Pfeffer und den Kräutern vermengen, ihn dann kugelförmig anrichten und mit Paprika garnieren.

Überbackenes Ei

	KH (g)	EW (g)	F (g)	Kal.	Joule
2 Eier	–	14	12	168	703
1 Scheibe Edamer (30 g)	1	7	7	95	397
1 Eßl. Mazola-Keimöl	–	–	8	74	310
Salz, Paprika					
	1	21	27	337	1410

Öl in einer Pfanne erhitzen. Die Eier darin braten, mit der Scheibe Käse belegen. Mit geschlossenem Deckel noch einige Minuten braten, bis der Käse anfängt zu schmelzen.

Süßer Quark

	KH (g)	EW (g)	F (g)	Kal.	Joule
200 g Magerquark	4	34	2	176	736
2 Eßl. Mazola-Keimöl	1	–	16	148	620
1 Teel. Zitronensaft					
natreen-diätsüße, flüssig					
	5	34	18	324	1356

Magerquark mit dem Öl glatt rühren. Mit einigen Spritzern Zitronensaft und mit natreen-flüssig abschmecken.

Ham and eggs

	KH (g)	EW (g)	F (g)	Kal.	Joule
2 Eier	–	14	12	168	703
3 Scheiben mageren Schinkenspeck (50 g)	–	8	14	172	720
1 Teel. Mazola-Keimöl	–	–	3	28	116
Salz					
	–	22	29	368	1539

Schinkenspeck in Öl auslassen. Eier aufschlagen und auf den Schinkenspeck gleiten und stocken lassen.

Hüttenkäse

	KH (g)	EW (g)	F (g)	Kal.	Joule
200 g Hüttenkäse	4	26	6	188	786
natreen-diätsüße, flüssig					
	4	26	6	188	786

Hüttenkäse mit natreen-flüssig anrühren.

Käse-Schinken-Eier im Glas

	KH (g)	EW (g)	F (g)	Kal.	Joule
2 Eier	–	14	12	168	703
1/2 Eßl. Schnittlauch					
3 Scheiben rohen Schinken (50 g)	–	8	14	172	720
30 g Gouda	1	8	8	112	468
Salz, Pfeffer, Muskat					
1/2 Teel. Mazola soft Diätmargarine	–	–	2	19	79
Kräuter					
	1	30	36	471	1970

In ein eingefettetes Glas oder eingefettetes Ragout-fin-Förmchen etwas Muskat und Pfeffer geben. Die Eier hineinschlagen, mit feingeschnittenem Schinken, kleingehacktem Schnittlauch und geriebenem Käse bestreuen. Das Förmchen ins Wasserbad geben und nach Wunsch 5–12 Min. stocken lassen. In dem Förmchen servieren.

Frischkäse mit Kräutern

	KH (g)	EW (g)	F (g)	Kal.	Joule
62,5 g Doppelrahmfrischkäse	–	9	19	222	929
1 Eßl. Kräuter (Petersilie, Schnitt-					
lauch), Pfeffer, edelsüßer Paprika					
Salz oder Bierhefe					
2 Eßl. Sahne	1	–	6	60	251
	1	9	25	282	1180

Den Doppelrahmfrischkäse mit der Gabel zerdrücken und mit der Sahne gut vermengen. Dazu gibt man die feingehackten Kräuter. Mit Salz, Pfeffer und Paprika abschmecken.

Zitronen-Quark »Lukull«

	KH (g)	EW (g)	F (g)	Kal.	Joule
200 g Magerquark	4	34	2	176	736
1 Eßl. Mazola-Keimöl	–	–	8	74	310
50 g geschlagene Sahne	2	1	15	151	632
2 Eßl. Zitronensaft					
natreen-diätsüße, flüssig					
	6	35	25	401	1678

Quark mit dem Öl verrühren, mit Zitronensaft und natreen-flüssig abschmecken, geschlagene Sahne unterziehen.

Krabbenrührei

	KH (g)	EW (g)	F (g)	Kal.	Joule
2 Eier	–	14	12	168	703
50 g Krabben	–	9	–	42	176
1 Teel. Mazola soft Diätmargarine	–	–	4	38	159
2 Eßl. Sahne	1	–	6	60	251
Salz oder Bierhefe					
	1	23	22	308	1289

Die Krabben in der heißen Diätmargarine wenden. Eier mit Sahne und Salz verquirlen und die Eiermasse über die Krabben geben. Eier stocken lassen.

Hüttenkäse mit Kräutern	KH (g)	EW (g)	F (g)	Kal.	Joule
100 g Hüttenkäse	2	13	3	94	393
2 Eßl. Sahne	1	–	6	60	251
¹/₂ Teel. Kräuter (Petersilie, Schnittlauch)					
Salz, Pfeffer					
	3	13	9	154	644

Hüttenkäse mit Sahne und Kräutern vermischen und pikant abschmecken.

Omelett mit Speck und Käse	KH (g)	EW (g)	F (g)	Kal.	Joule
2 Eier	–	14	12	168	703
Salz					
2 Teel. Mazola soft Diätmarg. (10 g)	–	–	8	76	318
50 g magerer Schinkenspeck	–	8	14	172	720
1 Scheibe Emmentaler Käse (30 g)	1	8	8	112	468
	1	30	42	528	2209

Speck in einer Pfanne auf beiden Seiten knusprig braten, herausnehmen und warm stellen. Omelett zubereiten: Eier und Salz mit einer Gabel verschlagen, in eine Pfanne mit erhitzter Diätmargarine geben, 2–3 Min. stocken lassen. Gebratenen Speck und Käse auf das Omelett geben und kurz überbacken.

32 Zwischenmahlzeiten für Vor- und Nachmittag

Garniertes Tatar	KH (g)	EW (g)	F (g)	Kal.	Joule
150 g Tatar	–	33	3	166	694
1 kleine Zwiebel	3	–	–	13	54
1 Sardellenfilet	–	2	1	15	63
¹/₂ Teel. Kapern					
1 Eigelb	–	3	6	70	293
Pfeffer, Paprika, Salz oder Bierhefe					
	3	38	10	264	1104

Die Zwiebel in feine Würfel schneiden. Die Kapern und das Sardellenfilet mit einer Gabel zerdrücken. Das Fleisch, die Zwiebelwürfel, die zerdrückten Kapern, das Sardellenfilet und das Eigelb mit der Gabel vermischen. Mit Salz, Pfeffer und Paprika pikant abschmecken.

Angemachter Camembert	KH (g)	EW (g)	F (g)	Kal.	Joule
30 g Camembert (45 % Fett i. T.)	1	6	6	90	376
2 Teel. Mazola soft Diätmargarine	–	–	8	76	318
50 g Magerquark	1	8	–	44	184
1 kleine Zwiebel	3	–	–	13	54
gemahlener Kümmel, Salz,					
edelsüßer Paprika					
	5	14	14	223	932

Den schon angereiften Camembert mit der Gabel zerdrücken, danach mit der Margarine und dem Quark glattrühren. Die Zwiebel in sehr feine Würfel schneiden. Die Camembertmasse mit den Zwiebelwürfeln, Kümmel und Salz abschmecken, auf einem Teller kugelförmig anrichten und mit Paprika bestreuen.

Hüttenkäse mit Oliven	KH (g)	EW (g)	F (g)	Kal.	Joule
100 g Hüttenkäse	2	13	3	94	393
5 Oliven	1	–	3	30	125
Pfeffer, Salz, Paprika					
	3	13	6	124	518

Oliven in Scheiben schneiden und unter den Hüttenkäse rühren. Zum Schluß mit Pfeffer, Salz und Paprika pikant abschmecken. Mit einigen Olivenscheiben garnieren.

Tasse Brühe mit Ei	KH (g)	EW (g)	F (g)	Kal.	Joule
1 Teel. gekörnte Brühe	–	2	1	18	75
1 Ei	–	7	6	84	351
	–	9	7	102	426

Brühe mit heißem Wasser aufgießen und das verquirlte Ei langsam hineinlaufen lassen.

Kieler Sprotten	KH (g)	EW (g)	F (g)	Kal.	Joule
100 g Kieler Sprotten	–	20	13	204	853

Schinkenröllchen mit Käse	KH (g)	EW (g)	F (g)	Kal.	Joule
1 Scheibe Schweizer Käse (30 g)	1	8	8	112	468
1 Scheibe gekochter Schinken (50 g)	–	10	10	137	573
	1	18	18	249	1041

Die Käsescheibe auf den Schinken legen. Beide Scheiben zusammenrollen und mit einem Zahnstocher befestigen.

Tatar	KH (g)	EW (g)	F (g)	Kal.	Joule
1 Portion Tatar (125 g)	–	27	2	139	581
1 kleine Zwiebel	3	–	–	13	54
Pfeffer, Paprika, Salz oder Bierhefe					
	3	27	2	152	635

Das Tatar mit der feingehackten Zwiebel und den Gewürzen pikant anmachen.

Solei
Lake (für ca. 10 Eier)
1 l Wasser
200 g Salz
Wasser erhitzen und das Salz darin verrühren bis es ganz gelöst ist. Die noch heiße Salzlake über die hartgekochten, auf dem Tisch angeschlagenen Eier gießen. Mindestens 24 Std. darin aufbewahren.

	KH (g)	EW (g)	F (g)	Kal.	Joule
1 Solei	–	7	6	84	351
1 Teel. Mazola-Keimöl	–	–	3	28	117
	–	7	9	112	468

Ei halbieren, Eigelb herausnehmen. In die Vertiefung Essig, Öl, Salz und Pfeffer geben und das Eigelb wieder hineinsetzen.

Schinkenröllchen	KH (g)	EW (g)	F (g)	Kal.	Joule
2 Scheiben gekochter Schinken (100 g)	–	19	20	274	1146
1/2 Teel. Meerrettich					
	–	19	20	274	1146

Die Schinkenscheiben gleichmäßig mit Meerrettich dünn bestreichen und aufrollen.

Corned beef mit Meerrettich	KH (g)	EW (g)	F (g)	Kal.	Joule
100 g Corned beef	–	22	6	153	640
1/2 Teel. Meerrettich					
	–	22	6	153	640

Corned beef-Scheiben mit Meerrettich bestreichen.

Ei mit Camembert

	KH (g)	EW (g)	F (g)	Kal.	Joule
1 Ei, hartgekocht	–	7	6	84	351
30 g Camembert (45 %/o Fett i. T.)	1	6	6	90	376
	1	13	12	174	727

Das hartgekochte Ei in Scheiben schneiden, mit dem kleingeschnittenen Camembert belegen, im Backofen oder Grill überbacken, bis der Käse leicht gebräunt ist.

Sauerkrautsalat, pikant

	KH (g)	EW (g)	F (g)	Kal.	Joule
100 g Sauerkraut	4	2	–	26	110
1 kleine Zwiebel	3	–	–	13	52
Pfeffer, Salz, Cayennepfeffer					
1 Eßl. Mazola-Keimöl	–	–	8	74	310
1 Eßl. Essig					
	7	2	8	113	472

Zwiebel kleinschneiden und mit dem Sauerkraut vermischen. Sauce aus Essig, Öl und den Gewürzen herstellen. Über das Sauerkraut geben und gut durchziehen lassen.

Überbackene Ölsardinen

	KH (g)	EW (g)	F (g)	Kal.	Joule
1/2 Dose Ölsardinen (50 g)	–	12	7	120	502
30 g geriebener Käse (Gouda)	1	8	8	112	468
	1	20	15	232	970

Das Öl der Sardinen abtropfen lassen. Die Sardinen in einer Pfanne heiß machen und mit dem geriebenen Käse in der geschlossenen Pfanne kurz überbacken.

Sauerkrautsalat »prosciutto«

	KH (g)	EW (g)	F (g)	Kal.	Joule
100 g Sauerkraut	4	2	–	26	110
50 g roher Schinken	–	8	14	172	720
1 Eßl. Mazola-Keimöl	–	–	8	74	310
1/2 Eßl. Essig					
1 kleine Zwiebel	3	–	–	13	52
Pfeffer					
	7	10	22	285	1192

Sauerkraut mit dem in Streifen geschnittenen Schinken und der feingehackten Zwiebel vermischen. Zum Schluß mit Öl, Essig und Pfeffer anrühren.

Paprika-Camembert

	KH (g)	EW (g)	F (g)	Kal.	Joule
1/3 Camembert (66 g, 45 %/o Fett i. T.)	1	13	14	200	837
Paprikagewürz					
	1	13	14	200	837

Camembert in kleine Stücke schneiden und mit Paprika würzen.

Beefsteakhack	KH (g)	EW (g)	F (g)	Kal.	Joule
150 g Tatar	–	33	3	166	694
1 kleine Zwiebel	3	–	–	13	54
Pfeffer, Salz oder Bierhefe					
1 hartgekochtes Ei	–	7	6	84	351
1/2 Teel. Kapern, Kresse					
	3	40	9	263	1099

Tatar mit Salz, Pfeffer und der kleingehackten Zwiebel würzen. Mit Eierscheiben, Kapern und Kresse garnieren.

Camembert	KH (g)	EW (g)	F (g)	Kal.	Joule
30 g reifer Camembert (45 % i. T.)	1	6	6	90	376
100 g Magerquark	2	17	1	88	368
Paprika, Salz, Petersilie					
	3	23	7	178	744

Den Camembert mit der Gabel zerdrücken und mit dem Quark glattrühren. Die Quarkmasse mit Paprikapulver und Salz abschmekken und kugelförmig auf einem Teller anrichten. Mit Petersilie garnieren.

Thunfisch	KH (g)	EW (g)	F (g)	Kal.	Joule
1 kleine Dose Thunfisch (70 g)	–	17	15	213	891
Öl gut abtropfen lassen.	.	17	15	213	891

Hartgekochtes Ei	KH (g)	EW (g)	F (g)	Kal.	Joule
1 hartgekochtes Ei	–	7	6	84	351

Grüner Camembert	KH (g)	EW (g)	F (g)	Kal.	Joule
1/3 Camembert (66 g, 45 % Fett i. T.)	1	13	14	200	837
1 Teel. Essig					
1 Eßl. Mazola-Keimöl	–	–	8	74	310
natreen-diätsüße, flüssig					
Knoblauchpulver					
1 kleine Zwiebel, feingehackt	3	–	–	13	52
gehackte Kräuter, Salz, Pfeffer					
	4	13	22	287	1199

Eine Salatmarinade aus Essig, Öl, natreen (flüssig), Knoblauchpulver, Zwiebel, Salz und Pfeffer zubereiten. Nicht zu weichen Camembert einige Male teilen. 10 Min. in die Marinade legen, in feingehackte Kräuter wälzen und auf Cocktailspießchen oder auf Zahnstochern servieren.

Geräucherter Aal	KH (g)	EW (g)	F (g)	Kal.	Joule
100 g geräuscherter Aal	–	9	18	209	875

Zwischendurch-Happen	KH (g)	EW (g)	F (g)	Kal.	Joule
50 g rohen Schinken	–	8	14	172	720
1 Scheibe Käse (30 g)	1	8	8	112	466
5 Oliven	1	–	3	36	153
	2	16	25	320	1339

Schinken und Käse in mundgerechte Happen schneiden und die Oliven dazu reichen.

Schillerlocke	KH (g)	EW (g)	F (g)	Kal.	Joule
1 Schillerlocke (150 g)	–	31	36	485	2030

Ölsardinen	KH (g)	EW (g)	F (g)	Kal.	Joule
1 Dose Ölsardinen (100 g)	1	24	14	240	1005

Das Öl gut abtropfen lassen.

Tortenbrie mit Pfeffer	KH (g)	EW (g)	F (g)	Kal.	Joule
80 g Tortenbrie mit Pfeffer	2	19	21	293	1226

Oliven	KH (g)	EW (g)	F (g)	Kal.	Joule
10 Oliven	1	1	6	60	251

Handkäse mit Musik	KH (g)	EW (g)	F (g)	Kal.	Joule
¹/₂ Harzer Käse (= 100 g)	4	37	2	192	803
1 Eßl. Mazola-Keimöl	–	–	8	74	310
Essig					
1 Eßl. feingehackte Zwiebel	1	–	–	5	21
Kümmel					
	5	37	10	271	1134

Den Harzer in nicht zu dünne Scheiben schneiden, auf einem Teller gleichmäßig verteilen, nacheinander tropfenweise Öl und Essig drübergeben und Zwiebel und Kümmel darüber verteilen – je nach Geschmack.

Gefüllter Lachs	KH (g)	EW (g)	F (g)	Kal.	Joule
2 Scheiben Lachs (aus der Dose)	–	20	8	180	753
1 hartgekochtes Ei	–	7	6	84	351
Paprikagewürz					
	–	27	14	264	1104

Das Öl von den Lachsscheiben gut abtropfen lassen. Lachsscheiben zu Tüten formen, das gekochte Ei halbieren, mit dem Eigelb nach außen in die Tüte stecken, mit Paprika bestreuen.

237

Sauerkraut-Salat mit Schinken

	KH (g)	EW (g)	F (g)	Kal.	Joule
100 g Sauerkraut	4	2	–	26	109
1 Scheibe gekochter Schinken (30 g)	–	6	6	82	343
2 Eßl. saure Sahne	1	1	2	25	105
Salz, Pfeffer, natreen-diätsüße (flüssig)					
	5	9	8	133	557

Sauerkraut und den in Streifen geschnittenen Schinken mischen.
Saure Sahne mit Salz, Pfeffer und natreen-flüssig abschmecken.
Unter die Salatzutaten mischen und 10 Min. durchziehen lassen.

Pilze mit Käsesauce

	KH (g)	EW (g)	F (g)	Kal.	Joule
100 g Champignons	3	3	–	22	92
1 Eßl. feingehackte Zwiebel	1	–	–	5	21
1 Ecke Schmelzkäse (30 g)	–	7	3	63	263
1 Eßl. Mazola-Keimöl	–	–	8	74	310
	4	10	11	164	686

Zwiebel in dem heißen Öl glasig werden lassen. Die Champignons
dazugeben und zum Schluß die Ecke Schmelzkäse langsam über die
Champignons schmelzen lassen.

Champignonsalat

	KH (g)	EW (g)	F (g)	Kal.	Joule
70 g Champignons	2	2	–	15	63
3 Eßl. Sahne	1	1	10	91	381
Zitronensaft					
1/2 Teel. gehackte Petersilie,					
Knoblauchgewürz, Pfeffer, Salz					
	3	3	10	106	444

Eine Sauce aus Sahne, Zitronensaft, Gewürzen bereiten. Die in
Scheiben geschnittenen Champignons in die Sauce geben. Durchziehen lassen und zum Schluß mit Petersilie bestreuen.

Ölsardinensalat

	KH (g)	EW (g)	F (g)	Kal.	Joule
1/2 Dose Ölsardinen (Fischeinwaage					
= 42,5 g)	–	10	6	102	427
1 kleine Zwiebel	3	–	–	12	50
1 hartgekochtes Ei	–	7	6	84	351
1 Eßl. Mazola-Keimöl	–	–	8	74	310
1 Teel. Zitronensaft					
Salz, Pfeffer, Petersilie					
	3	17	20	272	1138

Die Ölsardinen gut abtropfen lassen. Die Sardinen und die Eier
vierteln und die Zwiebel in Ringe schneiden. Aus Öl, Zitronensaft,
Salz und Pfeffer eine Salatsauce anrühren. Auf einem Teller die
Ölsardinen, Eier und Zwiebelringe anrichten, mit der Sauce und
der feingehackten Petersilie bestreuen.

28 Mittagsmahlzeiten

Schnitzel natur	KH (g)	EW (g)	F (g)	Kal.	Joule
1 Schweineschnitzel (150 g)	–	28	10	214	895
1 Eßl. Mazola-Keimöl	–	–	8	74	310
1 hartgekochtes Ei	–	7	6	84	351
Salz, Pfeffer, Paprika					
	–	35	24	372	1556

Das Schnitzel leicht klopfen und würzen, in dem erhitzten Öl von beiden Seiten jeweils 2–3 Minuten braun braten. Das Schnitzel auf eine Platte legen und mit dem in Scheiben geschnittenen Ei anrichten.

Gegrilltes Hähnchen	KH (g)	EW (g)	F (g)	Kal.	Joule
1/2 Hähnchen (250 g)	–	37	10	267	1117
1 Teel. Mazola-Keimöl	–	–	3	28	117
Salz, Pfeffer, Paprika, Knoblauch,					
Thymian					
	–	37	13	295	1234

Hähnchen mit der Mischung aus den Gewürzen und mit Öl bestreichen und anschließend grillen.

Rumpsteak	KH (g)	EW (g)	F (g)	Kal.	Joule
150 g Rumpsteak	–	22	16	259	1083
1 Eßl. Mazola-Keimöl	–	–	8	74	310
Salz, Pfeffer					
2 Teel. Kräuterbutter	–	–	8	77	322
	–	22	32	410	1715

Öl in der Pfanne erhitzen. Das Rumpsteak in dem heißen Öl mindestens 3 Min. auf jeder Seite braten. Mit Salz und Pfeffer würzen und das Rumpsteak auf dem Teller mit Kräuterbutter anrichten.

Rindfleisch-Rouladen mit Käse	KH (g)	EW (g)	F (g)	Kal.	Joule
1 dünne Scheibe Rinderroulade (150 g)	–	22	16	259	1083
Salz, Pfeffer					
1 Eßl. Mazola-Keimöl	–	–	8	74	310
1 Scheibe Edamer Käse (30 g)	1	7	7	95	397
1/2 Tasse Brühe	–	1	1	8	33
	1	30	32	436	1823

Roulade mit Salz und Pfeffer würzen. Die Käsescheibe daraufflegen und die Roulade einrollen, mit einer Rouladennadel zusammenstecken. Die Roulade in heißem Öl rundherum braten. Mit einer 1/2 Tasse Brühe aufgießen und zugedeckt langsam weichdünsten.

Seelachsfilet in Alufolie

	KH (g)	EW (g)	F (g)	Kal.	Joule
200 g Seelachsfilet	–	36	2	176	736
Salz, Fischgewürz, Zitronensaft					
1 Teel. Kräuterbutter	–	–	4	38	159
	–	36	6	214	895

Das Fischfilet waschen, mit Salz und Fischgewürz würzen. Das Filet in Alufolie sorgfältig einwickeln und in reichlich kochendem Wasser 15–20 Min. garen. Den Fisch auf einem Teller anrichten, mit der Kräuterbutter belegen und mit einigen Tropfen Zitronensaft beträufeln.

Kasseler mit Sauerkraut

	KH (g)	EW (g)	F (g)	Kal.	Joule
1 Scheibe Kasseler (150 g)	–	22	33	408	1707
150 g Sauerkraut	6	3	–	39	163
Pfeffer, Wasser					
	6	25	33	447	1870

Sauerkraut mit Pfeffer würzen und mit etwas Wasser gar dünsten. Die Scheibe Kasseler entweder auf das Sauerkraut legen und gleich mitgaren (ca. 20 Min.) oder die Scheibe in der Pfanne braten.

Brunch-Steak

	KH (g)	EW (g)	F (g)	Kal.	Joule
1 Scheibe Filetsteak (150 g)	–	22	16	259	1083
1 Eßl. Mazola-Keimöl	–	–	8	74	310
1 Ei	–	7	6	84	351
1 Zwiebel	3	–	–	13	54
	3	29	30	430	1798

Steak mit einem Tuch abreiben und flach klopfen. Das Fleisch in Öl kurz braten. Das Spiegelei getrennt zubereiten, das Fleisch würzen und das Spiegelei darauf anrichten. Mit gebräunten Zwiebelringen garnieren.

Kräutermakrele

	KH (g)	EW (g)	F (g)	Kal.	Joule
1 Makrele (200 g)	–	38	23	390	1631
Salz, Pfeffer, Zitronensaft, Petersilie, Dill					
1 Eßl. Mazola-Keimöl	–	–	8	74	310
1 Tasse Fleischbrühe	–	2	1	15	63
	–	40	32	479	2004

Makrele waschen, mit Zitronensaft beträufeln und 10 Min. stehenlassen. Dann innen und außen mit Salz und Pfeffer einreiben. Petersilie und Dill feinhacken und die Hälfte der Kräuter in den Fisch füllen. Öl in der Pfanne erhitzen und die Makrele darin garen (ca. 15 Min.). 1 Tasse Fleischbrühe darüber gießen und die Makrele noch 5 Min. bei starker Hitze ziehen lassen. Zum Schluß die restlichen Kräuter über die Makrele streuen.

Kalbfleischroulade

	KH (g)	EW (g)	F (g)	Kal.	Joule
1 Scheibe Kalbfleisch (150 g)	–	24	4	139	581
Salz, Pfeffer					
50 g Champignons	2	2	–	11	46
1 Eßl. geriebener Käse = 10 g					
(45 % Fett i. T.)	–	3	3	37	155
1 Eßl. Mazola-Keimöl	–	–	8	74	310
etwas Rosmarin					
1/2 Tasse Fleischbrühe	–	1	1	8	33
1 Eßl. Sahne	–	–	3	30	125
	2	30	19	299	1250

Das Kalbfleisch mit Salz und Pfeffer bestreuen. Die Champignons
fein hacken und 1-2 Eßl. Champignons mit dem Käse vermischen.
Die Paste auf die Roulade streichen und das Fleisch aufrollen und
mit einer Rouladennadel zusammenhalten. Das Öl erhitzen und die
Roulade von allen Seiten anbraten. Den Rosmarin und die restlichen Champignons hinzufügen und mit der Brühe aufgießen. Gut
zudecken und in ca. 45 Min. gar schmoren lassen. Die Sauce mit
Salz und 1 Eßl. Sahne abschmecken.

Gegrilltes Fischfilet

	KH (g)	EW (g)	F (g)	Kal.	Joule
200 g Fischfilet, Seelachs, Kabel-					
jau o. ä.	–	36	2	176	736
Salz, Zitronensaft					
1 Eßl. Mazola-Keimöl	–	–	8	74	310
	–	36	10	250	1046

Den gewaschenen Fisch etwas abtrocknen, salzen und mit Zitronensaft beträufeln. Die Oberseite mit Öl bepinseln und auf dem gefet-
teten Grillrost in den vorgeheizten Grill schieben und bräunen lassen. Nach dem Wenden auch die zweite Seite mit Öl bepinseln und
bräunen.

Pfeffersteak

	KH (g)	EW (g)	F (g)	Kal.	Joule
200 g Filetsteak	–	44	4	222	929
1 Eßl. Mazola-Keimöl	–	–	8	74	310
reichlich grob gemahlener Pfeffer, Salz					
1 Teel. Mazola soft Diätmargarine	–	–	4	38	159
50 g Champignons	2	2	–	11	46
Zitronensaft					
	2	46	16	345	1444

Das Steak salzen und von beiden Seiten fest in eine Pfefferschicht
drücken. In heißem Öl von beiden Seiten einige Minuten braten, je
nach Geschmack. Das Pfeffersteak auf eine vorgewärmte Platte
legen. Diätmargarine zu dem Bratensatz geben und die gesalzenen
Champignons in dem Fett erhitzen und mit Zitronensaft abschmekken. Die Champignons neben dem Pfeffersteak anrichten.

Schnitzel Cordon bleu

	KH (g)	EW (g)	F (g)	Kal.	Joule
1 dickes Kalbsschnitzel (150 g)	–	24	4	140	586
1 Scheibe Käse = 30 g (40 % Fett i.T.)	1	7	7	95	397
1 Scheibe Schinken, mager (25 g)	–	4	7	86	360
1 Eßl. Mazola-Keimöl	–	–	8	74	310
Salz, Pfeffer					
	1	35	26	395	1653

Das Schnitzel leicht klopfen und an der Längsseite mit einem spitzen Messer eine Tasche einschneiden. Die Schinken- und Käsescheibe in die Tasche legen und mit einem Zahnstocher zusammenstecken. Das Schnitzel salzen und pfeffern und in dem heißen Öl von beiden Seiten braten.

Rotbarschfilet mit Käse

	KH (g)	EW (g)	F (g)	Kal.	Joule
150 g Rotbarschfilet	–	27	6	171	715
Salz, Zitronensaft, Rosmarin					
50 g magerer Schinkenspeck	–	8	14	172	720
1 kleine Zwiebel	3	–	–	13	54
1 Scheibe Gouda = 30 g					
(45 % Fett i.T.)	1	8	8	112	468
gehackte Petersilie					
	4	43	28	468	1957

Fisch waschen, salzen, mit Zitronensaft beträufeln und kurze Zeit durchziehen lassen. Die Zwiebel hacken, Speck in kleine Würfel schneiden. In eine gefettete Alufolie den Fisch mit den Speck- und Zwiebelwürfeln und etwas Rosmarin einwickeln. Im vorgeheizten Backofen in ca. 20–25 Min. garen. Die Folie öffnen, den Käse darüber geben; wenn er geschmolzen ist, auf einem Teller anrichten und mit Petersilie garnieren.

Szegediner Gulasch

	KH (g)	EW (g)	F (g)	Kal.	Joule
150 g Schweineragout	–	28	10	214	895
1 Eßl. Mazola-Keimöl	–	–	8	74	310
1 Eßl. feingehackte Zwiebel	1	–	–	5	21
1/2 Teel. Paprikapulver					
1/2 Tasse Bouillon	–	1	1	8	33
Salz, Essig					
100 g Sauerkraut	4	2	–	26	109
1 Eßl. Sahne	–	–	3	30	125
	5	31	22	357	1493

Das Öl erhitzen und Fleisch und Zwiebel darin scharf anbraten. Mit dem Essig überspritzen, salzen und das in wenig Wasser aufgelöste Paprikapulver dazugeben. Mit der heißen Bouillon ablöschen. Nun das Sauerkraut beifügen, alles umrühren und das Gericht zugedeckt eine knappe Stunde kochen lassen. Kurz vor dem Anrichten wird die Sahne darunter gegeben und noch einmal abgeschmeckt.

Hähnchenkeule	KH (g)	EW (g)	F (g)	Kal.	Joule
2 Hähnchenkeulen	–	41	7	240	1004
Salz, Pfeffer, Basilikum, Thymian, Zitronensaft					
2 Eßl. Mazola-Keimöl	–	–	16	148	619
	–	41	23	388	1623

Hähnchenkeulen mit Salz, Pfeffer, Basilikum einreiben und mit Zitronensaft und dem Öl übergießen. Zugedeckt mehrere Stunden im Kühlschrank stehenlassen. Danach die Hähnchenkeulen mit der Marinade in die Fettpfanne des Backofens legen und bei starker Hitze 35–40 Min. braten.

Gegrillte Forelle	KH (g)	EW (g)	F (g)	Kal.	Joule
1 Forelle (250 g)	–	25	2	130	544
1 Teel. Mazola-Keimöl	–	–	3	28	117
1 Teel. Butter	–	–	4	39	163
Salz, Pfeffer, Zitronensaft, Worcester-Sauce, Petersilie					
	–	25	9	197	824

Forelle waschen, salzen und pfeffern und mit Zitronensaft beträufeln. Grillpfanne leicht einölen und erhitzen. Die Forelle in die Pfanne legen und auf jeder Seite etwa 5 Min. langsam grillen. Zum Anrichten wird die Forelle mit ausgelassener Butter übergossen, mit Petersilie bestreut und mit einigen Tropfen Worcester-Sauce und Zitronensaft beträufelt.

Fischfilet mit Schinkensauce	KH (g)	EW (g)	F (g)	Kal.	Joule
150 g Fischfilet (Seelachs o. ä.)	–	27	1	132	552
1 dünne Scheibe magerer Schinken (30 g)	–	5	8	103	432
1 Eßl. Mazola-Keimöl	–	–	8	74	310
Salz					
Sauce:					
1 kleine Zwiebel	3	–	–	13	54
30 g Schinkenwürfel	–	2	18	182	761
1 Teel. Mazola-Keimöl	–	–	3	28	117
1 Eßl. Essig, Salz, Pfeffer, gehackte Petersilie, natreen-diätsüße (flüssig)					
	3	34	38	532	2226

Fischfilet in 2 dünne Scheiben schneiden und salzen. Den Schinken dazwischenlegen, mit Zahnstochern zusammenstecken und von beiden Seiten in heißem Öl braten. Fischfilet warmstellen.
Sauce: Den Schinkenspeck und die Zwiebel in feine Würfel schneiden. Die Speck- und Zwiebelwürfel in Öl bräunen. Essig und natreen (flüssig) dazugeben und mit Salz und Pfeffer abschmecken. Zum Schluß die gehackte Petersilie darunterziehen. Die Specksauce über das Fischfilet geben.

Rosmarin-Hammelkotelett	KH (g)	EW (g)	F (g)	Kal.	Joule
1 Hammelkotelett (150 g)	–	19	30	369	1544
1 Eßl. Mazola-Keimöl	–	–	8	74	310
Thymian, Rosmarin, Basilikum, Salz, Pfeffer, Zitronensaft					
1 Eßl. Mazola-Keimöl	–	–	8	74	310
	–	19	46	517	2164

Hammelkotelett waschen, abtrocknen und in eine flache Schüssel legen. Eine Marinade aus Öl, dem Zitronensaft und den Gewürzen zubereiten. Das Hammelkotelett damit übergießen und zugedeckt 30 Min. stehenlassen. Zwischendurch wenden. Kotelett abtropfen lassen und mit Küchenpapier abtrocknen. Öl in der Pfanne erhitzen und das Kotelett von jeder Seite 2–3 Min. braten. Zum Schluß Marinade über das Kotelett gießen und noch einige Minuten ziehen-lassen.

Käse-Kotelett	KH (g)	EW (g)	F (g)	Kal.	Joule
1 Schweinekotelett (150 g)	–	28	10	214	895
1/2 Teel. Rosmarin					
1 Eßl. Mazola-Keimöl	–	–	8	74	310
Salz, grober Pfeffer					
1 Scheibe Gouda = 30 g					
(45 % Fett i.T.)	1	8	8	112	468
1 Scheibe Schinken (25 g)	–	4	7	86	360
	1	40	33	486	2033

Kotelett mit Salz, Pfeffer und Rosmarin einreiben. Öl erhitzen und das Kotelett von einer Seite 5 Min. braten. Dann wenden und mit Schinken- und Käsescheibe belegen. Pfanne schließen und noch 5 Min. braten.

Schweizer Rindsroulade	KH (g)	EW (g)	F (g)	Kal.	Joule
150 g Rouladenfleisch	–	22	16	259	1083
1 Scheibe roher Schinken (50 g)	–	8	14	172	720
1 Teel. feingehackte Zwiebeln	–	–	–	2	8
20 g Schmelzkäse (45 % Fett i. T.)	1	3	5	61	255
Salz, Pfeffer					
1 Eßl. Mazola-Keimöl	–	–	8	74	310
	1	33	43	568	2376

Rouladenfleisch salzen und pfeffern. Mit der Scheibe Schinken belegen und darauf die Zwiebeln und den Schmelzkäse gleichmäßig verteilen. Das Fleisch aufwickeln. Mit Rouladennadeln oder Faden zusammenhalten.
Öl im Schmortopf erhitzen. Roulade darin rundherum anbraten. Wasser zugießen und im geschlossenen Topf ca. 1 Std. gar schmoren.

Kabeljau mit Kräuterbutter

	KH (g)	EW (g)	F (g)	Kal.	Joule
1 Scheibe Kabeljau (200 g)	–	34	–	156	653
Salz, Zitronensaft, 1/4 l Wasser					
1 Zwiebel	3	–	–	13	54
Lorbeerblatt, Thymian, Salz, Pfeffer					
2 Teel. Butter	–	–	8	77	322
1 Teel. feingehackte Kräuter					
	3	34	8	246	1029

Den gewaschenen Fisch salzen und mit Zitronensaft beträufeln. Das Wasser mit Zwiebel und Gewürzen kochen und die Fischscheibe hineinlegen. In dem Wasser, das nur leicht kochen darf, in 6–8 Min. gar ziehen lassen. Die Butter mit den Kräutern und ein paar Spritzern Zitronensaft verkneten und auf die angerichtete Fischscheibe legen.

Überbackenes Schweinekotelett

	KH (g)	EW (g)	F (g)	Kal.	Joule
1 Schweinekotelett (150 g)	–	28	10	214	895
1 Eßl. Mazola-Keimöl	–	–	8	74	310
1 Scheibe Schmelzkäse (25 g)	2	4	6	76	318
Salz, Pfeffer, Paprika					
	2	32	24	364	1523

Kotelett salzen, pfeffern. In der Pfanne von beiden Seiten braten. Zum Schluß die Scheibe Käse darauf legen und unter dem Grill die Käsescheibe cremig schmelzen lassen und mit Paprika bestreuen.

Gegrilltes Filetsteak

	KH (g)	EW (g)	F (g)	Kal.	Joule
1 Filetsteak (150 g)	–	33	3	166	694
1 Scheibe roher Schinken (50 g)	–	8	14	172	719
1 Eßl. Mazola-Keimöl	–	–	8	74	310
Pfeffer, Paprika, Salz					
	–	41	25	412	1723

Schinken um das Filetsteak legen und mit einem Faden festbinden oder mit einem Holzstäbchen feststecken. Das Öl mit den Gewürzen vermischen. Das Steak damit auf beiden Seiten bestreichen und etwa 15–20 Min. stehen lassen. Danach unter einem vorgeheizten Grill von jeder Seite ca. 6–8 Min. grillen.

Putengulasch

	KH (g)	EW (g)	F (g)	Kal.	Joule
150 g Putengulasch	–	23	17	252	1054
50 g Champignons	2	2	–	11	46
1 Eßl. Mazola soft Diätmargarine	–	–	12	114	477
1/4 Zitrone					
	2	25	29	377	1577

Fett in der Pfanne heiß werden lassen. Fleisch rundherum anbraten, blättrig geschnittene Champignons dazugeben und kurz weiterschmoren. Auf dem Teller mit Zitronensaft beträufeln.

Scholle

	KH (g)	EW (g)	F (g)	Kal.	Joule
1 tiefgekühltes Schollenfilet (150 g)	–	25	1	123	515
Essig, Salz					
1 Eßl. Mazola soft Diätmargar. (15 g)	–	–	12	114	477
50 g Champignons	2	2	–	11	46
30 g Krabben	–	5	–	25	105
Zitronensaft, Petersilie					
	2	32	13	273	1143

Schollenfilet kurz unter fließendem Wasser waschen. Mit Küchenpapier abtrocknen. Mit Essig beträufeln und salzen. Diätmargarine in der Pfanne erhitzen und die Scholle darin bei mittlerer Hitze auf jeder Seite ca. 5 Min. braten. Scholle auf einer vorgewärmten Platte anrichten und warm stellen. Die in Scheiben geschnittenen Champignons und die Krabben in der Pfanne 5 Min. erhitzen. Über die Scholle verteilen und mit gehackter Petersilie bestreuen.

Paprikaschnitzel

	KH (g)	EW (g)	F (g)	Kal.	Joule
1 Schweineschnitzel (175 g)	–	33	12	250	1046
2 Eßl. süße Sahne	1	–	6	60	251
1 Eßl. Mazola-Keimöl	–	–	8	74	310
Salz, Pfeffer, 1 Teel. Paprika, Petersilie, Zitronenscheibe, Zitronensaft					
	1	33	26	384	1607

Schweineschnitzel mit Zitronensaft beträufeln, salzen und pfeffern. Öl in der Pfanne erhitzen und das Schnitzel von jeder Seite 3 Min braten. Schnitzel warmstellen. Paprika und die Sahne in das Bratfett rühren und einmal kurz aufkochen lassen. Schnitzel in die Sauce legen und zugedeckt noch etwa 10 Min. bei kleiner Hitze ziehen lassen. Schnitzel mit der Sauce auf einer Platte anrichten und mit Petersilie und Zitronenscheibe garnieren.

Falsches Cordon bleu

	KH (g)	EW (g)	F (g)	Kal.	Joule
1 Scheibe gekochter Schinken (50 g)	–	10	10	137	573
1 dicke Scheibe Gouda = 80 g (45 % Fett i. T.)	4	20	22	298	1247
1 Ei	–	7	6	84	351
1 Eßl. Mazola-Keimöl	–	–	8	74	310
Pfeffer, Salz, Petersilie					
	4	37	46	593	2481

Käse auf eine Hälfte der Schinkenscheibe legen, mit reichlich kleingehackter Petersilie bestreuen und mit Pfeffer und Salz würzen. Die andere Hälfte der Schinkenscheibe darüber klappen und mit einer Rouladennadel zusammenstecken. Öl in der Pfanne erhitzen und die gefüllte Schinkenscheibe darin kurz anbraten und mit dem verschlagenen Ei übergießen. Das falsche Cordon bleu auf kleiner Flamme von beiden Seiten braten, bis es goldbraun ist und der Käse anfängt zu schmelzen.

Seelachsfilet mit Kraftsauce	KH (g)	EW (g)	F (g)	Kal.	Joule
150 g Seelachsfilet	–	27	1	132	552
Zitronensaft, Salz, 1/8 l Wasser					
1/2 Teel. gekörnte Brühe	–	1	–	8	33
Sauce:					
50 g Magerquark	1	8	–	44	184
2 Eßl. Sahne	1	–	6	60	251
1 Teel. Meerrettich	–	–	1	10	42
1 Teel. Schnittlauch,					
Salz oder Bierhefe					
	2	36	8	254	1062

Das Filet waschen, abtropfen, mit Zitronensaft beträufeln und salzen. Das Fischfilet in der angerührten Brühe bei schwacher Hitze garziehen lassen.

Sauce: Den Quark mit der Sahne und dem Meerrettich zu einer Creme verrühren und mit Salz und dem Schnittlauch abschmecken. Die Sauce zu dem Fischfilet reichen.

29 Abendmahlzeiten

Matjes-Rührei	KH (g)	EW (g)	F (g)	Kal.	Joule
1 Matjesfilet	–	13	18	228	952
2 Eier	–	14	12	168	703
2 Eßl. Sahne	1	–	6	60	252
50 g magerer Schinkenspeck	–	8	14	172	720
Muskat, Pfeffer, Salz					
	1	35	50	628	2627

Den Schinkenspeck in Würfel schneiden, in einer Pfanne auslassen. Die Eier mit der Sahne verquirlen, mit Pfeffer, Salz und Muskat würzen, über den Speck gießen und stocken lassen. Das Matjes- filet in Stücke schneiden, über die Eier verteilen und weitere 5 Min. stocken lassen.

Thunfischsalat	KH (g)	EW (g)	F (g)	Kal.	Joule
1 kleine Dose Thunfisch (70 g)	–	17	15	213	891
30 g Gouda (45 % Fett i. T.)	1	8	8	112	468
6 Oliven	1	–	4	44	184
Essig, Pfeffer, Salz					
	2	25	27	369	1543

Das Thunfischöl gut abtropfen lassen. Das Thunfischfleisch zer- pflücken und mit dem gewürfelten Käse und den in Scheiben ge- schnittenen Oliven vermischen. Mit den Gewürzen und dem Essig vermischen.

Eingelegte Matjesfilets	KH (g)	EW (g)	F (g)	Kal.	Joule
2 Matjesfilets (160 g)	–	26	37	456	1904
1 Zwiebel	6	1	–	29	122
1/2 Becher süße Sahne	4	2	37	377	1575
	10	29	74	862	3601

Zwiebel in dünne Scheiben schneiden. Zwiebelringe und Matjes- filets in der Sahne einige Stunden ziehenlassen.

Käsesalat mit Ei	KH (g)	EW (g)	F (g)	Kal.	Joule
100 g Käse (30 % Fett i. T.)	3	27	16	279	1167
1 hartgekochtes Ei	–	7	6	84	351
1 Eßl. Magerquark	–	4	–	22	92
2 Eßl. Sahne	1	–	6	60	251
Zitronensaft, Salz, gehackte Petersilie					
	4	38	28	445	1861

Käse und Ei werden gewürfelt. Marinade aus Quark, Sahne, Zi- tronensaft und Salz zubereiten. Käse- und Eierwürfel darunter- heben. Mit Petersilie garnieren.

China-Fondue (für 2 Personen)	KH (g)	EW (g)	F (g)	Kal.	Joule
100 g Seelachsfilet	–	18	1	88	370
50 g Krabben	–	9	–	42	177
100 g Puten- oder Hähnchenbrust	–	34	1	160	680
150 g Schweineschnitzel oder Rindfleisch (zart)	–	27	10	214	900
	–	88	12	504	2127

Saucen: Knoblauchmayonnaise, Roquefortsauce, Schnittlauchbutter
siehe unten.

Beilagen: Oliven

Aus Brühwürfel 1 l Brühe kochen. Auf einem Rechaud kochend
halten und das sehr fein geschnittene Fleisch und den Fisch auf
Fonduegabeln stecken und in der Brühe garen. Anschließend würzen und in die Saucen tauchen. Die Brühe wird als Nachtisch gegessen.

Knoblauchmayonnaise	KH (g)	EW (g)	F (g)	Kal.	Joule
1 Eigelb	–	3	6	70	293
3 Eßl. Mazola-Keimöl	–	–	25	231	970
Salz, Pfeffer, 1 Knoblauchzehe					
	–	3	31	301	1263

Das Eigelb schaumig rühren, Öl tropfenweise zulaufen lassen, mit
Salz, Pfeffer und der zerdrückten Knoblauchzehe abschmecken.

Roquefort-Sauce	KH (g)	EW (g)	F (g)	Kal.	Joule
30 g Roquefort	1	7	10	125	520
3 Eßl. Sahne	1	1	9	91	378
1 Eßl. Zitronensaft, Salz, Pfeffer, gehackte Petersilie					
	2	8	19	216	898

Den Käse glattrühren, mit der Sahne und dem Zitronensaft verrühren. Mit Salz und Pfeffer abschmecken und zuletzt die Petersilie unterrühren.

Schnittlauchbutter	KH (g)	EW (g)	F (g)	Kal.	Joule
25 g Butter	–	–	21	194	810
1 Teel. feingehackter Schnittlauch, Salz, einige Tropfen Zitronensaft					
	–	–	21	194	810

Weiche Butter mit Schnittlauch und Salz verrühren, mit einigen
Tropfen Zitronensaft abschmecken. Die Masse kalt stellen.
Pro Person ca. 610 Kal. bzw. 2550 Joule.

Fleischauflauf

	KH (g)	EW (g)	F (g)	Kal.	Joule
150 g Tatar	–	33	3	166	694
100 g Champignons	3	3	–	22	92
1 hartgekochtes Ei	–	7	6	84	351
5 Eßl. Sahne	1	1	16	150	627
2 Scheiben Emmentaler (45 g)	2	11	12	167	699
1 Eßl. Mazola-Keimöl	–	–	8	74	310
Pfeffer, Paprika, Salz oder Bierhefe					
	6	55	45	663	2773

Das Tatar in dem heißen Öl braten, mit den Gewürzen abschmek-
ken. Mit Champignons mischen und in eine Auflaufform geben.
Das Ei in Scheiben schneiden, darüber verteilen. Den Käse auf den
Auflauf legen, mit der Sahne begießen. Bis der Käse schmilzt im
Backofen backen, mit Paprika bestreuen.

Schinken-Käserolle mit Sauerkraut

	KH (g)	EW (g)	F (g)	Kal.	Joule
50 g Sauerkraut	2	1	–	13	54
1 kleine Zwiebel	3	–	–	13	54
1 Scheibe roher Schinken (50 g)	–	8	14	172	719
1 Scheibe Emmentaler 30 g)	1	8	8	112	468
1 Eßl. Mazola-Keimöl	–	–	8	74	310
Salz, Pfeffer, Paprika, 1/2 Tasse Bouillon					
	6	17	30	384	1605

Die Zwiebel kleinschneiden, in Fett andünsten, Sauerkraut dazugeben, mit 1/4 Tasse Bouillon ablöschen und gar kochen. Das gekochte Sauerkraut auf der Schinkenscheibe verteilen und aufrollen.
Die Schinkenscheibe in eine eingefettete Auflaufform legen und mit
der Scheibe Käse bedecken, die restliche Bouillon zugeben, im vorgeheizten Backofen überbacken, mit Paprika bestreuen.

Gefüllte Heringe

	KH (g)	EW (g)	F (g)	Kal.	Joule
2 Heringe	–	32	25	387	1625
1 Eßl. Zitronensaft, Pfeffer					
Füllung:					
1 hartgekochtes Ei	–	7	6	84	351
1 kleine Zwiebel	3	–	–	13	52
1/2 Teel. Kapern, Petersilie, Dill, Salz					
	3	39	31	484	2028

Die entgräteten Heringe auswaschen, abtrocknen, mit Zitronensaft
beträufeln, pfeffern. Das hartgekochte Ei kleinhacken, mit feinge-
wiegter Petersilie, Dill, Kapern, einer halben geriebenen Zwiebel
und Salz mischen, mit Zitronensaft abschmecken. Die Heringe damit füllen und in eine gefettete Auflaufform legen. Zitronensaft,
die restliche kleingehackte Zwiebel darübergeben und ca. 15 Min.
backen.

Schweizer Eiergericht

	KH (g)	EW (g)	F (g)	Kal.	Joule
50 g geriebener Käse (30 % Fetti. T.)	1	13	8	139	581
2 Eier	–	14	12	168	703
2 Eßl. Sahne	1	–	6	60	252
Salz, Majoran, 1 Teel. Schnittlauch					
Butterflöckchen	–	–	4	38	159
	2	27	30	405	1695

Die Hälfte des Käses in eine kleine gefettete Auflaufform verteilen. Eier nebeneinander darüber aufschlagen. Sahne mit Gewürzen und Schnittlauch vermischen und über die Eier gießen. Den restlichen Käse darüber streuen und die Butterflöckchen darauf verteilen. Das Gericht bei geringer Hitze 15 Min. backen.

Seezungenröllchen

	KH (g)	EW (g)	F (g)	Kal.	Joule
1 Seezungenfilet (200 g)	–	36	2	176	740
1 Eßl. Mazola-Keimöl	–	–	8	74	310
50 g Krabben	–	9	–	42	177
Brühe, Curry, Salz					
	–	45	10	292	1227

Filet waschen und salzen, in Öl leicht anbraten und mit den Krabben füllen. Das Filet einrollen und in Brühe dünsten. Zum Schluß mit Curry garnieren.

Fischsalat

	KH (g)	EW (g)	F (g)	Kal.	Joule
150 g Bückling	–	21	13	219	915
5 Oliven	1	–	3	30	125
1 hartgekochtes Ei	–	7	6	84	351
1/2 Teel. Petersilie					
Salz, Pfeffer, Paprika, 1 Eßl. Essig					
1 Eßl. Mazola-Keimöl	–	–	8	74	310
	1	28	30	407	1701

Bückling häuten, entgräten, zerpflücken und mit Olivenscheiben und Eiwürfel vermischen. Sauce aus Essig, Öl, Gewürzen und Kräutern herstellen und über den Salat geben.

Forelle blau

	KH (g)	EW (g)	F (g)	Kal.	Joule
1 Forelle	–	20	2	104	440
1 Teel. Butter	–	–	4	39	162
Pfefferkörner, 1 Lorbeerblatt,					
1 Eßl. Essig, 1 Zitronenscheibe					
	–	20	6	143	602

Wasser, Salz, Essig und Gewürze aufkochen. Die gewaschene Forelle in den Sud geben und 10 bis 15 Min. ziehen lassen. Mit zerlassener Butter und Zitronenscheibe garniert anrichten.

Käsefrikadellen

	KH (g)	EW (g)	F (g)	Kal.	Joule
175 g Hackfleisch	–	35	33	443	1855
1 Eigelb	–	3	6	70	293
30 g Gouda	1	7	7	95	397
1 kleine Zwiebel	3	–	–	13	52
1 Eßl. Mazola-Keimöl	–	–	8	74	310
¹/₂ Knoblauchzehe, Pfeffer, Salz					
	4	45	54	695	2906

Hackfleisch mit Eigelb, Zwiebel und den Gewürzen zu einem Teig verkneten. Aus der Masse Frikadellen formen und zum Schluß die Käsestücke in die Mitte der Frikadellen eindrücken. Die Frikadellen in Öl braten.

Schwalbennester

	KH (g)	EW (g)	F (g)	Kal.	Joule
150 g Kalbfleisch		24	4	139	581
1 Scheibe gekochter Schinken (50g)	–	10	10	137	573
1 gekochtes Ei	–	7	6	84	351
1 Eßl. Mazola-Keimöl	–	–	8	74	310
Salz					
	–	41	28	434	1815

Das Fleisch salzen und die Scheibe Schinken und das Ei darauflegen. Das Fleisch mit einer Bratennadel oder einem Faden zusammenhalten. Das Öl erhitzen, die Roulade von allen Seiten gut darin anbraten, etwas heißes Wasser hinzugeben. Die Roulade schmoren lassen, von Zeit zu Zeit wenden und die verdampfte Flüssigkeit nach und nach ersetzen. Schmorzeit ca. 1 Std.

Quarkauflauf

	KH (g)	EW (g)	F (g)	Kal.	Joule
200 g Magerquark	4	34	2	176	736
2 Eier	–	14	12	168	703
Saft einer Zitrone, natreen-flüssig nach Geschmack					
¹/₂ Teel. Mazola soft Diätmargarine	–	–	2	19	79
3 Eßl. Sahne	1	–	9	90	376
	5	48	25	453	1894

Eigelb, Zitronensaft, Natreen und Quark mischen, Eischnee unterheben. Auflaufform fetten, Masse einfüllen und goldbraun backen. Mit Sahne garnieren.

Hähnchen »à la Provence«

	KH (g)	EW (g)	F (g)	Kal.	Joule
250 g Hähnchenkeulen	–	85	2	400	1700
1 kleine Zwiebel	3	–	–	13	52
Knoblauchzehe, grüner Pfeffer, Salz oder Bierhefe					
1 Eßl. Mazola-Keimöl	–	–	8	74	310
2 Eßl. Sahne	–	–	6	60	252
1 Teel. Kräuter					
	3	85	16	547	2314

Keulen waschen und abtrocknen. Mit Zwiebelscheiben in eine feuerfeste Form geben. Knoblauchzehe zerdrücken und mit den übrigen
Zutaten vermischen und über die Keulen verteilen. Im Backofen
bei 225 Grad etwa 35 Min. garen. Zwischendurch mehrmals mit
dem Sud begießen.

Landsknecht-Eier	KH (g)	EW (g)	F (g)	Kal.	Joule
2 hartgekochte Eier	–	14	12	168	703
1 Teel. Petersilie					
2 Sardellenfilets	2	4	2	30	125
1 Eßl. saure Sahne	–	–	1	12	50
1 Eigelb	–	3	6	70	293
	2	21	21	280	1171

Eier in nicht zu dicke Scheiben schneiden, in eine kleine gefettete
Auflaufform legen. Salz, Petersilie dazwischenstreuen und die Sar-
dellenfilets darauf verteilen. Sahne mit dem Eigelb verquirlen, dar-
übergießen und im Backofen nur so lange backen, daß sie noch
saftig bleibt.

Berliner Steak	KH (g)	EW (g)	F (g)	Kal.	Joule
1 Schweinesteak (150 g)	–	31	6	177	740
Salz, Pfeffer					
1 Eßl. Mazola-Keimöl	–	–	8	74	310
1 Ei	–	7	6	84	351
50 g Champignons	2	2	–	11	46
1 Teel. Mazola soft Diätmargarine	–	–	4	38	159
1/2 Teel. Schnittlauch					
	2	40	24	384	1606

Das Schweinesteak leicht klopfen, salzen, pfeffern und in dem
heißen Öl von beiden Seiten braten und warmstellen. Geschnittene
Champignons in dem Bratsatz erhitzen und würzen. Das Spiegelei
in der Margarine braten. Das Steak anrichten und die Pilze darüber
geben, mit dem Spiegelei belegen und mit Schnittlauch bestreuen.

Rührei mit Bückling	KH (g)	EW (g)	F (g)	Kal.	Joule
2 Eier	–	14	12	168	703
1 Eßl. Sahne	–	–	3	30	125
30 g geriebener Käse (45 % Fett i. T.)	1	8	8	112	468
1/2 Bückling (100 g)	–	14	9	146	610
Schnittlauch, Salz					
2 Teel. Mazola soft Diätmargarine	–	–	8	76	320
	1	36	37	532	2226

Die Eier mit Salz und Sahne verquirlen, dazu den geriebenen Käse
geben. Diätmargarine in einer Pfanne zergehen lassen und ein lok-
keres Rührei braten. Die enthäuteten und entgräteten Bücklings-
filets auf das Rührei geben.

Pfifferling-Eier	KH (g)	EW (g)	F (g)	Kal.	Joule
2 Eier	–	14	12	168	703
50 g Pfifferlinge	1	–	–	7	29
2 Eßl. Sahne	1	–	6	60	251
3 Scheiben magerer Schinken-speck (50g)	–	8	14	172	719
1 kleine Zwiebel	3	–	–	13	54.
20 g geriebener Emmentaler	–	5	6	74	309
1 Teel. Mazola-Keimöl	–	–	3	28	117
Pfeffer, Salz, Muskat, Schnittlauch, Petersilie					
	5	27	41	522	2182

Den kleingeschnittenen Schinkenspeck und die Zwiebel in dem Öl anbraten, die Pfifferlinge dazugeben. Eier mit der Sahne und dem Käse verquirlen und über die Pilze geben. Beim Umrühren stocken lassen. Mit Petersilie und Schnittlauch bestreuen.

Pikantes Schweinesteak	KH (g)	EW (g)	F (g)	Kal.	Joule
150 g Schweinefilet	–	31	6	176	736
1 Eßl. Mazola-Keimöl	–	–	8	74	310
Salz, Pfeffer, Aromat					
1 Eßl. Sahne	–	–	3	30	126
50 g Champignons aus der Dose	2	2	–	11	46
	2	33	17	291	1218

Das Schweinefilet in drei Scheiben schneiden, etwas breitdrücken, Öl in einer Pfanne heiß werden lassen und die Steaks von jeder Seite 3–4 Min. braten. Danach salzen, pfeffern, mit Aromat bestreuen und warm stellen.
Den Bratsatz mit heißem Wasser ablöschen, die Sahne hinzufügen, mit den Gewürzen abschmecken und die Champignons in der Sauce erhitzen.

Party-Salat	KH (g)	EW (g)	F (g)	Kal.	Joule
60 g Tilsiter	2	16	10	167	699
40 g Roquefort	1	6	12	142	594
1 hartgekochtes Ei	–	7	6	84	351
1 Eßl. Mazola-Keimöl	–	–	8	74	310
1 Eßl. Essig					
1 Sardellenfilet	1	2	1	15	62
Salz, weißer Pfeffer					
	4	31	37	482	2016

Käse in kleine Würfel schneiden, Ei in Viertel teilen, Roquefort mit der Gabel zerdrücken und die übrigen Zutaten langsam daruntermischen. Sauce aus Essig und Öl herstellen und vorsichtig würzen, da der Roquefort und die Sardellen schon stark gewürzt sind. Salat mit der Sauce anmachen und mit den Eivierteln garnieren.

Fêten-Salat	KH (g)	EW (g)	F (g)	Kal.	Joule
2 hartgekochte Eier	–	14	12	168	703
1 Scheibe gekochter Schinken (50 g)	–	10	10	137	573
1 Sardellenfilet	1	2	1	15	60
5 Kapern					
2 Eßl. saure Sahne	1	1	2	25	106
Salz, Pfeffer, Paprika					
	2	27	25	345	1442

Eier in Würfel schneiden. Kleingeschnittenen Schinken, feingehacktes Sardellenfilet und Kapern dazugeben. Sauce aus saurer Sahne und den Gewürzen herstellen. Sauce vorsichtig mit den Zutaten vermischen.

Hähnchenbrust mit Sahnesauce	KH (g)	EW (g)	F (g)	Kal.	Joule
2 Hähnchenbrustfilets (200 g)	–	45	1	213	890
1 Eßl. Mazola-Keimöl	–	–	8	74	310
1 Scheibe gekochter Schinken (50 g)	–	10	10	137	573
50 g Champignons	1	1	–	11	46
5 Eßl. Sahne	1	1	16	150	627
	2	57	35	585	2446

Hähnchenbrustfilets in Öl anbraten. Schinkenwürfel und Champignonscheiben dazugeben und kurz andünsten. Zum Schluß mit Sahne übergießen und würzen. Noch 10 Min. schmoren.

Käsesalat	KH (g)	EW (g)	F (g)	Kal.	Joule
100 g Tilsiter	3	24	22	316	1322
1 Scheibe gekocht. Schinken (ca. 50 g)	–	10	10	137	573
1 hartgekochtes Ei	–	7	6	84	351
1 Eßl. Essig					
1 Eßl. Mazola-Keimöl	–	–	8	74	310
	3	41	46	611	2556

Den Käse in kleine Würfel, den Schinken in feine Streifen und das Ei in Scheiben schneiden. Essig und Öl über den Käse gießen, einige Zeit durchziehen lassen, mit Eischeiben garnieren.

Hot dogs	KH (g)	EW (g)	F (g)	Kal.	Joule
2 Frankfurter Würstchen (100 g)	–	13	21	250	1045
2 Käsescheibletten (50 g)	3	7	12	153	640
4 Scheiben Frühstücksspeck (20 g)	–	2	12	121	506
	3	22	45	524	2191

Würstchen der Länge nach einschneiden. Scheibletten diagonal durchschneiden und in die aufgeschnittenen Würstchen stecken. Das Ganze mit dünnen Speckstreifen umwickeln, mit Zahnstochern befestigen und im vorgeheizten Backofen bei ca. 250 Grad oder im Grill ca. 5 Min. brutzeln lassen.

Krabbensalat	KH (g)	EW (g)	F (g)	Kal.	Joule
50 g Krabben	–	9	–	42	176
50 g Champignons	2	2	–	11	46
2 hartgekochte Eier	–	14	12	168	703
2 Teel. Magerquark	1	5	–	26	109
1 Teel. Mazola-Keimöl	–	–	3	28	117
Zitronensaft, 1 Eßl. gehackte Kräuter, Salz					
	3	30	15	275	1151

Quark, Öl, Zitronensaft und Kräuter vermischen. Die Sauce über die kleingeschnittenen Champignons und die in Scheiben geschnittenen Eier geben. Zum Schluß die Krabben unterheben und mit Salz abschmecken. Gut durchziehen lassen.

Fischsalat	KH (g)	EW (g)	F (g)	Kal.	Joule
150 g Goldbarschfilet	–	27	6	171	715
1 kleine Zwiebel	3	–	–	13	54
Salz, Pfeffer, Knoblauchpulver, Zitronensaft					
1 Eßl. Mazola-Keimöl	–	–	8	74	310
2 Eßl. Sahne	1	–	6	60	252
Aromat, Dill					
	4	27	20	318	1331

Goldbarschfilet mit Zitronensaft einreiben, salzen und in Öl braten. Kalt stellen und in kleine Stücke schneiden. Eine pikante Sauce aus Sahne, Aromat und Gewürzen zubereiten. Die Fischstücke dazugeben und einige Zeit ziehenlassen.

Eier à la Parma	KH (g)	EW (g)	F (g)	Kal.	Joule
2 Eier	–	14	12	168	703
50 g geriebener Parmesankäse	2	18	13	200	837
2 Teel. Mazola soft Diätmargarine	–	–	8	76	318
6 Eßl. Sahne	1	–	19	180	753
50 g Champignons aus der Dose	2	2	–	11	46
Salz, Pfeffer					
	5	34	52	635	2657

Die gut abgetrockneten, blättrig geschnittenen Champignons in der Margarine kurz dünsten. Eine kleine feuerfeste Form mit Margarine einfetten, mit der Hälfte des Käses ausstreuen und die Eier so in die Form schlagen, daß das Eigelb nicht zerläuft. Die gedünsteten Champignons mit der mit Salz und Pfeffer verquirlten Sahne über die Eier verteilen und den Rest des Käses darüberstreuen. Die mit Deckel geschlossene Form 25 Min. bei ca. 200 Grad C auf Mittelschiene im vorgeheizten Ofen backen.